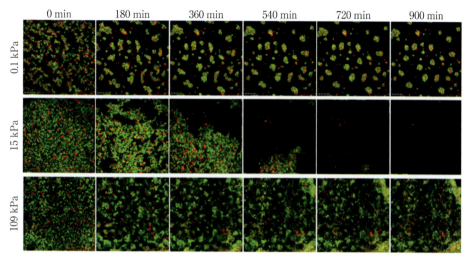

口絵 1 異なる硬さのゲル基板上での細胞凝集ダイナミクスの観察（赤色：MSC，緑色：HUVEC）（本文 48 ページ，図 2.15（b））

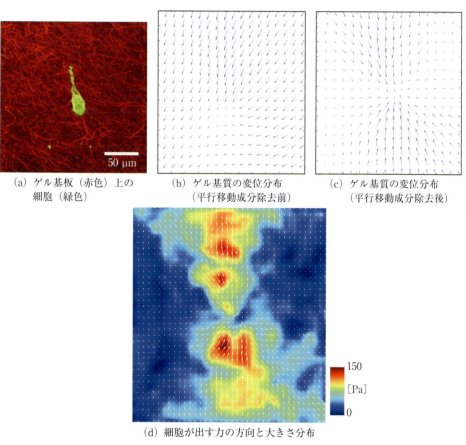

(a) ゲル基板（赤色）上の細胞（緑色）

(b) ゲル基質の変位分布（平行移動成分除去前）

(c) ゲル基質の変位分布（平行移動成分除去後）

(d) 細胞が出す力の方向と大きさ分布

口絵 2 細胞が出す力の計測（逆方向解析法）（本文 54 ページ，図 2.18）

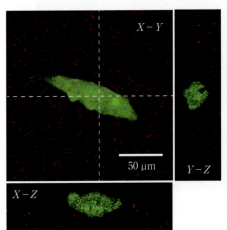

(a) 化学ゲル上に培養した細胞（緑色）とゲル中に埋め込まれた蛍光ビーズ（赤色）の3次元スタック像

(b) 力を阻害する試薬を加える前のビーズ（緑色）と加えたあとのビーズ（赤色）

口絵3 蛍光ビーズを包埋したゲル基板上の細胞（本文56ページ，図2.19）

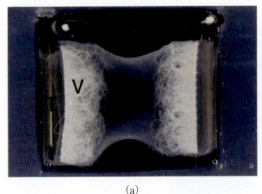
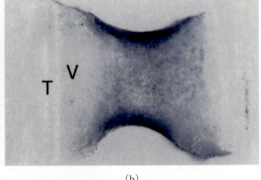

(a) (b)

心筋細胞（図(b)で青色に染まっている部分）の拍動運動によりハイドロゲル中央部が歪んでいることがわかる。
（T：シリコンチューブ，V：Velcro®（ナイロンテープ））

口絵4 心筋細胞を内包したハイドロゲル[4]（本文96ページ，図3.7）

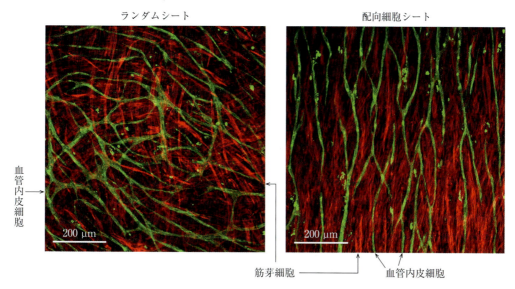

筋芽細胞（赤色）の配向方向を制御することで血管内皮細胞（緑色）はその環境を認識し，異方性を有するネットワーク構造を形成する。

口絵 5 筋芽細胞シート間に挟むことで形成される血管内皮細胞のネットワーク構造[27]
（本文 105 ページ，図 3.14）

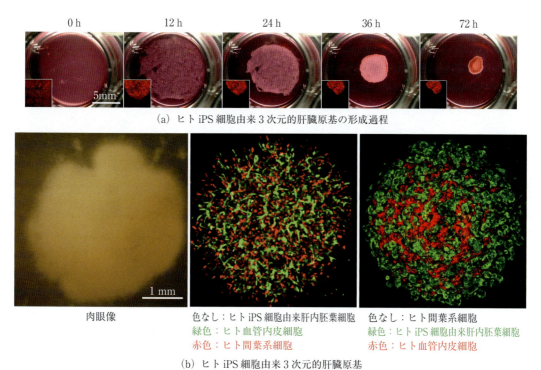

(a) ヒト iPS 細胞由来 3 次元的肝臓原基の形成過程

肉眼像

色なし：ヒト iPS 細胞由来肝内胚葉細胞
緑色：ヒト血管内皮細胞
赤色：ヒト間葉系細胞

色なし：ヒト間葉系細胞
緑色：ヒト iPS 細胞由来肝内胚葉細胞
赤色：ヒト血管内皮細胞

(b) ヒト iPS 細胞由来 3 次元的肝臓原基

口絵 6 ヒト iPS 細胞由来 3 次元的肝臓原基の誘導[17]（本文 131 ページ，図 3.23）

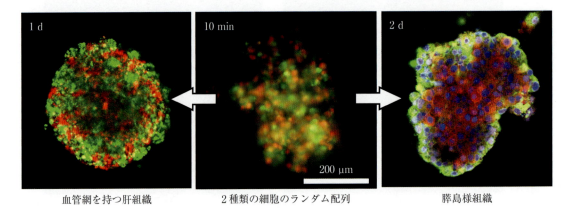

（中）メチルセルロース培地を用いて2種類の異なる細胞を凝集させた様子。ここでは肝細胞（Hep G2）と血管内皮細胞（TMNK1）を用い，吐出から10 min後に観察を行った。
（左）肝細胞と血管内皮細胞の組合せの場合，培養1 dにおいて自己組織化によるパターン化が観察された。赤色で示す細胞が血管内皮細胞であり，ネットワーク上の形状を示している。
（右）2種類の細胞として膵α細胞（αTC1.6）および膵β細胞（MIN6）を用いた場合には，培養2 d目に自己組織化パターンが観察され，α細胞が外側にβ細胞が内側に局在するというマントル−コア構造を示した。

口絵7 スフェロイドの自己組織化（本文137，図3.28）

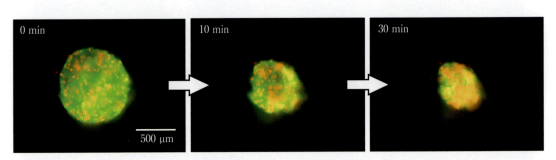

コラーゲン溶液に細胞（Hep G2）を懸濁し，3% メチルセルロース培地に吐出した。緑色の蛍光で標識されたコラーゲンはメチルセルロースの中を拡散せずに，赤色の蛍光で標識された細胞とともに凝集した。ここでは比較的高濃度のコラーゲン溶液を用いているため，途中でコラーゲンがゲル化し，その時点で凝集が停止している。

口絵8 メチルセルロースによるECMの凝集（本文140ページ，図3.30）

組織工学ライブラリ ③
マイクロロボティクスとバイオの融合

BIO Assembler

細胞社会学

博士（理学） 大和 雅之【編著】

コロナ社

組織工学ライブラリ
―マイクロロボティクスとバイオの融合―
編集委員会

新井　史人（名古屋大学，1巻担当）
新井　健生（大阪府大学，2巻担当）
大和　雅之（東京女子医科大学，3巻担当）

（2016年7月現在）

編著者・執筆者一覧

編著者

大和　雅之（東京女子医科大学）

執筆者（執筆順）

やまと まさゆき
大和　雅之（東京女子医科大学，1.1節）

いまむら やすただ
今村　保忠（工学院大学，1.2節）

まつもと たくや
松本　卓也（岡山大学，2.1, 2.5, 3.8節）

こばやし じゅん
小林　純（東京女子医科大学，2.2節，3.5.5項）

あきやま よしかつ
秋山　義勝（東京女子医科大学，2.2節）

たけべ たかのり
武部　貴則（横浜市立大学，2.3, 3.1節，3.5.1, 3.5.3項）

よしかわ ひろし
吉川　洋史（埼玉大学，2.3節）

みずたに たけおみ
水谷　武臣（北海道大学，2.4節）

えばら みつひろ
荏原　充宏（物質・材料研究機構，2.5節）

まつざき みちや
松崎　典弥（大阪大学，2.5節）

すずき おさむ
鈴木　治（東北大学，3.2節）

あなだ たかひさ
穴田　貴久（東北大学，3.2節）

たかはし ひろのぶ
髙橋　宏信（東京女子医科大学，3.3節）

さかぐち かつひさ
坂口　勝久（早稲田大学，3.3節）

たかはし いちろう
髙橋　一郎（九州大学，3.4節）

せきや さちこ
関谷　佐智子（東京女子医科大学，3.5.2項）

こじま のぶひこ
小島　伸彦（横浜市立大学，3.5.4項）

すぎうら しんじ
杉浦　慎治（産業技術総合研究所，3.6節）

あじおか いつき
味岡　逸樹（東京医科歯科大学，3.7節）

（2016年8月現在）

刊行のことば

このたび「組織工学ライブラリ―マイクロロボティクスとバイオの融合―」を3巻のシリーズとして刊行いたしました．著者らが2011年7月から約5年をかけて取り組んだ文部科学省科学研究費補助金新学術領域「超高速バイオアセンブラ（略称：バイオアセンブラ）」プロジェクトが本ライブラリの原点です．バイオアセンブラとは人工の3次元組織を生体外で構築し，生体としての機能を発現させるという革新的な取組みです．作られた人工組織は再生医療や薬剤アッセイ，組織を対象とする試験や検査などに応用することができます．組織構築や細胞の計測制御にかかわるさまざまなプロセスにマイクロロボティクスの技術が活用されています．微小対象物の計測と制御を得意とするマイクロロボティクスの工学者，細胞や組織の培養や分析に携わる生物学者，そして人工組織を再生医療に活用しようとする医学者の三つの異分野の研究者が連携融合して，生体外で機能する人工3次元組織の構築に挑みました．プロジェクトは2016年3月に終了し，その主要な成果として本ライブラリを刊行しました．

バイオアセンブラでは三つの重要な柱があります．

一番目は，生体外から取り出した単一細胞や細胞群の特性を見極めるということです．組織構築に使える細胞かどうかを判断するために短時間でその特性を計測し，有用な細胞や細胞群を高速により分けるための細胞特性計測と分離が必要です．第1巻では，これを細胞ソート工学と位置づけ，『細胞の特性計測・操作と応用』としてまとめています．

二番目は，単一細胞からさまざまな形状と機能を持つ3次元組織を組み立てるプロセスになります．細胞を紐状につなげて1次元の構造に，面状に並べて2次元に，これらを積み重ねて3次元組織を構築していきます．細胞塊を生体外で培養するとき，そのサイズがある一定以上になると内部の細胞には十分な酸素や栄養が行き届かなくなり壊死してしまいます．酸素や栄養を補給するための適切な補給路，すなわち血管構造が必要となり，これをうまく内部に作りこむ必要があります．第2巻では，このような細胞の3次元組織を構築するためのさまざまな手法やツールを『3次元細胞システム設計論』としてまとめています．

最後の三番目は，上記のように人工的に作成した組織が，組織としての機能や性能を発揮することができるか，あるいはどのような条件で発現するかを見きわめる必要があります．これまでの再生医療や組織構築の研究で，生体内に移植して培養すると元の組織と適切に結合・融合して本来の組織の機能が発揮することが知られています．生体外条件（*in vitro*）

においていかに生体内条件（*in vivo*）と同じ条件が作れるか，その培養方法と培養条件がポイントとなります。第3巻では，細胞どうしが協調，共存しあって組織としての機能を発現するという視点で，このような培養方法や機能発現の解明について『細胞社会学』としてまとめています。

　プロジェクトでは上記三つの視点でそれぞれの方法論や学理を極めるとともに，これらを統合して計測分離から3次元組織の構築，そして機能発現までを通しで実現し，さらにフィードバックするサイクルの検証までを実施しました。後者については，各巻の関連する部分においてそのつながりを示すようにしています。

　バイオアセンブラのプロジェクトでは新しい原理の発見や革新的な手法の提案が行われ，数多くの学術成果が出されました。本ライブラリではそれらのエッセンスを示しながら，人工3次元組織の生体外構築に関わる知見と手法をまとめて紹介しています。本ライブラリがライフサイエンスのさらなる発展に寄与することができれば，著者一同望外の喜びです。発刊のお世話になりましたコロナ社の皆様，ならびにプロジェクトのご支援を頂きました文部科学省に謹んでお礼を申し上げます。

2016年6月

編　者　新井　健生
新井　史人
大和　雅之

まえがき

　相当なクラシック音楽愛好家の中でさえ，モーツァルトのオペラは好きだが，ワグナーの楽劇はちょっとという人は少なくない。モーツァルトのオペラの筋書きは理解しやすく，登場人物も類型的である一方，ワグナーの楽劇はやたらと長く筋書きが複雑で，登場人物も入り組んでいて，とっつきにくいせいではなかろうか。

　1980年代はヒューマンゲノムプロジェクトの進捗もあり，すべてのヒト遺伝子，遺伝子産物を網羅する研究が大きく進展した。たとえば，一つの芝居なり小説なりの登場人物をすべて列挙するような作業である。しかし，列挙は所詮，列挙にすぎず，その個々の役の芝居のストーリー中での振舞い，役割を理解することはきわめて困難であり，一部からは分子博物学と揶揄されていた。その役割を理解するうえで決定的ともいえる強力な方法論が遺伝子組換え動物の作製であった。単純には遺伝子を潰してしまうことで産物の発現をなくし，その生体への影響を調べることから，正常個体中の機能を類推するという方法である。しかし，億年という長い月日の進化を経て作られた我々の身体は驚くほどに複雑であり，リダンダントかつロバストになっていて，一つの遺伝子を潰しても別の遺伝子の発現により，機能が補われたり，ヒト疾患での研究からある疾患の原因遺伝子と目された遺伝子を潰してもマウスなどの実験動物では疾患の症状が現れないといった事実を目にすることになった。

　ライプニッツ的な予定調和的ビジョンとも異なる，個々の構成要素のせめぎあい，コマの動かし方や勝敗の決定法など，先に厳密にルールが決められてゲームをスタートする将棋やチェスと異なり，事後的にしかルールを見いだし得ないようなゲームの進行こそが我々の生命であり，それゆえ，ゲームの重要な配役であろう細胞の一挙手一投足を先端的な工学技術の助けを借りて可能な限り明示的に記述しつくすことを目指したい。その際，細胞が置かれる場やほかの細胞とのからみ合いも同様に重要であるとの眼差しを忘れることはできないだろう。その観察，記述はまた，構成的な実験により検証されてしかるべきである。このようなビジョンのもとに構想する新しい生物学を「細胞社会学」と呼ぼう。ピラミッドに代表される古代大型建築物は，当然ながら石を闇雲に積み上げたものではない。そこには厳密な設計と建築に関するいわば工学に相当する学があった。

　一方，我々の生物学の現状はあまりにも行き当たりばったりの闇雲な手作業（レヴィストロースがブリコラージュと呼ぶような）なのではないか。これをきわめて少ない人手と短時間のうちにエンパイアステートビルを作り上げる現代建築工学の高みにまで引き上げること

が細胞社会学に期待されている。一方，現実の人間が構成する我々の社会にも人の道に背き，規則を逸脱する荒くれ者が存在するように，細胞の社会にも逸脱なりルール違反は日常的に生じていると考えるべきであろう。これが疾患なり疾病である。よって，細胞社会学は，がんなり疾患なりの原因の理解にも貢献しえ，またその治療法の開発に一条の光を提供しうる。

2016年7月

編者　大和　雅之

目　　次

1. 細胞社会学の基礎
〜細胞社会を知る〜

1.1　概　　　　　論 ………………………………………………………………… 1
1.2　細胞外マトリックスと組織構築 ……………………………………………… 2
　1.2.1　は じ め に　2
　1.2.2　コラーゲン遺伝子の特徴　4
　1.2.3　線維形成コラーゲン遺伝子の特徴　4
　1.2.4　コラーゲンらせんの特徴　6
　1.2.5　コラーゲン生合成　9
　1.2.6　代謝とコラーゲン生合成　11
　1.2.7　組 織 モ デ ル　13
　1.2.8　マトリックス生物学と内科的再生　17
　1.2.9　お わ り に　18
　引用・参考文献　19

2. 細胞社会の人為的構成へ向けた基礎技術
〜細胞社会を設計する〜

2.1　概　　　　　論 ………………………………………………………………… 21
　2.1.1　細胞社会の設計　21
　2.1.2　細胞社会を設計するうえでの前準備　23
2.2　細胞シート技術と3次元化 …………………………………………………… 25
　2.2.1　細胞社会としての細胞シート　25
　2.2.2　細胞シート作製技術　26
　2.2.3　細胞シートを用いた再生治療と3次元組織構築　35
　引用・参考文献　37
2.3　細胞凝集塊制御技術 …………………………………………………………… 41
　2.3.1　は じ め に　41
　2.3.2　細胞凝集塊生成の物理モデル　41
　2.3.3　一般的な細胞凝集塊作製方法　44
　2.3.4　2次元ゲル基板上での3次元巨大細胞凝集塊の形成　44
　2.3.5　お わ り に　49
　引用・参考文献　49

2.4　3次元化細胞の力学 …… 50
　2.4.1　細胞が出す力の分子的なメカニズム　51
　2.4.2　2次元環境下での細胞の力計測　53
　2.4.3　細胞集団における力計測　57
　2.4.4　3次元環境下での細胞の力計測　58
　引用・参考文献　59

2.5　物理化学環境の整備 …… 62
　2.5.1　はじめに　62
　2.5.2　物理的刺激　64
　2.5.3　機械的刺激　65
　2.5.4　力を感知する機構　67
　2.5.5　化学的刺激　69
　2.5.6　おわりに　71
　引用・参考文献　72

3. 細胞社会の人為的構成
～細胞社会を創造する～

3.1　概論 …… 78
　3.1.1　はじめに　78
　3.1.2　器官創出研究の臨床ニーズ　78
　3.1.3　多能性幹細胞とは　79
　3.1.4　細胞社会を人為的に構成する意義　80
　3.1.5　本章における前提と扱う領域　81

3.2　骨 …… 81
　3.2.1　骨組織　81
　3.2.2　骨のミネラルと石灰化　82
　3.2.3　足場材料の作製　82
　3.2.4　細胞による3次元組織体構築　86
　3.2.5　骨組織再生の課題と展望　89
　引用・参考文献　89

3.3　筋 …… 92
　3.3.1　筋組織の特徴　92
　3.3.2　筋組織が形成する細胞社会～組織の構造と機能～　93
　3.3.3　心筋　95
　3.3.4　骨格筋　100
　3.3.5　おわりに　106
　引用・参考文献　107

3.4 関　　　節 …………………………………………………………………… 109
3.4.1 は じ め に 109
3.4.2 関節軟骨の再生を目指す培養技術 113
3.4.3 お わ り に 117
引用・参考文献 118

3.5 肝 臓，腎 臓 …………………………………………………………………… 120
3.5.1 肝臓の細胞社会学 120
3.5.2 腎臓の細胞社会学 127
3.5.3 胎児期の細胞社会を模倣した器官原基の人為的創出技術 129
3.5.4 成体環境を模倣した高機能組織の創出技術 135
3.5.5 細胞社会の人為的創出技術と再生医療への応用 141
引用・参考文献 146

3.6 血　　　管 …………………………………………………………………… 149
3.6.1 は じ め に 149
3.6.2 動脈・静脈の構造と機能 150
3.6.3 毛細血管の構造と機能 150
3.6.4 動脈・静脈の人為的構成 151
3.6.5 毛細血管の人為的構成 153
3.6.6 お わ り に 154
引用・参考文献 155

3.7 中 枢 神 経 …………………………………………………………………… 158
3.7.1 は じ め に 158
3.7.2 中枢神経組織の細胞社会学の歴史と概要 159
3.7.3 中枢神経組織の細胞社会学の展望 161
3.7.4 細胞社会の人為的構成に関する培養技術 163
3.7.5 細胞社会の人為的構成技術を活用した応用の考察 164
3.7.6 お わ り に 165
引用・参考文献 166

3.8 腺　組　織 …………………………………………………………………… 169
3.8.1 腺 組 織 と は 169
3.8.2 外分泌腺組織の基本構造 169
3.8.3 顎下腺組織の概要，基本構成 170
3.8.4 顎下腺組織の発生 171
3.8.5 顎下腺組織の人為的構成 172
3.8.6 顎下腺組織の人為的構成における問題点と解決に向けた取組み 173
3.8.7 構成顎下腺組織の応用展開 175
引用・参考文献 176

索　　　引 …………………………………………………………………… 179

1.
細胞社会学の基礎
～細胞社会を知る～

▶ 1.1 概　　　論 ◀

　近年，生命現象の制御を試みるあらゆる学術領域において，複雑に絡み合う多細胞・組織・器官における協調的システムや，それらを支える場を統合的に理解する重要性が増している。例えば，人工多能性幹細胞（iPS細胞）や胚性幹細胞（ES細胞）などの未分化状態の細胞を，心筋細胞や肝細胞など特定の臓器・組織を構成する細胞に分化する，あるいは発生学的な手法から器官にまで誘導する因子を解き明かすことで，失われた組織・臓器を補う再生医療への応用が期待されている。また，多細胞組織・器官・臓器を階層的に分類し，分子レベルから細胞外マトリックス，細胞までを構成要素とみなし，機械的あるいは物理的原理に基づいて3次元的な多細胞構造物を構築する分野は，組織工学として現在注目を集めている。上記のいずれの場合も，生物個体を構成する厳密な設計や原理の解明が必要不可欠である。

　本書では，従来さまざまな学際領域において得られた知見を「細胞社会学」という視点から新たに整理・俯瞰することで，次世代の生命科学の礎となるコンセプトを提案したい。すなわち

　① 細胞社会を知る──器官における多細胞システムの成立ちの生理機構の理解
　② 細胞社会を設計する──細胞社会を形作る外部環境制御系の確立
　③ 細胞社会を創造する──統合的理解に基づく器官形成機構の人為的再現

という三つの視点からの基礎的理解の整理を試みている。

　まず本章では，発生・維持・再生などにおける生理機構における統合的理解を目指し，細胞社会を知るための基本的な構成要素を解説する。生物は，単一細胞を見事に連結して多細胞体を構成し，組織・器官を作りあげる。連結の仕組みはおもに「細胞間接着」と「細胞外マトリックス」によるものである。細胞間接着は，上皮や心筋など細胞どうしが直接連結してできた組織において形成されている。また，細胞自身がタンパク質やプロテオグリカンな

どを周囲に分泌し，形成された網目状の細胞外マトリックスが多細胞構造体の足場としての役割を果たす。この連結によって構成された多細胞組織は，強靭さとしなやかさを持つことができる。さらに，細胞周囲環境の細胞外マトリックスは，インテグリンをはじめとする細胞外マトリックス受容体を介して細胞内の細胞骨格と結びつき，細胞の増殖性，生存を制御すると同時に，外部からの力学的シグナルを伝えることができる。つまり，細胞外マトリックスは，細胞周囲環境を細胞にもたらすというミクロな視点と同時に，多細胞組織体を構築して機械的強度を維持するというマクロな観点で，基本的かつ重要な構成要素であるといえる。代表的な細胞外マトリックスであるコラーゲンの構造，合成・代謝，組織構造について次節で解説する。

一方，生物が多細胞体を形成し，個体を作り上げる仕組みは，一つの受精卵から多細胞体を形成するダイナミクなプロセス，すなわち発生によってもたらされる。基本的に，一つの個体を構成するすべての細胞のゲノムは同一であるが，発生においては遺伝子発現がダイナミクに，空間的に変動する。さらに，サイトカインなどによる細胞周囲との相互作用をしながら，細胞の増殖，分化，移動が進行する。すなわち，発生はさまざまな因子が絡み合ったきわめて複雑なプロセスである。すべての発生過程を理解，解明することが困難であるが，その一部，すなわち上皮-間葉相互作用による器官形成プロセスに注目した細胞社会を創造する試みが現在行われている（3.5.1項を参照）。

▶ 1.2 細胞外マトリックスと組織構築 ◀

1.2.1 はじめに

動物は，地球環境に生存する限り，重力と地球の化学成分の制限を受ける。重力による力学的な作用が生体に及ぶが，生体の機械的な特徴には種ごとに共通性が見られることから，その作用は遺伝子と関係することは明白である。動物の体は臓器・器官からなり，それらは複数の組織の組合せからなる。各組織は，細胞集団と細胞外マトリックスから構成されており，遺伝子の入れ物である細胞は，細胞外の情報を遺伝子へ反映させる装置と考えられる。細胞内の現象は，化学および物理化学によって理解される反応の集積である。分子スケールや化学反応時間から，動物個体の大きさや寿命との間には大きな開きがあるため，個体の状態を細胞機能の変化として容易には理解できない（**図1.1**）。このため生命現象は，分子，細胞，組織，臓器・器官，個体と各階層や階層間の相互作用の特徴を強調して理解される。「細胞社会学」という試みは組織の中で細胞どうしの相互作用を明らかにするものと考えられる。

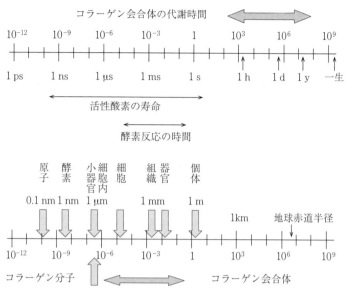

図 1.1 コラーゲン会合体の代謝時間とスケール

　細胞外マトリックスは，細胞を集団としてまとめて組織を形成する。細胞をコラーゲンゲル内に分散させて培養すると，浮遊した状態ではゲルは収縮し，一定のサイズになると収縮が止まり，それ以降は細胞が安定に維持される。これは，コラーゲンゲル内培養法と呼ばれる 3 次元培養法の一つである。収縮ゲル内では代謝は抑制され，準安定的な状態を長期間維持することができる。このような現象は，2 次元の細胞培養皿で細胞が増殖してそれ以上増えないときに，細胞どうしが接触して増殖阻害する "cell to cell contact inhibition" に対して，細胞と細胞外マトリックスが接触して増殖阻害するということで，"cell to matrix contact inhibition" と呼ばれることがある[1]†。このようなコラーゲンゲル内培養をしているゲル上に，さらに上皮系の細胞を播種することで，皮膚モデルや肺胞モデルが構築されてきた。コラーゲンゲル内培養法は最もプリミティブな組織といえる。

　マトリックス生物学は，細胞と細胞外マトリックスの関係を分子の視点から捉える学問である。細胞外マトリックスどうしの相互作用や，細胞表面の接着分子との関係，さらには接着に続いて起きる細胞内の反応の連鎖を対象とする。細胞外マトリックス，分けてもコラーゲンを含むマトリックスは，固相と考えてよい場合が多い。器官や組織の支持体として，物理的な強度を与えている。化学的には，例えば骨においてはアパタイト結晶化の場を提供するなど，化学反応にも影響しうる。本節では，組織構築の原理をコラーゲンの固相としての特徴に着目して考える。

---

† 肩付き数字は，節末の引用・参考文献の番号を表す。

1.2.2 コラーゲン遺伝子の特徴

近年になって多くの生物のゲノム解析が進み，遺伝子の進化についての議論ができるようになってきた[2),3)]。コラーゲンについても例外ではない。後生動物では，生物の進化はコラーゲンとの関係で考えられてきた。コラーゲンはα鎖と呼ぶポリペプチド3本が，特有のコラーゲンらせん構造を分子のほとんどや，一部に有する。3本のα鎖が，同一の場合はホモトリマーと呼び，異なる場合はヘテロトリマーと呼ぶ。ヒトなどでは，分子の形により28種類に分類されている[†]。それらはいくつかのグループに分類されるが，後生動物に共通のグループとして，線維形成コラーゲン，基底膜コラーゲン，そしてマルチプレキシンコラーゲンが挙げられている。原核細胞にもコラーゲン様分子が存在し，組換え遺伝子の発現から3本らせんを形成できることが示された。また，インテグリンへの結合能を有することから，真核生物への病原性に関係するものと考えられている。

ちなみにコラーゲンは，分子の型をローマ数字，α鎖の種類をアラビア数字で表す。I型コラーゲンのα1鎖，あるいはα1（I）鎖となり，28型コラーゲンでは，α1（XXVIII）鎖となる。遺伝子では，α1（I）鎖はCOL1A1，α1（XXVIII）鎖はCOL28A1と表される。コラーゲンらせんを形成するアミノ酸配列は，Glyが三つごとに現れるので，三つのアミノ酸残基をトリプレットと呼び，（Gly-Xxx-Yyy）nあるいは（GXY）nと表す場合がある。その領域の1/3はGlyで，残りにProが多い。

線維形成コラーゲンは，ヒトのI型コラーゲンでは338トリプレットが連続し，1014残基からなるコラーゲンらせん領域を形成している。この主要なコラーゲン領域のN末端とC末端部分には，プロペプチド領域があり，非コラーゲンらせん領域となる。分子の類似性を検討する場合には，Glyが三つごとに現れるコラーゲンらせん領域よりは両端のプロペプチド領域に分子の特徴を見いだしやすいということはいうまでもない。実際に，線維形成コラーゲンはN末端とC末端のプロペプチドの類似性から三つのグループ，A, B, Cクレード（clade）に分類されている。クレードとは祖先を共通にするタンパク質のグループである。ヒトでは，Aクレードには，α1（I），α2（I），α1（II），α1（III）およびα2（V），Bクレードには，α1（V），α3（V），α1（XI）およびα2（XI），Cクレードには，α1（XXIV）およびα1（XXVII）が含まれる[3)]。

1.2.3 線維形成コラーゲン遺伝子の特徴

線維形成コラーゲン遺伝子をながめると，興味深いことに気がつく。例えば，RCSB PDBのGene Viewで，COL1A1を検索してみるとよい。ページの下部に，I型コラーゲンヒトゲ

[†] 以下のサイトには，コラーゲンの分類が簡潔に示されている。
http://jcs.biologists.org/content/120/12/1955.long （2016年8月現在）

ノムのエクソンの一覧が出てくるが,その長さに54塩基対という数字が頻出する。また,45, 99, 108, 162といずれも54に関係した数字がある（45＝54－9, 99＝54＋45, 108＝54＋54, 162＝54＋54＋54）。54塩基対は,18コドンになるので,6トリプレットに相当する。54と45の数字は,原始的な動物と考えられている海綿にも見ることができるので,進化上

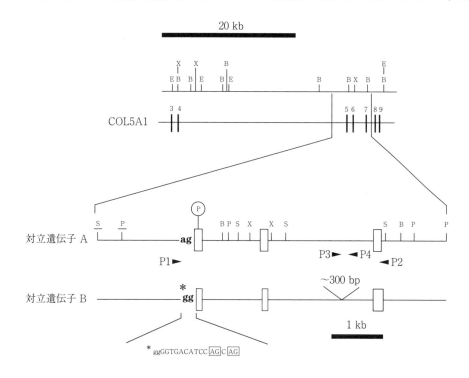

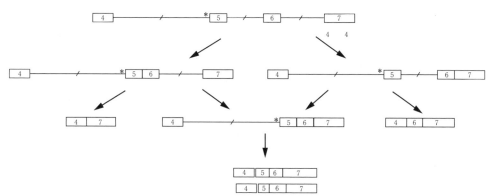

α1（V）遺伝子でエクソン4のスプライシングのアクセプター配列は,対立遺伝子の片方でagからggに変異していた。これによって,エクソンスキッピングが起きた。また,エクソン5中のAG配列の部位が新たなアクセプターサイトになり,12および15残基だけ配列の欠失が起きた。これにより,複数のスプライシング産物が生成した。

図1.2 エーラスダンロス症候群の例[5]

のなんらかの意味を持つものと考えられる。

組換え遺伝子技術が進歩し多くの知見が得られてきた。特にヒトの場合には，遺伝病から得られる知見も少なくない。コラーゲンに関わる遺伝子病には，骨形成不全症やエーラスダンロス症候群（Ehlers-Danlos syndrome，EDS）などよく知られているものがある。エーラスダンロス症候群は，皮膚，関節，血管など全身的な結合組織の脆弱性に基づく遺伝性疾患である。遺伝子との対応を考慮して，六つの型に分類されている（the villefrance classification）[4]。このうち，古典型は皮膚や関節の過伸展や脆弱性を特徴としており，V型コラーゲン遺伝子に変異が認められる。常染色体優性の遺伝形式を示す。

エーラスダンロス症候群の一例に着目して，コラーゲン遺伝子とその発現までの流れを概観する[5]。この例では，α1（V）遺伝子に変異が見つかった（図1.2）。ヒトα1（V）遺伝子には66個のエクソンが存在するが，変異はNプロペプチドの非コラーゲンらせん領域で見つかった。エクソン4のスプライシングのアクセプター配列は，対立遺伝子の片方でagからggに変異していた。これによって，エクソンスキッピングが起き，エクソン5，あるいは，エクソン5と6の両方が欠失したmRNAができた。また，エクソン5中のAG配列の部位が新たなアクセプターサイトになり，12および15残基だけ配列の欠失が起きた。いずれもインフレーム変異で，遺伝子のほとんどは翻訳され，プロコラーゲンが分泌された。プロコラーゲンは，プロセシング酵素により切断を受けて，コラーゲンとなる。Ⅰ型コラーゲンのC末端部位でのプロセシング酵素（PCP）はBMP-1で，N末端でのそれ（PNP）はADAMTS 2と呼ぶ酵素であるが，V型コラーゲンでは，少なくともα1（V）に関してはBMP-1がNプロペプチドを切断した[6]。しかも，切断部位は欠失したエクソン5中にあることがわかった。

実際に，患者の皮膚細胞の培養上清や細胞層には，N末端側でプロセシングを受けていないV型コラーゲン分子が存在することが示された。V型コラーゲンはⅠ型コラーゲンとの一緒にコラーゲン線維を形成する。その線維の中ではV型コラーゲンのⅠ型に対する割合は小さく，比較的多い角膜でも1割程度である。患者の皮膚細胞の細胞層には，コラーゲン線維が断裂した像が認められたが，上記のプロセシング異常が原因と考えてもよいだろう。

1.2.4　コラーゲンらせんの特徴

コラーゲンらせん分子は，棒状の分子構造を持つ（図1.3）。3本のポリペプチドのおのおのは左巻きのらせんを巻き，それらがたがいに右巻きのらせんを巻いている。側鎖は，XとYのアミノ酸側鎖は放線方向に突き出ている。コラーゲンモデルペプチドのX線結晶解析から詳細なコラーゲンらせんモデルが提案されている[7],[8]。7/2ヘリックスモデルは，GXYのトリプレットを単位として7単位で角差の右巻きらせんが1周期するというものである。3

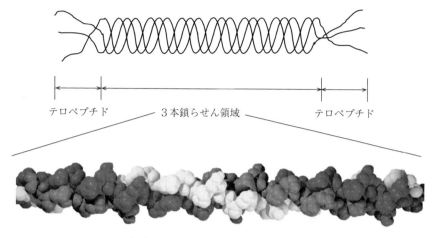

（a） コラーゲン分子とらせん構造

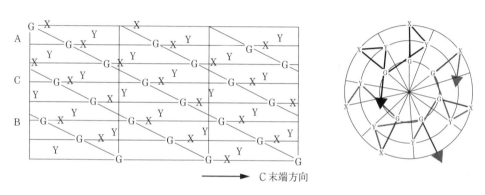

（b） 7/2 ヘリックスモデルの放射投影（radial projection）と 1 周期の上面図。A，B，C のポリペプチド上のトリプレットが（ABC の順に G を追えばよい），7 単位 1 周期の間に 2 回りしている。

図 1.3

本らせんでは各鎖が方位角方向に 2/7 ずつずれているので，1 周期中で残りの 2 本の α 鎖で同じ方位角に 1 単位ずつ現れる。α 鎖をまたいで単位を数えていくと，七つ先の単位が同じ方位角に現れるが，その間に 2 回りしている。3 本らせんでは 7 単位 1 周期の間に 2 回りするということになる。1 本の α 鎖では，21 残基ごとにほぼ同じ方位角にアミノ酸側鎖が表れる。グリシンが中心部にきて，NH（Gly）と隣の鎖の CO との間で水素結合を作る。しかしながら，実際の分子では 7/2 ヘリックス構造のみではなく，プロリンが少ない領域では，少し右巻きらせんがゆるんだ構造もとる。

コラーゲンらせんのアミノ酸組成の特徴は，Gly や Pro が多いことであり，疎水性アミノ酸は少ない（**表 1.1**）。一般的な球状タンパク質である BSA（ウシ血清アルブミン）と $\alpha 1$(I) 鎖の 3 本らせん領域を比べると，疎水性の大きい側鎖を持つアミノ酸残基（Ile, Leu, Phe, Val の 4 残基合計）の割合はそれぞれ 24.4% と 5.7% となる。球状タンパク質の場合

表1.1 コラーゲンとBSA（ウシ血清アルブミン）のアミノ酸組成の比較

アミノ酸	BSA		プロコラーゲン α1 (I) 鎖		α1 (I) 鎖の3本らせん領域	
	残基数	割合 [%]	残基数	割合 [%]	残基数	割合 [%]
Ala	47	7.7	140	9.6	118	11.6
Arg	28	4.3	71	4.8	51	5.0
Asn	14	2.3	28	1.9	11	1.1
Asp	40	6.6	66	4.5	31	3.1
Cys	35	5.8	18	1.2	0	0.0
Gln	20	3.3	49	3.3	27	2.7
Glu	59	9.7	75	5.1	47	4.6
Gly	17	2.8	391	26.7	341	33.6
His	17	2.8	9	0.6	2	0.2
Ile	15	2.5	24	1.6	6	0.6
Leu	65	10.7	48	3.3	19	1.9
Lys	60	9.9	57	3.9	36	3.6
Met	5	0.8	13	0.9	7	0.7
Phe	30	4.9	27	1.8	12	1.2
Pro	28	4.6	278	19.0	236	23.3
Ser	32	5.3	60	4.1	34	3.4
Thr	35	5.8	44	3.0	16	1.6
Trp	3	0.5	6	0.4	0	0.0
Tyr	21	3.5	13	0.9	0	0.0
Val	38	6.3	47	3.2	20	2.0
合計	609	100	1 464	100	1 014	100

は，疎水性側鎖を持つアミノ酸残基は分子の内部に集まり，変性でもしない限りは表面には現れないが，コラーゲンらせんでは疎水性側鎖がすべて分子表面に存在する[9]。コラーゲンは生理的条件下では溶解性が低いが，変性してゼラチンになったり，部分的に加水分解されたコラーゲンペプチドの溶解性は大きくなる。コラーゲンのアミノ酸組成は，ゼラチンが溶けやすいことについては疎水性側鎖を持つアミノ酸の割合が低いためと説明できるが，3本らせん分子が溶けにくいことは，疎水性側鎖は少ないながらも分子表面にあるために，全体としては疎水性が増すためと理解できる。棒状の分子には，疎水性に富む領域がまだらに存在することになり，分子間相互作用では疎水性相互作用が無視できなくなる。同様に電荷を持つアミノ酸側鎖も分子表面にあり，引力，斥力に関係すると考えられる。

　コラーゲン配列の特徴は，三つ目ごとにGlyがくることやProが多いことなど，類似性が大きい。一方で，違いが明白な場合もある。SDS-PAGEは生化学研究では一般的に使用されるタンパク質の分析手段であるが，コラーゲンでは型ごとに移動度に違いが見られる。例えば，α1 (I) とα2 (I) はアミノ酸残基数はほぼ同じであるが，SDS-PAGEではα2 (I) のほうが移動度が大きい。これは疎水性側鎖を持つアミノ酸残基がα1 (I) よりも多いことで説明できる。疎水性アミノ酸の割合が高いα2 (I) では，移動中にSDSとの相互作用が大きくなるために，相対的に負電荷が大きく，移動度の増加につながると説明できる。

1.2.5 コラーゲン生合成

コラーゲンの生合成には，さまざまな翻訳後修飾反応が関係する。大きく分けると，プロリンおよびリジンの水酸化，ヒドロキシリジンへの糖付加，コンフォメーション変化，プロセシング，架橋である（図1.4）。

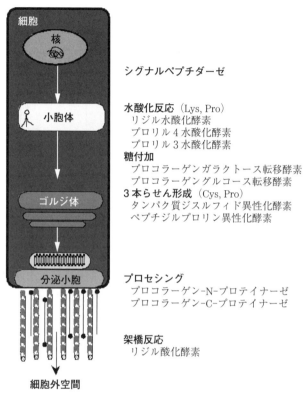

図1.4 コラーゲンの生合成と関係する酵素・因子

核で転写されたmRNAは粗面小胞体上のリボゾームと結合し，翻訳を開始する。翻訳されたポリプチドは小胞体内へ移動し，そこで水酸化反応を受ける。ペプチド中のリジンおよびプロリンが水酸化される（図1.5）。この水酸化反応には，基質として酸素，2-オキソグルタール酸が必要で，アスコルビン酸も関与する。リジル水酸化酵素は，5位の炭素を水酸化する。プロリル水酸化酵素は，3位および4位を水酸化する酵素がそれぞれ存在する[11],[12]。同様の反応機構による酵素反応は，このほかにもある。例えば，低酸素誘導因子（HIF）のプロリル水酸化やDNAの脱メチル化反応である。

ヒドロキシリジン残基には，5位水酸基にプロコラーゲンガラクトース転移酵素によってβガラクトースが付加することがある[9],[10]。さらに，このガラクトースの2位にプロコラーゲングルコース転移酵素によってグルコースが付加することがある。新しく作られたコラー

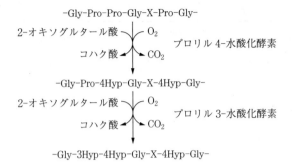
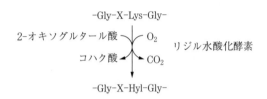
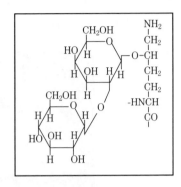

図1.5 コラーゲンペプチド中のプロリン残基とリジン残基の水酸化，および水酸化リジン残基への糖の付加

ゲンポリペプチド鎖は，3本が多くの型ではおそらくC末端のプロコラーゲン領域で会合し，3本らせん形成がN末端方向へ進行していく。プロリン残基はほかの側鎖と比較してcis型のコンフォメーションが比較的安定でtransとcisの異性化が起きやすい。コラーゲンらせん中のプロリン残基では主鎖はトランス型の配座を取る必要があり，シストランスの異性化を触媒する酵素（PPI）や，C-プロペプチド中のジスルフィド結合の掛け替えを促進する酵素（PDI）も関与する。プロリル4-水酸化酵素（P4H）はαサブユニットとPDIであるβサブユニットとおのおの二つずつのヘテロ4量体を形成している。3本らせん形成には，HSP47などの分子シャペロンも関与している。このようにして生合成されたプロコラーゲンは，ゴルジ体を経て，分泌小胞によって分泌されると考えられている。プロペプチドは，それぞれの分泌過程か，分泌された直後にプロセシング酵素により切断を受け，最終的に組織に沈着するコラーゲン分子となる。上述のように溶解性の低いコラーゲン分子は，コラーゲン線維として不溶化していく。コラーゲン線維中では，リジルオキシダーゼによるリジン残基の脱アミノ化を伴う酸化反応によりアルデヒド基を生成し，このアルデヒド基は近傍のアミノ基と反応して架橋を形成することになる。

　以上のように，コラーゲン生合成にはさまざま反応が関与することから，それだけ調節に関わるポイントも多くなる。

1.2.6 代謝とコラーゲン生合成

アスコルビン酸はコラーゲンらせん形成には必要である。コラーゲンらせん領域中の4-ヒドロキシプロリンはコラーゲンらせんの安定化に必要で，水酸化の程度はコラーゲンらせんの安定化の指標である変性温度と相関する。P4Hでは，プロリンの水酸化なしに2-オキソグルタール酸が脱炭酸することがあり，この際に活性中心のFe^{2+}はFe^{3+}に酸化されるが，アスコルビン酸によりFe^{3+}は還元される（図1.6）。酸化されたアスコルビン酸は，アスコルビン酸-グルタチオンサイクルによって還元され，再利用されると考えられている。還元型アスコルビン酸が欠乏すると，酵素は不活性化され，水酸化反応が減弱していく。その結果，変性温度の低い3本らせん分子として分泌されるか，3本らせんを形成できなければ細胞内の品質管理機構により分解される。

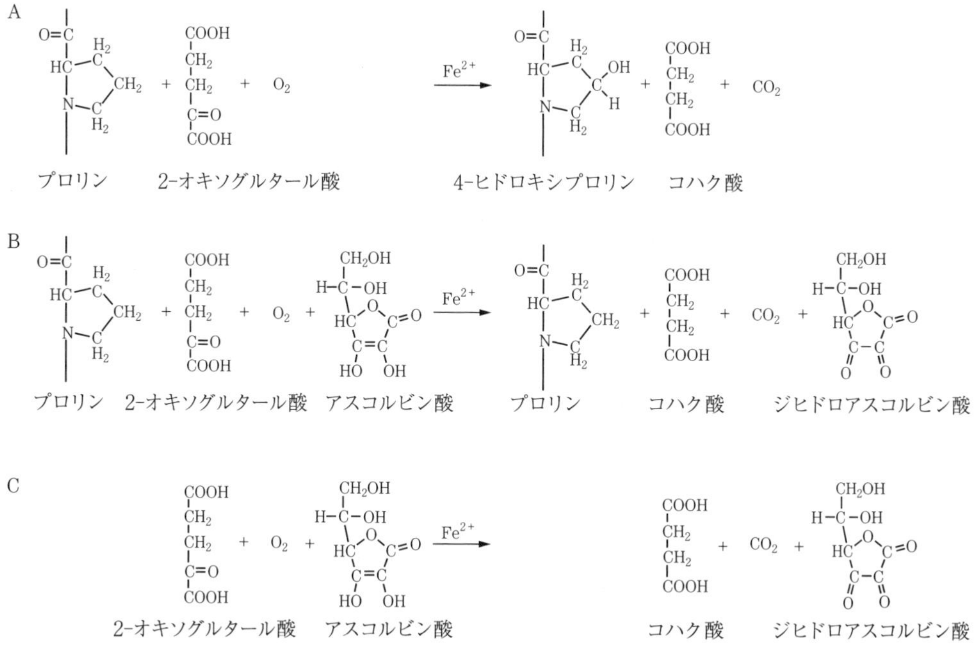

図1.6 プロリル4-水酸化酵素の反応機構[11]。ペプチド中のプロリンの水酸化と共役した反応（A）と脱共役反応（B，C）がある。脱共役反応では，活性中心のFe^{2+}がFe^{3+}に酸化され酵素は不活化されるが，アスコルビン酸によりFe^{2+}に還元されることで回復する。

IV型コラーゲンでは同様にアスコルビン酸による制御を受けるが，水酸化不足で3本らせんをとれないものは1本鎖のポリペプチドとして，細胞外に分泌される[13)〜15)]。このポリペプチド鎖をNTH（non-triple helical polypeptide）と呼び，α鎖を区別する場合にはNTH α1（IV）と記述する。いわばゼラチンである。ゼラチンはタンパク質分解酵素により容易に消化されるために生体中には存在しないと思われているが，少なくともNTH α1（IV）は生体に検出されている。NTH α（IV）sにはAgaricus bisporus agglutininレクチンで認識さ

れる糖鎖が付加されているので，そのためにタンパク質分解酵素に耐性を持つようになるのだろう．

　Ⅳ型コラーゲンの場合は，ジスルフィド結合は3本らせん領域のN末端側の7Sドメインと呼ばれる領域でできる（図1.7）．3本のα鎖がC末端の非コラーゲンドメイン（NC1ドメイン）で会合し，C末端側から3本らせんが形成されていくことから，らせん形成が起きて初めてCysどうしが接近し，ジスルフィド結合が形成されると考えられる．3本らせん分子は，鎖間にジスルフィド結合が形成されるために，SDS-PAGEでは非還元条件では3量体となる．3本らせんをとれない場合には鎖間のジスルフィド結合は形成されないので，非還元条件では1量体の位置にくる．逆に，非還元条件で1量体の場合は3本らせんを持た

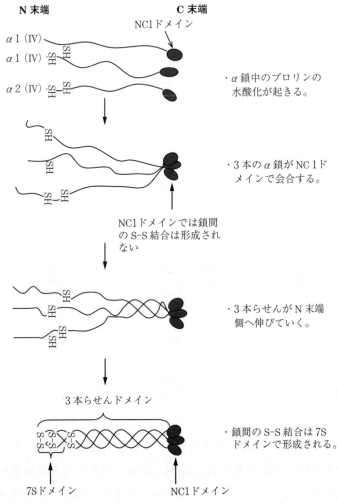

　3本らせん形成は，7Sドメインでの鎖間S-S結合形成に先立って起きる．3本らせんが形成されなければ，鎖間のS-S結合は形成されない．

図1.7　Ⅳ型コラーゲンにおける3本らせん形成とS-S結合の関係

ず，3量体の場合は3本らせんを持つというように，SDS-PAGEで分子の立体構造の議論ができる。

水酸化反応には，アスコルビン酸，酸素，2-オキソグルタール酸が必要である。2-オキソグルタール酸はTCAサイクルの中間産物であることを考えると，代謝との関係が容易に推察される。TCAサイクルでは，2-オキソグルタール酸は，イソクエン酸からイソクエン酸デヒドロゲナーゼにより生成される。同時に，NAD^+の還元が起き，NADHが合成される。細胞質には細胞質型イソクエン酸デヒドロゲナーゼ（IDH1）があり，同様にイソクエン酸から2-オキソグルタール酸を生成反応を担い，同時にNADPHが合成される。核や細胞質，おそらく小胞体中の2-オキソグルタール酸はおもにこの酵素により合成されると考えられる[16),17)]。ワールブルグ効果は，腫瘍細胞でみられる好気的解糖のことである。ATP産生はミトコンドリアでの酸化的リン酸化よりもっぱら細胞質での解糖で担われるので，ミトコンドリアからのクエン酸，そしてイソクエン酸の供給が減少し，細胞質での2-オキソグルタール酸合成も低下すると考えらえる。腫瘍細胞にはNTHα(IV)sを分泌するものがあるが，細胞質での2-オキソグルタール酸合成の低下の結果，小胞体内でコラーゲンの水酸化反応の抑制されたものと考えられる。

1.2.7 組織モデル

コラーゲン線維径に着目した組織モデルが提案されている[18)]。図1.8は，血管を想定して表現したものである。基底膜は上皮組織と結合組織の境にある連続したシート構造である。ほとんどの後生生物（ヒラムシ（無脊椎動物の原型）以降の生物）には，基底膜ツールキットと呼ばれるタンパク質の遺伝子群（9～10遺伝子）が備わっている[2),19)]。この中には，基底膜の骨格となるIV型コラーゲン（2本のα鎖），それと結合するラミニン（α，β，γ鎖），ラミニン結合性を示すナイドジェン，ヘパラン硫酸プロテオグリカンであるパールカン，そ

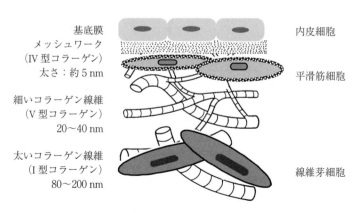

図1.8 血管を構成する細胞とコラーゲンの関係を示す模式図

してマルチプレキシンと呼ばれるXV型とXVIII型コラーゲンが含まれる。基底膜はこのような動物の組織や上皮組織の構築において本質的に重要な役割を担っている。特に，上皮細胞層の接着や上皮細胞の極性を決定する。結合組織側にはコラーゲン線維があるが，基底膜から離れた場所では線維径の太いコラーゲン線維が存在し，基底膜に近づくにつれ細くなって融合する。太いコラーゲン線維は主としてI型コラーゲンからなるが，ほかの線維形成コラーゲンと一緒に線維を形成する。

コラーゲン線維を電子顕微鏡で観察すると固有の規則正しい縞模様が見られることから，分子の会合はきわめてよく制御されていることがわかる（**図1.9**）。コラーゲンの抽出は，酸性条件でペプシンなどのプロテアーゼを作用させて，分子間架橋をしているテロペプチドを切断することで促進される。酸性条件や中性条件での塩分別沈殿を行い，さらにはカラムクロマトグラフィーを組み合わせて精製される。精製したコラーゲンは，生理的な条件に置くと，会合し，線維を再構成する。再構成線維は組織中の線維と同様の縞模様が認められることから，自己組織化する性質は分子のコラーゲンらせん領域に存在することを示している。

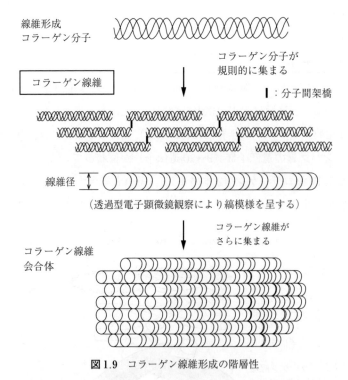

図1.9 コラーゲン線維形成の階層性

I型コラーゲンの再構成線維は，線維径の太いものと細いものが混在しており，線維の分岐も見られる。V型コラーゲンの再構成線維では，線維径は細く，かつ一様で，分岐は認められない。線維径の制御には，Nプロペプチドが残っていること，テロペプチドが大きいこ

となども指摘されているが，ペプシン処理して非コラーゲンらせん領域を除いた V 型コラーゲンからも細い再構成線維が形成されることから少なくともコラーゲンらせん領域にもその作用があることは間違いない。V 型コラーゲンは，翻訳後修飾としてヒドロキシリジン残基への糖の付加が多い。コラーゲン線維の形成では，分子表面の凹凸に違いがあると，会合の際には増幅されるために，多数のコラーゲン分子の会合の際には微小な歪みが増幅されて，最終的な線維径が抑制されると考えることで説明できる。

　基底膜コラーゲンである IV 型コラーゲンは，コラーゲンらせん領域に 20 か所ほどトリプレットの中断がある。そのため線維形成コラーゲンと比較してペプシン感受性が高く，抽出には工夫が必要である。マウスの腫瘍（EHS 腫瘍）やウシレンズカプセルから非酵素的に抽出すると，組織に存在するサイズのコラーゲンを得ることができる。この IV 型コラーゲン標品を生理的な条件下で保持すると，分子が会合し，基底膜に類似した網目構造が形成される。

　これらの再構成会合体は構成分子の性質を反映したものであることから，生体中では I 型コラーゲンはさまざまな太さで分岐の多い線維を形成するうえで中核になり，V 型コラーゲンは細いコラーゲン線維の形成に関わり，IV 型コラーゲンが基底膜の網目構造の骨格になるという考えは妥当なものであろう。

　上記の組織モデルには，このような分子の性質と組織学的な検討とが加味されている。すなわち基底膜には IV 型コラーゲン，その極近傍には V 型コラーゲンを含む細い線維，少し離れたコラーゲン線維は I 型コラーゲンが中心になる。

　このモデルでは，基底膜には上皮系の細胞が直接接し，基底膜近傍の結合組織側には平滑筋様の性質を有する細胞が存在し，太いコラーゲン線維の中には線維芽細胞が存在する。平滑筋細胞の周囲は基底膜で取り囲まれている。これらの細胞のコラーゲンへの親和性を考える手がかりになる。例えば，ヒト大腿動脈血管内皮細胞は IV 型コラーゲン会合体上でほかのコラーゲン会合体よりもよく増殖する。コラゲーン線維が細いものから太いものへ連続的に変化している様子は工学分野での概念を取り込んで傾斜構造と呼ばれる[20]。

　コラーゲン線維の傾斜的な配向は，ウマ後肢浅指屈筋腱においても観察される（**図 1.10**）[21],[22]。腱の筋腱接合部域では細い線維が多く，腱骨接合部域では太いコラーゲン線維が中心になる。筋肉で発生した力は腱を介して骨に伝わる。筋肉の変形はそれにつながるコラーゲン線維間の長軸方向や放線方向の距離のずれとなるが，線維が細く数が多くなればそれだけ変形を受け入れられる。一方，骨は腱の接合部周囲の動きがないので，太いコラーゲン線維はむしろ動きがないことが望ましい。このように腱の傾斜構造は，筋肉と骨と間で張力を伝達する際に応力の集中を避け，効率的に力を散逸するうえで有効な構造になっている。もちろん腱の力学要請によっては，腱の構造上の特徴にバリエーションがあってもよいであろう。

1. 細胞社会学の基礎～細胞社会を知る～

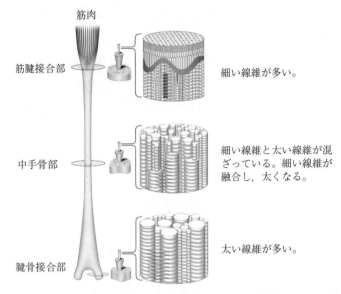

図1.10 ウマ後肢浅指屈筋腱におけるコラーゲン線維の傾斜配向モデル[22]

　この腱の細いコラーゲン線維でもV型コラーゲンの割合が相対的に高くなっていた。力学的な作用により，腱の中でコラーゲン線維間に散在している線維芽細胞の遺伝子発現が変化した結果と考えられる。最近，メカニカルな情報の細胞内伝達機構が注目されている。転写制御因子であるYAP/TAZは核に移行し転写を活性化することで，細胞外マトリックスが硬い軟らかいなど細胞外の状況を遺伝子発現へ反映する[23]。傾斜構造の形成にもこのような機構が働いているのかどうかは興味深い問題である。

　また，少なくとも力学的な作用を細胞が検知できる機構はあるとしても，腱など生体の器官・臓器に比べて，細胞は小さい。細胞が検知するのは近傍の情報で，いわば微分された情報である。逆に，細胞が個体に作用を及ぼすほどの変化をもたらすためには，微小な変化を増幅する，積分する仕組みが必要になるが，コラーゲンなどが作る固相の構造はそのような働きを有しているのではないか。コラーゲンは細胞で合成されるが，細胞外では会合し，例えば，コラーゲン線維となるとそのサイズは，数十cm以上（ウマ腱など）にもなる。このように，一見静的な構造が本質的な個体レベルでの生物学的機能を持つと考えると，臓器や器官の形や大きさに意味がありそうに思える。細胞は細胞外マトリックスを作り，できた細胞外マトリックスの影響を細胞が受けるという相互作用の循環があり，その循環が時間軸に沿ってらせんを描いて変化していく。その結果，細胞によりもたらされる微小な変化は増幅され，生体の状態へ反映されていくことになる。

1.2.8 マトリックス生物学と内科的再生

　基底膜は，上皮細胞層を作る動物において共通に見られる構造である。その重要性は，生物学では十分に認識されている。基底膜は，接着した細胞の増殖や分化状態の維持などの働きを示すと考えられている。基底膜の重要性は，生体中の組織を観察するよりは，組織を構築する細胞培養系のほうがわかりやすいかもしれない。組織代替物としての皮膚モデルや肺胞モデルが構築されている。例えば，線維芽細胞のコラーゲンゲル内培養上に肺胞上皮細胞を播種し，共培養を行うことで安定した培養系が構築される[24),25)]。上皮細胞の直下には基底膜様構造ができてくる。これらのモデルでは，上皮細胞直下にできる基底膜様構造の状態により細胞機能が影響を受けることが示されている。すなわち，連続した完全な基底膜が形成された場合には，穴が空いた不連続な基底膜上に比べ，上皮細胞の薬剤耐性が増して，生体の組織に近い応答性を示すようになった。また，基底膜成分をこの培養系に添加すると，基底膜構造形成は促進される。

　基底膜構築には，基底膜成分の合成と，基底膜分解作用とが関与する。MMP阻害剤は基底膜分解を抑制することで，基底膜の維持あるいは構築の促進に作用する[26)]。IV型コラーゲンなどの基底膜成分は，合成を通してその構築にも影響すると考えられる。上述のように，コラーゲン生合成は代謝の影響を受ける。例えば，ヒトなどでは，アスコルビン酸欠乏下では十分なコラーゲン量を供給できず，その期間が長期化すると血管が脆くなり壊血病を発症するが，その場合の基底膜の異常は，IV型コラーゲン分子の合成が不十分であるか，NTH鎖のように化学的に3本らせん分子と異なるものができた結果，影響が及んだものであろう（**図1.11**）[27)]。このように，代謝は基底膜のような細胞外マトリックスの構築に影響

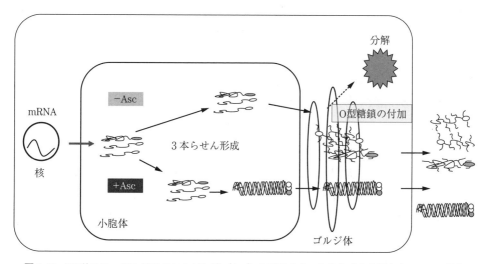

図1.11 IV型コラーゲンはアスコルビン酸（Asc）欠乏により，3本らせんを持たないNTHポリペプチドとして，分解されることなく分泌される。NTHは（おそらく）ゴルジ体でO型糖鎖の付加を受ける。十分な量のアスコルビン酸が存在すると3本らせんが形成され，分泌される。

しうる。そうであれば，細胞外マトリックス成分の生合成に着目して，細胞外環境の状態を制御することで，組織の再生を促すことが可能ではないか。マトリックス生物学の発展によって，内科的な組織再生という考え方も，現実化するだろうと思う（**図1.12**）。

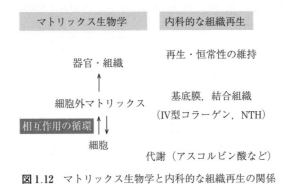

図1.12 マトリックス生物学と内科的な組織再生の関係

1.2.9 おわりに

培養している細胞をタイムラプス観察をすると，細胞がせわしなく動く様子を見ることができる。動きになんらかの規則性があるのかと気をつけて見ても，培養皿上ではよくわからない。突起を伸ばして，引っ張っているという様子がわかるだけである。そうすると直接に接する細胞が隣にいることはわかるだろうが，さらにその隣に細胞がいるときに，二つの細胞を区別できるのだろうか？　細胞が社会性を持つ，すなわち組織を作るには，多数の細胞との関係を認識する必要があるだろうから，なんらかの仕組みがあるに違いない。この小論は，細胞外マトリックスの作る固相の環境は，そのような仕組みなのではないかという提案である。

この小論では詳しく触れていないことで，コラーゲンをめぐる重要なことがらが，つぎの例のようにいくつかある。

① 生体内での代謝でコラーゲン分解系のこと
② 生体内での機能として，細胞の増殖調節，分化制御などがあること
③ 高分子材料として利用価値があること
④ 進化学的なこと，細胞社会形成（組織，器官など）のインフラ材料であること
⑤ リジルオキシダーゼと架橋形成，老化架橋などのこと
⑥ コラーゲン由来のオリゴペプチドの特徴，グリシンおよびプロリン残基の役割

引用・参考文献

1) T. Nishiyama, N. Akutsu, I. Horii, Y. Nakayama, T. Ozawa, and T. Hayashi, "Response to growth factors of human dermal fibroblasts in a quiescent state owing to cell-matrix contact inhibition." *Matrix.*, vol. 11, no. 2, pp. 71-75, 1991.

2) R.O. Hynes, "The evolution of metazoan extracellular matrix," *J. Cell Biol.*, vol. 196, no. 6, pp. 671-679, 2012.

3) J-Y. Exposito, U. Valcourt, C. Cluzel, and C. Lethias, "The fibrillar collagen family," *Int. J. Mol. Sci.*, vol. 28, pp. 407-426, 2010.

4) P. Beighton, A. De Paepe, B. Steinmann, P. Tsipouras, and R.J. Wenstrup, Ehlers-Danlos syndromes: revised nosology, Villefranche, 1997. *Am. J. Med. Genet.*, pp. 31-37, 1998.

5) K. Takahara, U. Schwarze, Y. Imamura, G.G. Hoffman, H. Toriello, L.T. Smith, et al., "Order of intron removal influences multiple splice outcomes, including a two-exon skip, in a COL5A1 acceptor-site mutation that results in abnormal pro-alpha1 (V) N-propeptides and Ehlers-Danlos syndrome type I," *Am. J. Hum. Genet.*, vol. 71, no. 3, pp. 451-465, 2002.

6) Y. Imamura, B.M. Steiglitz, and D.S. Greenspan, "Bone morphogenetic protein-1 processes the NH2-terminal propeptide, and a furin-like proprotein convertase processes the COOH-terminal propeptide of pro-alpha1 (V) collagen," *J. Biol. Chem.*, vol. 273, no. 42, pp. 27511-27517, 1998.

7) 奥山 健二, "モデルペプチドを用いたコラーゲンの構造研究," 日本結晶学会誌, vol. 24, no. 4, pp. 346-353, 2000.

8) A. Bhattacharjee and M. Bansal, "Collagen structure: the Madras triple helix and the current scenario," *IUBMB Life*, vol. 57, no. 3, pp. 161-172, 2005.

9) T. Hayashi and K. Mizuno, "COLLAGEN. In: Creighton TE," editor: Encyclopedia of Molecular Biology, Wiley-Interscience, pp. 500-511, 1999.

10) B. Schegg, A.J. Hülsmeier, C. Rutschmann, C. Maag, and T. Hennet, "Core glycosylation of collagen is initiated by two beta (1-O) galactosyltransferases," *Mol. Cell Biol.*, vol. 29, no. 4, pp. 943-952, 2009.

11) K.L. Gorres and R.T. Raines, "Prolyl 4-hydroxylase," *Crit. Rev. Biochem. Mol. Biol.*, vol. 45, no. 2, pp. 106-124, 2010.

12) J. Myllyharju, "Prolyl 4-hydroxylases, key enzymes in the synthesis of collagens and regulation of the response to hypoxia, and their roles as treatment targets," *Ann. Med.*, vol. 40, no. 6, pp. 402-417, 2008.

13) K. Yoshikawa, S. Takahashi, Y. Imamura, Y. Sado, and T. Hayashi, "Secretion of non-helical collagenous polypeptides of alpha1 (IV) and alpha2 (IV) chains upon depletion of ascorbate by cultured human cells," *J. Biochem.*, vol. 129, no. 6, pp. 929-936, 2001.

14) S. Takahashi, K. Yoshikawa, T. Sasaki, Y. Takeda, Y. Imamura, Y. Sado, et al., "Serum-dependent secretion of nondisulfide-bonded and unfolded type IV collagen α chains by cultured fetal lung fibroblasts," *Connective Tissue*, vol. 31, pp. 161-168, 1999.

15) D. Kajimura, S. Takahashi, K. Yoshikawa, S. Hattori, Y. Sado, Y. Imamura, et al., "Non-helical type

IV collagen polypeptides in human placenta," *Biochem Biophys Res Commun.*, vol. 314, no. 1, pp. 11-16, 2004.

16) M.S. Waitkus, B.H. Diplas, and H. Yan, "Isocitrate dehydrogenase mutations in gliomas," *Neuro-oncology*, Oxford University Press, nov. 136, 2015.

17) M.G. Vander Heiden, L.C. Cantley, and C.B. Thompson, "Understanding the Warburg effect: the metabolic requirements of cell proliferation," *Science*, vol. 324, no. 5930, pp. 1029-1033, 2009.

18) E. Adachi, I. Hopkinson, and T. Hayashi, "Basement-membrane stromal relationships: interactions between collagen fibrils and the lamina densa," *Int. Rev. Cytol.*, vol. 173, pp. 73-156, 1997.

19) C.A. Whittaker, K-F. Bergeron, J. Whittle, B.P. Brandhorst, R.D. Burke, and R.O. Hynes, "The echinoderm adhesome," *Dev. Biol.*, vol. 300, no. 1, pp. 262-266, 2006.

20) 林 利彦, 廣瀬 志弘, 水野 一乗, 安達 栄治郎, "コラーゲンタンパク質を用いた生体組織工学研究," 生体材料, vol. 17, no. 5, pp. 214-222, 1999.

21) T. Watanabe, Y. Imamura, Y. Hosaka, H. Ueda, and K. Takehana, "Graded arrangement of collagen fibrils in the equine superficial digital flexor tendon," *Connect. Tissue Res.*, vol. 48, no. 6, pp. 332-337, 2007.

22) T. Watanabe, Y. Imamura, D. Suzuki, Y. Hosaka, H. Ueda, K. Hiramatsu, et al,. "Concerted and adaptive alignment of decorin dermatan sulfate filaments in the graded organization of collagen fibrils in the equine superficial digital flexor tendon," *J. Anat.*, vol. 220, no. 2, pp. 156-163, 2012.

23) S. Piccolo, S. Dupont, and M. Cordenonsi, "The biology of YAP/TAZ: hippo signaling and beyond," *Physiol. Rev.*, vol. 94, no. 4, pp. 1287-1312, 2014.

24) A. Furuyama, K. Kimata, snd K. Mochitate, "Assembly of basement membrane in vitro by cooperation between alveolar epithelial cells and pulmonary fibroblasts," *Cell Struct. Funct.*, vol. 22, no. 6, pp. 603-614, 1997.

25) A. Furuyama and K. Mochitate, "Assembly of the exogenous extracellular matrix during basement membrane formation by alveolar epithelial cells in vitro," *J. Cell Sci.*, vol. 113 (Pt5), pp. 359-368, 2000.

26) S. Amano, Y. Ogura, N. Akutsu, Y. Matsunaga, K. Kadoya, E. Adachi, et al., "Protective effect of matrix metalloproteinase inhibitors against epidermal basement membrane damage: skin equivalents partially mimic photoageing process," *Brit. J. Dermatol.*, vol. 153 (S2), pp. 37-46, 2005.

27) R.E. Priest, "Formation of epithelial basement membrane is restricted by scurvy in vitro and is stimulated by vitamin C," *Nature*, vol. 225, no. 5234, pp. 744-745, 1970.

2. 細胞社会の人為的構成へ向けた基礎技術
～細胞社会を設計する～

▶ 2.1　概　　　論 ◀

2.1.1 細胞社会の設計

　「設計」という行為は多くの場合，すでにわかっている事象を並べて，その中から最適なものを選択し組み合わせることで成立する。最適な設計を進めるためには，対象物についてマクロからミクロまで幅広い視点でそのあり方を考える必要がある。「建築物の設計」を例に挙げると，マクロな視点とは，その建物が建つ場所や環境などである。駅周辺なのか田園地帯なのか，工業地域なのか住宅地域なのか，隣り合った建物と形態的にも視覚的にもかけ離れていないか？（調和がとれているか？）そういった視点からの建築物デザイン，設計が必要となってくる。ミクロな視点としては，建築物を構成する材料選択が挙げられる。多くの建築材料は鉄骨を主とした金属，コンクリート，木材などであり，これらは，機械的に十分な強度を持ち，化学的に安定なものであり，長期間の風雨にさらされても，容易に変形，変質しない不活性材料である。当然ながら，マクロとミクロの視点だけで設計が終わるわけではない。マクロとミクロの間をどのようにつなげるのかという問題がある。建築物の場合，これは組立て方ということになる。この方法としては溶接や溶着といった熱加工，くぎやねじを使った物理的結合，接着材を用いた化学的結合が多用されており，その技法は大方確立されている。

　このような一連の建築物設計において理解しておくべき重要なポイントは，建築物はマクロとして独立しており，形にしても機能にしても隣り合った建築物とは非連続だということである。また，同一建築物内のミクロからマクロまでのつながりにおいても，そのつながりは，非連続な階層構造にあるということである（**図 2.1**）。

　さて，われわれは生物的建築物である細胞社会，つまり生体組織を人工的に作りたい。人工的に生体組織を作る目的としては，例えば組織発生の解明やドラッグスクリーニング用

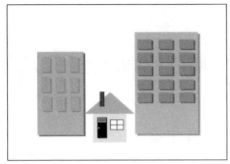
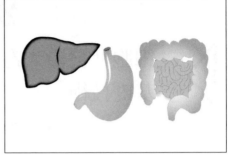

　　　　　　（a）建築物　　　　　　　　　　　（b）生体組織

　　　図2.1　建築物は非連続であり，おのおのが独立した個体である。一方，生
　　　　　　体組織は連続であり，それぞれの組織と協調して機能を発現する。

ツールなど種々考えられるが，究極の目的としては，失われた組織，機能を失くした組織と置き換えるための移植材としての利用が挙げられる。

　この生体組織（細胞社会）を設計するにあたり，建築物の場合と比較して圧倒的に違う点は，生体組織が有機的に連続した物体であるという点である。マクロの視点として，生体組織はビルや家屋のように単体で独立したものではなく，隣接した組織，場合によっては遠隔組織と連続的に相互作用し，時間空間的に協調的な機能変化がおきる必要がある。形態としては，独創的なデザインではなく，形態学的，解剖学的に則した組織形態を踏襲しなければいけない。例えば，骨格筋であれば，筋膜を除去すると，完全とはいえないがいわゆる紡錘形をした筋組織が現れる。骨組織であれば，体内にある約200個の骨がすべて違う形状をしている。これら組織特異的な形態は，その組織が必要十分な機能を発揮するうえで重要であり，その正確な再現が望まれる。

　ミクロな視点としての材料であるが，これは細胞および基質である。建築物の場合は上記のとおりエンタルピーが十分に増大した静物を材料としているため，建築中，建築後においても，環境要因に大きく影響されず，その建築物は形態的にも機能的にも時間的にも人間の目にわかるような大きな物性変化を示さない。ビルの骨組みとなる鉄骨は雨でぬれたからといって大きな体積変化や変形を起こさない。しかし，生体組織は原料そのものが細胞と呼ばれる生物体である。実際の細胞は，幹細胞と体細胞，あるいは間葉系細胞と上皮系細胞というように，その起源や分化の程度により異なる機能，作用，すなわち個性を有している。組織構築する過程における環境変化により，増えたり（増殖），死んだり（アポトーシス），動いたり（遊走）する。また，もう一つの原料である基質は，分子量分布だけでなく官能基の部分修飾程度，あるいは架橋の程度など，そのバリエーションは無限といっても過言ではない。さらには，生体内環境ということから水，脂質が十分に存在しており，その結果，いたるところで低分子，高分子を問わず化学反応が起きている。そういったことから，生体組織

構築の場とはいわゆるスーパーダイナミク（超動的）な環境下にある。

　さらに，ミクロからマクロへのつながりであるが，生体組織は，ビルのようにミクロとマクロを数段階の単純階層でつなげるのではなく，細胞1個1個が機能的にも，形態的にも協調し，有機的かつシームレスな連続を目指さなければならない。こういった比較からもわかるように，細胞社会の設計はたいへん高いハードルであり，その設計論は，まだ議論されはじめたばかりである。

　こういったなか，生体組織（細胞社会）の人為的作製は，現況，実際の生体組織の発生，成長の仕方に倣い再現する方法がとられている。科学的な背景も根拠もなく錬金術的に生体組織をつくるといった試みは興味のあるところであるが，ここでは，生体組織に倣ったアプローチを中心に話しを進める。

2.1.2　細胞社会を設計するうえでの前準備

　細胞社会を設計するうえでの前準備として重要なことは，ターゲット組織を明確にすることである。具体的なマクロな視点として，形態，サイズの設定が必要となる。これは先にも述べたとおり，形態学的，解剖学的な観点から，作製物の最終形態を想定しなければいけない。もちろん，大きな組織そのものではなく，組織中の小ユニットを作りたいという場合もあるので，すべてにおいて最終形態の考慮は必要ないのかもしれない。しかし，3次元組織を構築する以上，構築組織の最終形態と組織周囲の境界をどのように設定するのかということは大きな問題である。

　つぎに，ミクロな視点での組織理解が必要となる。これについては，いわゆる組織学の教科書から多くの情報を獲得することができる。つまり，正常組織における細胞分布，細胞極性，細胞種，基質分布，基質の種類などの理解である。細胞分布，基質分布，基質の種類などは組織の染色像からある程度理解できる。しかし，一方で成書あるいは論文の写真がすべてではないという認識を持つことも重要である。ある組織を写し出した写真は，ほとんどが「ある組織の典型的かつ部分的なイメージ」しか示していない。例えば，肝臓の組織像を組織学の教科書で探すと，典型的な肝小葉の写真がみつかる。しかし，その写真から肝臓の表層部がどういった構造，細胞の分布を示すのかということを知ることはできない。分泌腺などでは腺体最外層に付着する筋系細胞の収縮が組織変形を誘導する結果，分泌液が排出される。つまり，酵素を産生する細胞も大切であるが，作った酵素の排出に関わる細胞も大切だということである。このように構成する組織を全体として理解することが必要になる。加えて，多くの掲載写真は組織断面を写したものであり，2次元の情報しか得ることができないという認識も重要である。つまり，写真では六角柱のように思われる肝小葉は実際に3次元的にはどういった形をしているのかの理解が必要だということである。さらに，細胞，組織

の極性について，いわゆる体軸としての anterior/posterior, medial/lateral といった理解が必要であるし，同一組織内であっても，proximal/distal といった3次元的視点からの部位の理解，方向性の認識が必要である。さらに，ほかの組織の介在を理解することも重要である。実際の生体組織は軟骨などの例外をのぞきほとんどの場合，血管，神経の侵入があり，これらとの複合化の結果，組織が成り立っている。つまり，これら侵入組織の走行，分布を理解しないことには，機能的組織の正確な設計は不可能である。総合すると，自分が設計，構築しようとする組織については，マクロにおける形態からミクロにおける細胞，基質の分布まで広範囲の情報を設計者自身で収集，蓄積し理解することが望ましい。

前準備のつぎのステップとしては，それら細胞社会が作り出す環境の理解が重要となる。この場合も単細胞レベル，複数細胞レベル，組織小ユニットレベル，単組織レベルといった階層をもとに，理解を広げる必要がある。さらに環境という言葉は非常に曖昧な言葉である。具体的には，物理的，化学的環境に分類したうえで，さらに温度，力学，pH, イオン強度など，細かな特性についてそれぞれ理解することが重要となる。また，すべての条件が連続的に可変であるという事実の認識も欠かせない。3次元という生体組織では本質的にこれら特性の計測は非常に困難であり，依然重要な研究対象でもある。しかし，細胞社会の設計者としては高い解像度でこれら特性，およびその多様性の理解をもとに，さまざまな条件設定をすることで，多様な組織成長制御につながる。

前準備の一つとして，成長段階におけるどの時期の組織をつくるのかということの設定も重要である。これは，ターゲット組織の成長，成熟段階において，当然のことながら，組織サイズ，形態，細胞数，細胞形質（フェノタイプ），細胞分布，細胞／基質の割合，基質の種類，基質の分布など多くの状況が異なるからである。また，作製にかかる時間的要素を考慮しなければ，種々の条件設定，例えば準備する細胞集合体の大きさや増殖因子を作用させるタイミング，量などの設定ができない。逆にいうと，ターゲット組織とターゲット時期が明確になって初めて，例えば，幹細胞を原料細胞として使用するのか，体細胞を使用するのか，どういった基質環境の整備が必要なのか，接着状況はどの程度かなど，そのターゲット組織に応じた設計，さらに設計精度の向上が可能となる。

さて，こういったことを網羅したうえで，いよいよ，生体組織（細胞社会）設計の具体的な取組みへと進むのであるが，この設計には以下のようなアプローチが進められている。

① 3次元の細胞集合体を作製すること（2.2節，2.3節），
② 3次元の細胞配置を制御すること（2.4節），
③ 3次元での細胞極性を制御すること（2.4節），
④ 3次元での細胞機能を制御すること（2.5節，2.6節）

本章ではこれらについて，より詳細に述べる。

2.2 細胞シート技術と3次元化

2.2.1 細胞社会としての細胞シート

生体組織は，多細胞が連結して細胞社会を形成している。例えば，皮膚の表皮，食道や胃，腸などの内腔表面の上皮組織は，細胞どうしが細胞間結合でつながれており，底面にある基底膜によって結合組織などに接着している。このような細胞社会を人工的に構築する手法の一つとして，細胞シートはきわめて有効である。この細胞シートとは，非侵襲的な温度低下処理によって温度応答性培養表面から回収した，細胞どうしが連結した培養組織である（図2.2）[1]。また，通常の細胞培養時に用いる酵素処理などを必要としないため，回収した細胞シート底面にはフィブロネクチンを初めとする細胞マトリックス（ECM）が残存している[2]。この細胞外マトリックスがいわゆる糊の役割を果たし，組織あるいは臓器表面に接着，あるいは細胞シートどうしの接着を可能とする。細胞シート積層を加速化するためには，細胞シートを作製する時間，すなわち細胞増殖を加速化するのと同時に，温度応答性培養表面からの剥離を加速化するための温度応答性培養表面の設計とロボティクス技術などを活用した自動培養装置の開発が必要不可欠である。

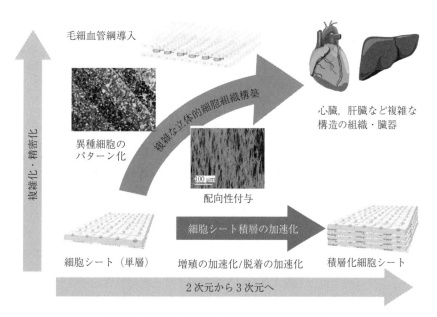

図2.2 細胞シートを用いた3次元細胞組織構築

一方，心臓，肝臓などは，さまざまな細胞種がミクロスケールで配置された，細胞密度が高い組織であるのと同時に，代謝の高い細胞に酸素や栄養分を供給するための毛細血管が張

り巡らされている。このような複雑かつ精密な構造を有する3次元組織構造を作製するためには，異種細胞のマイクロパターン化，配向性付与，毛細血管網導入などさまざまなバイオアセンブラ技術との融合が必須である。ここでは細胞シートの作製を実現するための温度応答性培養表面の設計と，単層あるいは数層の細胞シートを用いた再生治療の臨床応用を中心に解説する。

2.2.2 細胞シート作製技術

　培養細胞のシート化の研究が本格的に開始されたのは，1990年代に岡野らが開発した温度応答性細胞培養皿が報告されてからである[1]。岡野らは機能性高分子の特性を従来の細胞培養基材表面に付与することで，従来の細胞培養基材では不可能であった温度変化による細胞の接着，脱着が制御可能な温度応答性細胞培養皿の開発に成功し，培養した細胞から細胞シートを通常の培養条件下で簡単に作製することができるようになった。岡野らが開発した温度応答性細胞培養皿は，温度応答性高分子の一種である poly（N-isoproplyacrylamide）（PIPAAm）を電子線照射重合によって市販のポリスチレン製組織培養皿表面（TCPS）に20 nm の厚さで均一に薄膜ゲルとして固定化することで作製できる。これらの研究を通じて得られた知見をもとにさまざまな手法で温度応答性細胞培養表面の開発が精力的に進められている。本節では温度応答性細胞培養表面の特性や原理，さらには温度応答性細胞培養表面の簡便な作製方法に焦点をあて概説するとともに将来の課題についても議論したい。

　PIPAAm は水溶液中において32℃（下限臨界溶液温度（LCST））を境に，低温側では水和，溶解し，高温側では脱水和，凝集する。したがって，PIPAAm で修飾された表面は温度変化によって低温側では親水性を示し，高温側では疎水性を示し，温度変化によって材料の親水性・疎水性を変化することができるインテリジェント表面を構築することができる（図2.3）[3],[4]。

　細胞は TCPS のように適度な疎水性表面に対し ECM を介して接着，伸展，増殖する。37℃の環境おいて，温度応答性細胞培養皿の表面は，TCPS と同等な疎水性を示す。そのため，温度応答性細胞培養皿に播種した細胞は，TCPS 表面に播種した場合と同様に ECM を介して接着，伸展，増殖しコンフルエント状態になる。コンフルエント状態後，培養温度を LCST よりも低い温度（例えば20℃）にすることで，温度応答性細胞培養表面は親水性となり細胞はシート状で自発的に剥離する。37℃の培養条件下において，温度応答性細胞培養表面や TCPS に播種した細胞は，培養表面に受動的に粘着し，その後，ATP（adenosine 5′-triphosphate）を消費して能動的な表面に接着する。培養温度を20℃に変化させた場合，接着した細胞は ATP を消費しながら，温度応答性細胞培養表面から剥離することが，ATP 代謝阻害剤，アクチン重合阻害剤を用いた実験から明らかとなった[5],[6]。

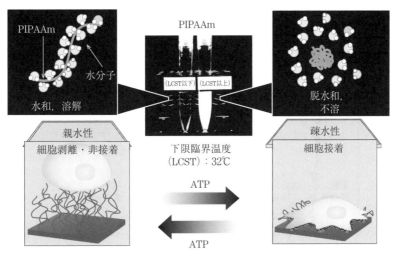

図 2.3 温度応答性高分子である PIPAAm の特性と同高分子を基材表面に化学的に固定化した場合の特性。温度変化によって基材表面の親水性・疎水性を変化させることができる。

従来の TCPS などのような細胞培養基材から細胞を回収するためには，トリプシンまたはキレート剤などが用いられてきた。しかし，これらの手法では細胞膜上で発現した膜タンパク質や細胞が分泌した細胞外マトリックス（ECM）が分解され，細胞の機能や構造が破壊される。一方，温度応答性細胞培養皿で作製した細胞シートは，温度変化のみで細胞を剥離，回収するため，細胞の機能，構造が維持されている[2]。回収した細胞シートの底面に保持されている ECM 成分は糊のような役割を果たすことから，生体組織への細胞シートの移植や，細胞シートの積層化を簡単に行うことができる。

温度応答性細胞培養皿の細胞接着・剥離の温度依存性は単に PIPAAm を基材表面に化学的に固定化したり，物理的にコーティングしただけでは発現しない。高分子層の厚さをナノオーダーで制御することではじめて目的とする温度応答性細胞培養表面の機能が発現する。温度応答性細胞培養皿の細胞接着の高分子膜厚依存性について，TCPS 表面に PIPAAm ゲルを固定化した温度応答性細胞培養皿を用いて説明する（**図 2.4**）[3),4)]。37℃では，細胞は 15～20 nm の厚さの PIPAAm ゲルが固定化された TCPS 表面に接着，増殖する。しかし，固定化した PIPAAm ゲルが 30 nm よりも厚くなると，PIPAAm の下限臨界温度（LCST，32℃）よりも高い 37℃でも，細胞は温度応答性細胞培養皿の表面に接着できない。この細胞接着性の高分子膜厚依存生についてつぎのようなモデルが提案されている（**図 2.5**）。TCPS の疎水性の影響によって，TCPS 界面近傍に存在する PIPAAm 鎖は強い疎水性凝集を起こす。PIPAAm ゲル層がきわめて薄い場合，この PIPAAm 鎖の疎水性凝集の影響は PIPAAm ゲルを固定化した温度応答性細胞培養皿の最表面領域にある PIPAAm 鎖にも影響を与え，疎水性凝集を促進させる。その結果，37℃の培養条件では PIPAAm 鎖は細胞が接着可能な疎水

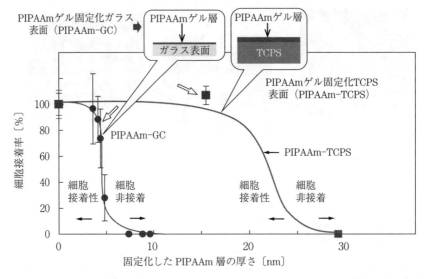

37℃，24時間培養後の細胞接着率を100%とした。PIPAAm-GCでは4.8 nmの厚さを境に急激に細胞接着率が減少する。図中の矢印⇨は温度応答性細胞培養表面としての特性である最適な膜厚を示す。最適なPIPAAmゲル層の厚さはPIPAAm-TCPSでは15.5 nm（PIPAAm固定化量は1.4 μg/cm²）であり，PIPAAm-GCでは4.8 nm（PIPAAm固定化量は0.84 μg/cm²）[7]

図2.4 ガラス表面（GC）およびTCPS表面に固定化したPIPAAmゲル表面（PIPAAm-GC, PIPAAm-TCPS）の厚さとウシ血管内皮細胞の細胞接着性の相関

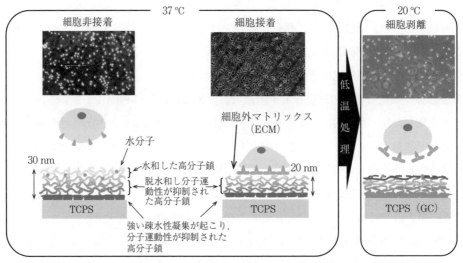

20 nmと30 nmの厚さで固定化されたPIPAAmゲル固定化TCPS（PIPAAm-TCPS）表面。上部の位相差顕微鏡像は37℃で播種したウシ血管内皮細胞の細胞接着挙動を示す。

図2.5 温度応答性培養皿におけるPIPAAmゲル層の厚さと細胞接着・剥離への影響

性を示す。一方，PIPAAmゲル層の厚さが増すとともに最表層領域のPIPAAm鎖への疎水性凝集の影響は緩和される。厚いPIPAAmゲル層では，最表層のPIPAAm鎖は，疎水性凝集による影響を受けにくく，PIPAAm鎖の脱水和は促進されにくい。その結果，PIPAAm鎖は

十分に脱水和されず，LCST 以上でも細胞が接着しない表面となる。

このような，温度応答性細胞培養皿における細胞接着性と PIPAAm ゲル層の厚さの相関は TCPS 以外の基材でも確認されている。あらかじめシラン処理を施したガラス表面に超薄膜状の PIPAAm ゲルを電子線照射重合により固定化した表面でも，PIPAAm ゲル層の厚さを最適化することで温度応答性細胞培養表面の特性を示す（図2.4)[4),7]。この場合，TCPS 基材とは異なり，最適な PIPAAm ゲル層の厚さは乾燥状態で 3.5〜4.8 nm であった。PIPAAm ゲル層が 5 nm よりも厚くなると，PIPAAm ゲル層の膜厚の増加にともない細胞接着性は低下し，10 nm の膜厚では細胞は接着しない。

温度変化による PIPAAm ゲル層の膜厚の変化を評価するために，固定化した PIPAAm 領域の一部をレーザーアブレーションで除去して基材表面を露出させ，露出した基材表面領域と固定化した PIPAAm 領域を原子間力顕微鏡（AFM）を用いて水中（20℃および37℃）で測定した（**図 2.6**）[4]。温度応答性細胞培養表面の特性を示す PIPAAm 固定化ガラス表面を（乾燥状態での PIPAAm ゲル層の厚さは 3.3 nm），37℃の水に浸漬させると PIPAAm ゲル層の厚さは 6.0 nm に増加した。水の温度を 25℃に変化させると，厚さは 8.0 nm へと増加した（温度変化によって，厚さは 2.0 nm 変化した）。一方，細胞非接着性を示す PIPAAm 固定化ガラス表面では（乾燥状態での PIPAAm ゲル層の厚さは 8.8 nm）では，37℃および25℃ではそれぞれ，12.9 nm および 25.4 nm の厚さを示した（温度変化によって，厚さは12.5 nm 変化した）。この結果は，固定化した PIPAAm ゲル層が厚くなることで，PIPAAm 鎖が温度変化に対して水和（膨潤）・凝集（脱水和）しやすくなることを示しており，提案されたモデル（図2.5）と合致している。さらに，AFM による PIPAAm 固定化ガラス表面の経時変化的なフォースカーブ測定の結果，固定化した PIPAAm ゲル層の膨潤挙動が迅速なことから，電子線照射重合により作製した PIPAAm ゲル層は自由末端鎖を多く含むゲルであることが示唆される。これらは温度応答性細胞培養表面のユニークな特性であると考えられる[8]。

電子線照射重合法による温度応答性細胞培養皿の開発以来，レドックス重合法やUVによる光開始重合法，プラズマ重合法，ポリマーコート法などを利用した温度応答性細胞培養表面の開発が行われてきた[9]〜[13]。これらの作製手法は，PIPAAm のような温度応答性高分子を材料表面に化学的に結合させる手法と，高分子を物理的に材料表面に吸着させる手法や静電的な相互作用を利用して基材表面に吸着させる手法とに大別することができる（**表 2.1〜2.3**）。以下，温度応答性細胞培養表面の最近の作製方法の動向について紹介する。

温度応答性細胞培養表面の PIPAAm ゲル層の厚さやその高分子鎖の密度と細胞接着性には相関があることが報告される以前，これらを精密に制御するために温度応答性高分子層の厚さや高分子鎖の密度が精密に制御可能なリビングラジカル重合である，原子移動ラジカル

30   2. 細胞社会の人為的構成へ向けた基礎技術～細胞社会を設計する～

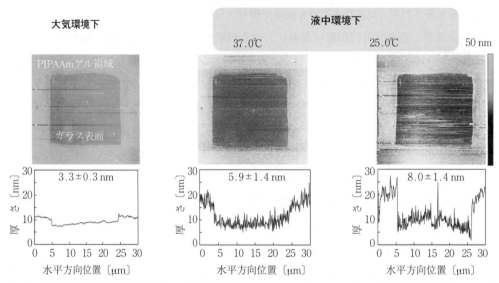

（a）温度応答性細胞培養表面としての特性を示す PIPAAm-GC（PIPAAm ゲルの固定化量は 0.84 mg/cm^2）表面の AFM イメージと断面図

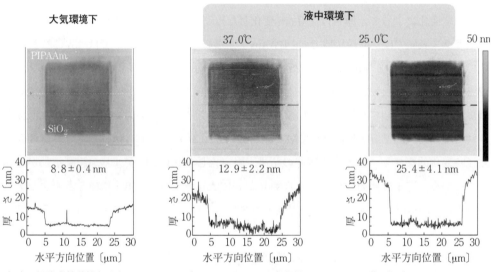

（b）細胞非接着性を示す PIPAAm-GC（PIPAAm ゲルの固定化量は 1.41 mg/cm^2）表面の AFM イメージと断面図[7]

図 2.6　PIPAAm ゲルを固定化したガラス表面（PIPAAm-GC）における固定化 PIPAAm ゲル層の大気中および液中（25℃ および 37℃）における高分子ゲル層の厚さの変化。レーザーアブレーションにより PIPAAm の微細領域を除去し，基材表面を露出させた領域と PIPAAm ゲルが固定化された領域を AFM で測定した。

重合（ATRP）法や可逆的付加-開裂連鎖移動（RAFT）重合を用いた温度応答性細胞培養表面の作製技術が提案されてきた[14)～18)]。これらの重合法を用いた場合，PIPAAm 鎖をブラシ状で表面に固定化することができる。その際，高分子鎖の鎖長と密度を最適化することで細胞を接着，剥離さらにはシート化できる温度応答性細胞培養表面が作製できる（**表2.4**）。

表 2.1 高分子を化学結合を基材表面に結合させて作製した温度応答性細胞培養表面

高分子固定化方法の種類	固定化方法の分類	固定化方法と作製した温度応答性細胞培養表面の特徴
モノマーの重合反応と同時に起こる生成高分子の固定化反応	基材とモノマーへの照射	モノマー存在下で電子線，プラズマ，ガンマ線，UV照射を行って，モノマーの重合反応と高分子の基材への固定化を同時に行う。
	照射による基材表面の活性化	プラズマ，ガンマ線，レーザーなどで基材表面を照射，活性化したあとに，モノマー存在下で熱やUVを用いてモノマーの重合反応と高分子の基材表面への固定化を同時に行う。
	基材表面への過酸化物の生成	
高分子鎖と基材表面の化学反応による方法		あらかじめ合成した高分子を1点あるいは多点で基材表面に固定化する。
基材表面から開始されるモノマーの重合反応	原子移動ラジカル重合(ATRP)	リビングラジカル重合により基材表面に高分子鎖を固定化する（高分子ブラシ）。固定化する高分子鎖長は精密に制御することが可能であり，また，高分子鎖密度も密にすることが可能である。
	可逆的付加開裂連鎖移動(RAFT)重合	

表 2.2 高分子の基材表面への物理的な吸着を利用し作製した温度応答性細胞培養表面

高分子固定化方法の種類	高分子吸着方法の特徴	作製した温度応答性細胞培養表面の特徴
基材表面への高分子の物理的吸着	合成高分子の溶液をスピンコートや滴下などの手法により基材表面に物理的に吸着させる。	基材表面に合成高分子あるいは合成高分子とECMの混合成分を塗布することで，簡単に温度応答性細胞培養表面を作製することが可能である。吸着させた合成高分子成分が細胞培養中あるいは温度変化による細胞剥離時に溶出する場合もある。
	合成高分子と細胞外マトリックス成分の混合溶液をスピンコートや滴下などの手法により基材表面に物理的に吸着させる。	

表 2.3 静電的な相互作用を利用して作製した温度応答性細胞培養表面

高分子固定化方法の種類	高分子吸着方法	作製した温度応答性細胞培養表面の特徴
基材表面への静電気相互作用による高分子の吸着	交互吸着方法	カチオン性基を有する温度応答性高分子と，アニオン性基を有する温度応答性高分子を，基材表面に交互に静電的相互によって吸着させ，温度応答性高分子を基材表面に導入する。表面物性は最後に吸着させた高分子の性質を反映する。

高分子鎖が長く，かつ高分子鎖の密度が高い表面では細胞は接着しにくくなり，逆に，固定化した高分子鎖が短く，高分子鎖の密度が比較的低い表面では細胞が剥がれにくい性質を示し，ECMの一種であるフィブロネクチンの吸着量の違いも，この細胞接着性を反映している（**表 2.5，図 2.7**）[14),16),18),19)]。

高分子の物理的吸着を利用した温度応答性細胞培養表面を作製する試みが古くからなされていた。最初に報告された例はPIPAAmとECMの一種であるコラーゲンを混合し市販の培養皿表面にコーティングを行った表面であった[20)]。ECMのみ，PIPAAmのみをコートした表面では細胞は剥離，接着しにくかったが，2種類の成分を混合することで37℃の条件で細

表 2.4 温度応答性高分子ブラシを固定化して作製した温度応答性細胞培養表面における高分子鎖長および高分子鎖密度の違いと，細胞接着および剥離性への影響[19]

固定化した高分子鎖密度〔chain/nm²〕	固定化した高分子鎖の分子量〔Mn〕	固定化した高分子鎖層の厚さ〔nm〕[a]	温度応答性細胞表面としての特性	参考文献
0.04[b]	58 000[c]	ND	TRCS[b]	
	49 000[c]	ND	TRCS[b]	
	23 000[c]	ND	TRCS[b]	
0.03[b]	58 000[c]	ND	TRCS[b]	15)
	49 000[c]	ND	良好な細胞接着性を示すTRCS[b]	
	23 000[c]	ND	良好な細胞接着性を示すTRCS[b]	
0.02[b]	58 000[c]	ND	良好な細胞接着性を示すTRCS[b]	
	49 000[c]	ND	細胞接着性表面[b]	
	23 000[c]	ND	細胞接着性表面[b]	
0.30[d,e]	ND	220[d]	TRCS[a]	
0.11[d,e]	ND	100[d]	低い細胞接着性を示すTRCS[a]	17)
0.03[d,e]	ND	9[d]	低い細胞接着性を示すTRCS[a]	
0.21[f,g]	38 500[h]	14.1[f]	きわめて低い細胞接着性を示すTRCS[f]	
0.11[f,g]	44 000[h]	8.5[f]	きわめて低い細胞接着性を示すTRCS[f]	
0.09[f,g]	48 000[h]	7.5[f]	低い細胞接着性を示すTRCS[f]	18)
0.04[f,g]	44 000[h]	3.1[f]	TRCS[f]	
0.010 5[f,g]	27 000[h]	5.0[f]	細胞接着性表面[f]	

TRCS: 温度応答性細胞培養表面

a) エリプソメトリーによる測定，**b)** ガラス表面をヘキサトリエトキシシランで処理したあとに重合開始剤（V-501）を固定，**c)** 反応溶液中の高分子を測定，**d)** 2-ブロモイソブチリルブロミドおよび 1-ブロモカルボニル-1-メチルエチルアセタートで修飾されたシリコン表面を利用，**e)** Alexander de Gennes モデルから算出，**f)** 11 (2-ブロモ-2-メチル) プロピピオニルウンデシルトリクロロシランおよび 2-[メトキシ（ポリエチレンオキシ）プロピル]-トリクロロシランで修飾した表面を利用，**g)** 固定化した重合開始剤のユニット数から算出，**h)** XPS の結果，重合開始剤の密度と連鎖開始効率から算出．g) XPS より見積もった膜厚，高分子密度，IPAAm の密度およびアボガドロ数から算出．ND；未測定．

胞は接着し，LCST以下で細胞は剥離し，ヒト皮膚線維芽細胞シートを作製することができた．PIPAAmをゼラチンにグラフトしたPIPAAm-ゼラチン複合体を培養基材にコートした場合でも，温度応答性細胞培養表面の特性が発現する．これらの系はPIPAAm成分とECM成分との混合比によって最適な条件があることがわかっている[21),22)]．

最近では，ECMを利用せずPIPAAm成分をのみを基材表面にコートした温度応答性細胞培養表面の作製方法が注目を集めている．電子線照射重合法やプラズマ重合を用いた温度応答性細胞培養表面の作製方法と比べ，特殊な装置を利用せず，簡便に作製できるという利点がある．しかし，PIPAAm成分のみを細胞培養基材にコートした場合[20)]，低温処理による細胞シートの剥離の際に吸着した高分子も培地中に溶解することが課題となる[23)～25)]．

一方で，PIPAAmセグメントと疎水性セグメントを有する温度応答性高分子のブロック共重合体を最適化することで，低温処理による基材表面からの吸着高分子溶出，溶解細胞シートを回収する手法も開発されてきた．しかし，吸着させたPIPAAm成分が溶出してくるこ

表 2.5 細胞シートを用いた再生治療の臨床応用

組織・臓器	適応症例	細胞シート	実施機関	詳細
角膜	角膜上皮幹細胞疲弊症	角膜輪部由来角膜上皮シート 口腔粘膜上皮細胞シート	大阪大学（東京女子医科大学との共同研究）	2002年12月より臨床研究を開始。
		口腔粘膜上皮細胞シート	仏リヨン国立病院 株式会社セルシード	2007年から2011年の期間，欧州で治験，有効性が確認された。
心筋	虚血性心疾患，拡張型心筋症などの重症心疾患	骨格筋筋芽細胞シート	大阪大学（東京女子医科大学との共同研究）	2006年6月より臨床研究を開始。
		骨格筋筋芽細胞シート	テルモ株式会社	虚血性心疾患の患者に対する再生治療製品「ハートシート」が2015年9月18日に製造販売承認，2015年11月18日に中央社会保険医療協議会（中医協）で保険適用が決定。
食道	食道がんの内視鏡的粘膜下層剥離術（ESD）後の食道狭窄防止	口腔粘膜上皮細胞シート	東京女子医科大学	2008年4月から臨床研究を開始。
歯根膜	中等度の歯周欠陥を有する歯周病	歯根膜細胞シート	東京女子医科大学	2011年から2014年の期間，10例の臨床研究，有効性が示された。
軟骨	外傷または変性による膝関節軟骨損傷	軟骨細胞シート	東海大学	2011年より臨床研究を開始。
中耳	中耳真珠腫や癒着性中耳炎術後の中耳粘膜再生	鼻腔粘膜由来細胞シート	東京慈恵会医科大学	2014年より臨床研究を開始。

とは回収した細胞シートを臨床応用する際の課題となる。低温処理による吸着高分子の溶出を解決するために，poly（n-butyl methacrylate）（PBMA）を疎水性成分として PIPAAm とブロック共重合させた PIPAAm-b-BMA が設計，開発された[11]。本ブロックポリマーを TCPS にスピンコートした表面では細胞は接着，増殖し最終的には低温処理によりウシ血管内皮細胞をシート状で回収することにも成功している（図 2.8）。回収した細胞シートの基底膜側には ECM 成分の一種であるフィブロネクチンが存在することも確認されている。また，ポリマーコートした表面を水溶液中に浸漬させた前後の吸着したポリマーの固定化量の変化は確認されなかった。これらの結果から，PIPAAm 鎖に導入した PBMA の疎水性成分が基材表面と強い疎水性結合を介して吸着し，ブロックポリマーが基材表面で安定に吸着し温度変化によって機能していることが示唆された。これら手法はチューブ状面や球状面にも適応可能なことから，血管や膀胱などのような筒状，球状のような形状を模倣した細胞シート作製への応用も期待できる。

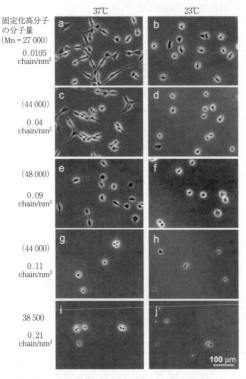
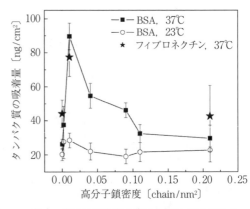

(a) 固定化した高分子鎖密度と温度変化にともなう細胞接着および剥離挙動（固定化した高分子鎖の分子量（Mn）は27 000～48 000の範囲）[18]

(b) 高分子鎖密度の違いとBSAおよびフィブロネクチン分子の吸着量との相関[18]

図2.7　ATRP法により作製した温度応答性高分子ブラシ固定化表面での図(a)細胞接着，剥離挙動と，図(b)タンパク質の吸着挙動

疎水性結合以外にも基材と高分子の静電気的な相互作用を利用した温度応答性細胞培養表面の作製についても報告されている。Liaoらはカチオン性のアリルアミン塩酸塩（PAH）とIPAAmの共重合体（PIPAAm-*co*-PAH）とアニオン性のスチレンスルホン酸（PSS）とIPAAmの共重合体（PIPAAm-*co*-PSS）を交互吸着法により，これらの高分子でガラス表面を修飾することで温度応答性細胞培養表面が作製できることを見いだした[26]。交互吸着法により最表面層にカチオン性成分が存在するときに温度変化による細胞接着，剥離が観察された。カチオン性成分が表面に存在することで，細胞接着に必要なフィブロネクチンのようなECM成分の吸着が促進されることも示唆された。このような表面でヒト骨髄由来のヒト間葉系幹細胞を培養しシート化することにも成功した。回収されたシートのコロニー形成アッセイからも細胞の多分化能が維持されている可能性も示唆された。

上述のように，従来の細胞培養基材を温度応答性高分子で表面修飾した温度応答性細胞培養表面を用いることで，細胞シートをはじめとする新しい細胞操作技術が可能となった。さらに，さまざまな表面設計の概念が生み出されており，より機能的な細胞シート操作技術が

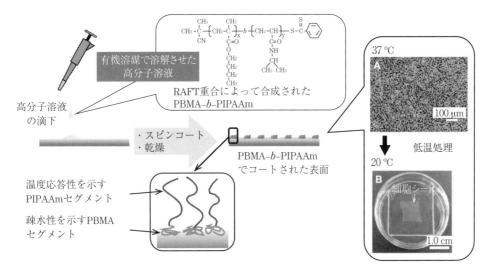

作製した表面にウシ血管内皮細胞を37℃で培養することで細胞は接着しコンフルエント状態まで増殖する。増殖後，低温処理（20℃）を行うことで細胞はシート状で回収することができる[11]。

図2.8 温度応答性高分子鎖に疎水性成分であるpoly（*n*-butyl methacrylate）（PBMA）を導入したブロック共重合体（PIPAAm-*b*-BMA）の化学構造とスピンコーティングによる温度応答性細胞培養表面の作製方法の模式図

実現しつつある。

2.2.3 細胞シートを用いた再生治療と3次元組織構築

単層あるいは数層の細胞シートを用いた再生治療は，すでに臨床応用（つまり人の疾病の治療）されている。細胞シートを用いた再生治療の臨床応用例を表2.3に示す。表皮角化細胞シート[27]や角膜上皮細胞シート[28]，口腔粘膜上皮細胞シート[29]など，生体でもともとシート状の上皮組織は，そのまま移植することができる。2002年12月より，大阪大学眼科西田幸二教授と東京女子医科大学岡野光夫教授は，細胞シートを用いた角膜上皮再生治療の臨床研究を開始した。具体的には，アルカリ火傷や薬の副作用などの理由で角膜上皮細胞を失った患者から，角膜と結膜の境目にある輪部組織をわずか2 mm角程度を採取して上皮幹細胞を回収し，作製した角膜上皮細胞シートを損傷した眼に移植することでヒト角膜再生に成功した[28]。両眼性疾患の場合には，患者から採取した口腔粘膜から上皮細胞シートを作製，移植することで良好な治療成績が得られた[29]。この成果をもとに，東京女子医科大学発ベンチャーのセルシード社が仏リヨン国立病院と共同で2007年より欧州治験を開始，2011年に完了しており，その有効性が示された[30]。

心筋組織そのものではないが，骨格筋筋芽細胞シートの貼付による心筋の再生治療が，東京女子医科大学岡野光夫教授と大阪大学心臓血管外科澤芳樹教授との共同研究で行われてい

る。具体的には，患者自身の足の筋肉から採取した自己骨格筋筋芽細胞を用いて細胞シートを作製し，3層の筋芽細胞シートを心臓表面の数か所に貼付する治療法である。拡張型心筋症の患者に自己骨格筋筋芽細胞シートを移植すると，補助人工心臓を外すまでに心機能の回復が見られた。

貼付した筋芽細胞シートからサイトカインなどが分泌され，移植箇所に血管新生が起こったり，幹細胞が集積され心筋再生が促されたりすることで左室機能が改善したためと考えられている[31]。本手法を基に，虚血性心疾患の患者に対する再生治療製品「ハートシート」が2015年9月18日に製造販売承認，2015年11月18日に中央社会保険医療協議会（中医協）で保険適用されることが決まった。

また，心筋そのものの再生を目的とした心筋細胞シートの研究も行われている。ラットの心筋細胞シートを積層化することで，肉眼で拍動が確認できる心筋パッチの作製に成功している[32]。また，前臨床研究であるが，心筋細胞シートをラット心筋梗塞部位に移植すると，心機能が改善することも示されている[33]。

食道分野では，内視鏡的粘膜下層剥離術（ESD）による早期食道がん切除にともなう人工潰瘍の再生医療的治療の臨床研究が，2008年4月より東京女子医科大学で開始された。食道がんに対するESDは，大きな病変でも一括切除可能であり，外科的アプローチに比べて低侵襲である一方，広範なESD施術後に生じた人工潰瘍痕による狭窄を避けるため，頻回のバルーン拡張術が必要となる。そこで，口腔粘膜上皮細胞シートを内視鏡下で潰瘍面に貼付することにより，ESD後の食道狭窄を抑制することに成功しており，患者のQOLを低下させることなくESD治療を施術できることをあきらかにした[34]。

歯科領域では，歯周組織，特に歯根膜の再生治療のため，歯根膜由来細胞シートの移植が行われている。歯周病を罹患し歯周組織を失った歯は不安定になり，最終的には失われてしまう。歯周組織を治すことができれば，歯周病を持つ多くの患者が恩恵を受けられると期待される[35]。抜歯した智歯（親知らず）から採取した歯根膜から作製した細胞シートを用いて，2011年から2014年の期間，東京女子医科大学で10例の臨床研究が行われた。具体的には，歯の表面に3層の歯根膜由来細胞シートを貼付し，骨補てん剤とともに移植した。その結果，吸収した歯槽骨が再生され，本来であれば抜歯される歯を温存することに成功した。

整形外科領域では，膝関節軟骨損傷の再生治療[36]のため，軟骨組織由来の軟骨細胞シートを用いた臨床研究が2011年より東海大学で行われている。上記以外にも東京慈恵会医科大学において中耳領域での再生治療[37]の臨床研究が実施中，肺気漏の閉鎖術[38]については前臨床研究が終了しており，新しい診療領域で細胞シートを用いた再生治療への応用が進んでいる。

上述の再生治療のための単層あるいは数層の細胞シートは，厳格に環境管理されたCPC（cell processing center）の中で作製される。また，患者の細胞を培養し，移植に到るまでには，数週間の期間，CPC内で汚染を防ぎつつ手作業で行わなければならない。現状では高コストであり，手作業であるため生産性もきわめて低い。そこで，手作業ではなく，全自動で細胞の培養から細胞シートの作製，積層化するため自動化システム「組織ファクトリー」が開発されている[39]。「組織ファクトリー」は骨格筋筋芽細胞シートが積層化された組織作製を想定して設計されており，採取された初代骨格筋筋芽細胞の培養から，温度応答性培養皿上での細胞シート作製，回収および積層化までの一連の操作が，人手を用いずに全自動で作製される。将来的には，安全性を維持したまま効率性を向上させる自動培養装置が，自己細胞を用いた組織再生医療を実用化・産業化し，大勢の患者を治療するために必須になるであろう。

また，より複雑な構造を有する再生治療を実現するための，新たな3次元細胞シート構築技術の開発にも取り組んでいる。例えば，生体組織内において，栄養・酸素供給には血管網が存在しており，心臓，肝臓，膵臓など厚さのある組織再構築には内部への血管網誘導が必須である。通常，細胞シートを重ねただけでは厚さ100 μm程度と限界があるが，毛細血管でつながる細胞シートの順次積層化法で厚い組織の作製に成功している[40),41)]。また，肝臓に見られる異種細胞との配列や，骨格筋組織などに見られる配向性を実現するために，フォトリソグラフィーによって表面微細加工された温度応答性表面を用いて，共培養細胞シート[42]や配向細胞シート[43]を作製することができる。これらの新しい3次元組織構築については，3.3節と3.5.5項で詳説する。

引用・参考文献

1) N. Yamada, T. Okano, H. Sakai, F. Karikusa, Y. Sawasaki, and Y. Sakurai, "Thermo-responsive polymeric surfaces; control of attachment and detachment of cultured cells," *Die Makromolekulare Chemie, Rapid Communications*, vol. 11, pp. 571-576, 1990.

2) A. Kushida, M. Yamato, C. Konno, A. Kikuchi, Y. Sakurai, and T. Okano, "Decrease in culture temperature releases monolayer endothelial cell sheets together with deposited fibronectin matrix from temperature-responsive culture surfaces," *J. Biomedical Materials Research*, vol. 45, pp. 355-362, 1999.

3) Y. Akiyama, A. Kikuchi, M. Yamato, and T. Okano, "Ultrathin poly (*N*-isopropylacrylamide) grafted layer on polystyrene surfaces for cell adhesion/detachment control," *Langmuir*, vol. 20, pp. 5506-5511, 2004.

4) K. Fukumori, Y. Akiyama, Y. Kumashiro, J. Kobayashi, M. Yamato, K. Sakai, et al., "Characterization of ultra-thin temperature-responsive polymer layer and its polymer thickness dependency on cell

attachment/detachment properties," *Macromol. Biosci.*, vol. 10, pp. 1117-1129, 2010.

5) T. Okano, N. Yamada, M. Okuhara, H. Sakai, and Y. Sakurai, "Mechanism of cell detachment from temperature-modulated, hydrophilic-hydrophobic polymer surfaces," *Biomaterials*, vol. 16, pp. 297-303, 1995.

6) M. Yamato, M. Okuhara, F. Karikusa, A. Kikuchi, Y. Sakurai, and T. Okano, "Signal transduction and cytoskeletal reorganization are required for cell detachment from cell culture surfaces grafted with a temperature-responsive polymer," *J. Biomedical Materials Research*, vol. 44, pp. 44-52, 1999.

7) K. Fukumori, Y. Akiyama, M. Yamato, J. Kobayashi, K. Sakai, and T. Okano, "Temperature-responsive glass coverslips with an ultrathin poly (N-isopropylacrylamide) layer," *Acta Biomater.*, vol. 5, pp. 470-476, 2009.

8) Y. Kumashiro, K. Fukumori, H. Takahashi, M. Nakayama, Y. Akiyama, M. Yamato, et al., "Modulation of cell adhesion and detachment on thermo-responsive polymeric surfaces through the observation of surface dynamics," *Colloids Surf B Biointerfaces*, vol. 106, pp. 198-207, 2013.

9) H. A. von Recum, S. W. Kim, A. Kikuchi, M. Okuhara, Y. Sakurai, and T. Okano, "Novel thermally reversible hydrogel as detachable cell culture substrate," *J. Biomedical Materials Research*, vol. 40, pp. 631-639, 1998.

10) H. E. Canavan, X. Cheng, D. J. Graham, B. D. Ratner, and D. G. Castner, "Surface characterization of the extracellular matrix remaining after cell detachment from a thermoresponsive polymer," *Langmuir*, vol. 21, pp. 1949-1955, 2005.

11) M. Nakayama, N. Yamada, Y. Kumashiro, H. Kanazawa, M. Yamato, and T. Okano, "Thermoresponsive poly (N-isopropylacrylamide)-based block copolymer coating for optimizing cell sheet fabrication," *Macromol. Biosci.*, vol. 12, pp. 751-760, 2012.

12) Z. L. Tang, Y. Akiyama, and T. Okano, "Recent development of temperature-responsive cell culture surface using poly (N-isopropylacrylamide)," *J. Polymer Science Part B-Polymer Physics*, vol. 52, pp. 917-926, 2014.

13) Y. Akiyama and T. Okano, "9 - Temperature-responsive polymers for cell culture and tissue engineering applications," *Switchable and Responsive Surfaces and Materials for Biomedical Applications*, Z. Zhang, Ed., ed Oxford: Woodhead Publishing, pp. 203-233, 2015.

14) A. Mizutani, A. Kikuchi, M. Yamato, H. Kanazawa, and T. Okano, "Preparation of thermoresponsive polymer brush surfaces and their interaction with cells," *Biomaterials*, vol. 29, pp. 2073-2081, 2008.

15) H. Takahashi, M. Nakayama, M. Yamato, and T. Okano, "Controlled chain length and graft density of thermoresponsive polymer brushes for optimizing cell sheet harvest," *Biomacromolecules*, vol. 11, pp. 1991-1999, 2010.

16) K. Nagase, M. Watanabe, A. Kikuchi, M. Yamato, and T. Okano, "Thermo-responsive polymer brushes as intelligent biointerfaces: Preparation via ATRP and characterization," *Macromol. Biosci.*, vol. 11, pp. 400-409, 2011.

17) X. Sui, A. Di Luca, M. K. Gunnewiek, E. S. Kooij, C. A. van Blitterswijk, L. Moroni, et al., "Stability and cell adhesion properties of poly (N-isopropylacrylamide) brushes with variable grafting

densities," *Australian J. Chemistry*, vol. 64, pp. 1261-1268, 2011.
18) C. Xue, B.-C. Choi, S. Choi, P. V. Braun, and D. E. Leckband, "Protein adsorption modes determine reversible cell attachment on poly (*N*-isopropyl acrylamide) brushes," *Advanced Functional Materials*, vol. 22, pp. 2394-2401, 2012.
19) S. Choi, B.-C. Choi, C. Xue, and D. Leckband, "Protein adsorption mechanisms determine the efficiency of thermally controlled cell adhesion on poly (*N*-isopropyl acrylamide) brushes," *Biomacromolecules*, vol. 14, pp. 92-100, 2013.
20) T. Takezawa, Y. Mori, and K. Yoshizato, "Cell culture on a thermo-responsive polymer surface," *Biotechnology (N Y)*, vol. 8, pp. 854-856, 990.
21) K. Takamizawa, K. Shoda, and T. Matsuda, "Pull-out mechanical measurement of tissue-substrate adhesive strength: endothelial cell monolayer sheet formed on a thermoresponsive gelatin layer," *J. Biomater. Sci. Polym. Ed.*, vol. 13, pp. 81-94, 2002.
22) N. Morikawa and T. Matsuda, "Thermoresponsive artificial extracellular matrix: *N*-isopropylacrylamide-graft-copolymerized gelatin," *J. Biomater. Sci. Polym. Ed.*, vol. 13, pp. 167-183, 2002.
23) G. Rollason, J. E. Davies, and M. V. Sefton, "Preliminary report on cell culture on a thermally reversible copolymer," *Biomaterials*, vol. 14, pp. 153-155, 1993.
24) V. Varghese, V. Raj, K. Sreenivasan, and T. V. Kumary, "*In vitro* cytocompatibility evaluation of a thermoresponsive NIPAAm-MMA copolymeric surface using L929 cells," *J. Materials Sci.: Materials in Medicine*, vol. 21, pp. 1631-1639, 2010.
25) L. Mukundan, R. Nirmal, L. Thomas, U. S. Sajeev, and P. Nair, "Retrieval of rat aortic smooth muscle cells as intact cell sheet for regenerative medicine: a cost effective approach using photo polymerization," *Biotechnology Letters*, vol. 33, pp. 2083-2089, 2011.
26) T. Liao, M. D. Moussallem, J. Kim, J. B. Schlenoff, and T. Ma, "*N*-isopropylacrylamide-based thermoresponsive polyelectrolyte multilayer films for human mesenchymal stem cell expansion," *Biotechnology Progress*, vol. 26, pp. 1705-1713, 2010.
27) M. Yamato, M. Utsumi, A. Kushida, C. Konno, A. Kikuchi, and T. Okano, "Thermo-responsive culture dishes allow the intact harvest of multilayered keratinocyte sheets without dispase by reducing temperature," *Tissue Engineering*, vol. 7, pp. 473-480, 2001.
28) K. Nishida, M. Yamato, Y. Hayashida, K. Watanabe, N. Maeda, H. Watanabe, et al., "Functional bioengineered corneal epithelial sheet grafts from corneal stem cells expanded ex vivo on a temperature-responsive cell culture surface," *Transplantation*, vol. 77, pp. 379-385, 2004.
29) K. Nishida, M. Yamato, Y. Hayashida, K. Watanabe, K. Yamamoto, E. Adachi, et al., "Corneal reconstruction with tissue-engineered cell sheets composed of autologous oral mucosal epithelium," *New England J. Medicine*, vol. 351, pp. 1187-1196, 2004.
30) C. Burillon, L. Huot, V. Justin, S. Nataf, F. Chapuis, E. Decullier, et al., "Cultured autologous oral mucosal epithelial cell sheet (CAOMECS) transplantation for the treatment of corneal limbal epithelial stem cell deficiency," *Investigative Ophthalmology & Visual Science*, vol. 53, pp. 1325-1331, 2012.
31) Y. Sawa, S. Miyagawa, T. Sakaguchi, T. Fujita, A. Matsuyama, A. Saito, et al., "Tissue engineered myoblast sheets improved cardiac function sufficiently to discontinue LVAS in a patient with

DCM: report of a case," *Surgery Today*, vol. 42, pp. 181-184, 2012.

32) T. Shimizu, M. Yamato, Y. Isoi, T. Akutsu, T. Setomaru, K. Abe, et al., "Fabrication of pulsatile cardiac tissue grafts using a novel 3-dimensional cell sheet manipulation technique and temperature-responsive cell culture surfaces," *Circulation Research*, vol. 90, pp. E40-E48, 2002.

33) H. Sekine, T. Shimizu, K. Hobo, S. Sekiya, J. Yang, M. Yamato, et al., "Endothelial cell coculture within tissue-engineered cardiomyocyte sheets enhances neovascularization and improves cardiac function of ischemic hearts," *Circulation*, vol. 118, pp. S145-152, 2008.

34) T. Ohki, M. Yamato, M. Ota, R. Takagi, D. Murakami, M. Kondo, et al., "Prevention of esophageal stricture after endoscopic submucosal dissection using tissue-engineered cell sheets," *Gastroenterology*, vol. 143, pp. 582-588, 2012.

35) T. Iwata, M. Yamato, H. Tsuchioka, R. Takagi, S. Mukobata, K. Washio, et al., "Periodontal regeneration with multi-layered periodontal ligament-derived cell sheets in a canine model," *Biomaterials*, vol. 30, pp. 2716-2723, 2009.

36) G. Ebihara, M. Sato, M. Yamato, G. Mitani, T. Kutsuna, T. Nagai, et al., "Cartilage repair in transplanted scaffold-free chondrocyte sheets using a minipig model," *Biomaterials*, vol. 33, pp. 3846-3851, 2012.

37) T. Hama, K. Yamamoto, Y. Yaguchi, D. Murakami, H. Sasaki, M. Yamato, et al., "Autologous human nasal epithelial cell sheet using temperature-responsive culture insert for transplantation after middle ear surgery," *J. Tissue Eng. Regen. Med.*, (印刷中).

38) M. Kanzaki, M. Yamato, J. Yang, H. Sekine, C. Kohno, R. Takagi, et al., "Dynamic sealing of lung air leaks by the transplantation of tissue engineered cell sheets," *Biomaterials*, vol. 28, pp. 4294-4302, 2007.

39) 紀ノ岡 正博, 水谷 学, "組織ファクトリーの産業化への課題," 医療機器学, vol. 81, pp. 434-438, 2011.

40) K. Sakaguchi, T. Shimizu, S. Horaguchi, H. Sekine, M. Yamato, M. Umezu, et al., "*In vitro* engineering of vascularized tissue surrogates," *Scientific Reports*, vol. 3, p. 1316, 2013.

41) H. Sekine, T. Shimizu, K. Sakaguchi, I. Dobashi, M. Wada, M. Yamato, et al., "*In vitro* fabrication of functional three-dimensional tissues with perfusable blood vessels," *Nature Communications*, vol. 4, p. 1399, 2013.

42) I. E. Hannachi, K. Itoga, Y. Kumashiro, J. Kobayashi, M. Yamato, and T. Okano, "Fabrication of transferable micropatterned-*co*-cultured cell sheets with microcontact printing," *Biomaterials*, vol. 30, pp. 5427-5432, 2009.

43) H. Takahashi, T. Shimizu, M. Nakayama, M. Yamato, and T. Okano, "The use of anisotropic cell sheets to control orientation during the self-organization of 3D muscle tissue," *Biomaterials*, vol. 34, pp. 7372-7380, 2013.

2.3 細胞凝集塊制御技術

2.3.1 はじめに

スフェロイドをはじめとする細胞凝集塊は，さまざまな生命現象を *in vitro* で再現可能な3次元モデルとして近年盛んに用いられている。これまでに，がん細胞や神経細胞など，凝集塊中の細胞が平面培養とはまったく異なる性質や振舞いを示した例が数多く報告され，生体内に近い環境で薬物スクリーニングを行うための系としても注目されている[1]。また，再生医療や組織工学分野においても，細胞凝集塊を最小単位として，機能的な組織の作製を目指す研究が盛んになっている[2]。一方，このような近年の生物・医学分野での細胞凝集塊の重要性とは別に，多数の細胞が凝集する現象は100年以上前から報告されており，そのメカニズムもコロイド科学などをベースとしたシンプルな物理モデルと実験により古くから研究されてきた[3]〜[5]。現在盛んに使用されている凝集塊作製法は，これらの古くからの研究に基づいて設計されていることも多い。これまでに細胞凝集塊作製技術をまとめたレビューは数多くあるが，その物理モデルをまとめたものは少なく，いま一度その内容を整理しておく必要があると考えられる。そこで，本節では，まず細胞凝集の物理モデルと一般的な細胞凝集塊作製法の原理を解説する。その後，近年筆者らが発見した，間葉系幹細胞が関与する特異的な細胞凝集塊形成現象を紹介し[6]，そのメカニズムを物理的な描像により説明する。なお，ここでは，均一な2次元上での自発的な細胞凝集塊生成に絞って解説する。ゲルや多孔質材料中への細胞埋込みや，インクジェットを用いた積層技術など，より人為的な細胞凝集塊作製はほかの節を参考にされたい。

2.3.2 細胞凝集塊生成の物理モデル

培養基板上での細胞凝集塊生成の物理モデルは古くから提唱されており，最も一般的なものは，細胞–細胞間と細胞–基板間の接着強度の競争を基にしたものである[3]。具体的には，細胞–細胞間と細胞–基板間の接着エネルギーをそれぞれ $U_{cell\text{-}cell}$, $U_{cell\text{-}sub}$ とすると，細胞凝集塊を生成するためには式 (2.1) の関係を満たす必要がある。

$$U_{cell\text{-}cell} > U_{cell\text{-}sub} \qquad (2.1)$$

この式の意味するところは，細胞–細胞間の接着強度が細胞–基板間の接着強度を超えると，細胞凝集塊が生成することである。もし，2種類の細胞 (*cell A, cell B*) が混合した細胞凝集塊を生成するためには (intermixing)，式 (2.1) に加えて，以下の関係を満たす必要がある。

$$U_{cell\ A\text{-}cell\ B} > \frac{U_{cell\ A\text{-}cell\ A} + U_{cell\ B\text{-}cell\ B}}{2} \tag{2.2}$$

もし式（2.2）を満たさないが，$U_{cell\ A\text{-}cell\ A} > U_{cell\ A\text{-}cell\ B} \geqq U_{cell\ B\text{-}cell\ B}$ の場合には，cell A を核として，外表面に cell B が分布するようなコアシェル（core-shell）型の凝集塊が生じることが予測できる。また，$U_{cell\ A\text{-}cell\ A} \geqq U_{cell\ B\text{-}cell\ B} > U_{cell\ A\text{-}cell\ B}$ の場合には，cell A と cell B がそれぞれ独立に，凝集塊を形成することになる（self-isolation）[7]。**図 2.9** に，以上の関係をまとめたものを示す。ただし，実際の各領域の境界は，ある程度の幅を有していることに注意してほしい。

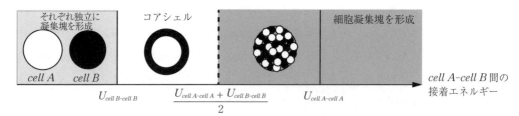

図 2.9 異なる 2 種の細胞間の接着エネルギーの観点から見た細胞凝集塊の形態

以上は古典的な物理モデルではあるが，2 次元の均一基板上での細胞凝集塊の生成を説明するためには現在でも有用である。ただ実際に個々の細胞系において，本モデルを用いて細胞凝集を考察する場合には，以下に示す 2 点を考慮する必要がある。

まず一点目は，本モデルでの細胞接着強度は，リガンド-レセプター対による特異的な相互作用だけではなく，静電相互作用やファンデルワールス相互作用など，すべての引力・斥力の総和により成っているという点である。つまり，式（2.1）の関係に基づき細胞凝集塊を作製する場合には，系に存在している引力・斥力相互作用をすべて考慮する必要がある。例えば，ポリリジンは，細胞の基板への接着性を高めるコーティング剤として知られているが，そのメカニズムには静電的相互作用が関与している。一方，細胞間の接着はカドヘリンなどの細胞接着分子に支配されることが多い。よって，ポリリジンコートの培養基板上での細胞凝集現象は，静電相互作用とリガンド-レセプター結合との競争過程がメインになることが予想できる。実際本モデルは，細胞に特化したものではなく，コロイド粒子の凝集理論などが元になっており，相互作用の種類は限定されていない。例えば，結晶核発生の古典モデルでは，半径 r の球状クラスターが生成する際の系全体の自由エネルギー変化 ΔG は式（2.3）で表すことができる[8]。

$$\Delta G(r) = -\frac{4\pi r^3}{3\nu}\Delta\mu + 4\pi r^2 \gamma \tag{2.3}$$

式（2.3）の右辺第一項はバルク自由エネルギー，第二項は表面エネルギーを示しており，

両者の競争過程により系全体の自由エネルギーが決まることがわかる。詳細は省くが，その意味を簡単に説明すると，サイズの増加に伴いクラスター内部の粒子の結合数が増え安定化（自由エネルギーが減少）するが，表面には結合相手を有しない粒子の数が増えるので不安定化（自由エネルギーが増加）することになる。クラスターサイズ（r）に対して，第一項は3乗，第二項は2乗で影響を与えるので，ある臨界サイズ（r^*）を超えると大きなサイズの凝集体ほど安定化することになる（図2.10）。一般的には，細胞はマイクロメーターサイズの大きな粒子であり，凝集の臨界サイズが明確に観測されるケースは少ないと考えられるが，細胞間の接着強度が細胞-基板間よりも大きくなれば，巨大な凝集塊を作製することができる。また，このようなバルクと表面との競争モデルに基づくと，系全体の自由エネルギーを最小にするためには，球状の凝集体を形成すればよいことが理解できる。実際細胞の場合にも凝集初期には球状のスフェロイドが形成する場合が多く，コロイド粒子の凝集モデルで説明可能であることがわかる。

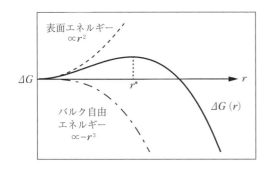

図2.10 クラスター半径（r）に依存した系の自由エネルギー変化ΔG

二点目は，式（2.1），（2.2）に基づくモデルでは平衡状態，つまり細胞が分散した状態より，凝集塊を形成したほうがエネルギー的に安定であるかどうかを示しているが，実際は平衡状態と同時に細胞凝集の時間発展（ダイナミクス）を考慮することも重要である。例えば，一般的な粒子の凝集プロセスは，① 粒子が運動・拡散して別の粒子と衝突（輸送ステップ），② 粒子どうしが安定な結合に至るステップ（反応ステップ），の2段階で起こる（図2.11）[9]。

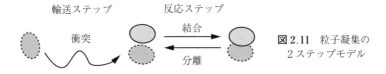

図2.11 粒子凝集の2ステップモデル

2次元の平面基板での細胞培養では，輸送ステップは細胞運動で決まると考えられ，特に細胞の数密度が低い場合は細胞運動が凝集塊形成の律速過程になりうる。Popeらは，ラミニン密度を制御した培養基板を用いて，低密度でのMDCK細胞の凝集を調べ，細胞運動が一

番大きくなる中間のラミニン濃度で，凝集塊形成が最大となることを見いだした[10]。この結果は，中間のラミニン濃度では，細胞-基板間の接着性の増加による不利よりも，細胞間の衝突回数の増加が凝集塊形成により有利に働いたことを意味している。このように細胞凝集塊を理解するには，平衡状態とダイナミクスの両面から考察することも重要である。

2.3.3 一般的な細胞凝集塊作製方法

現在さまざまな細胞凝集塊作製用の培養基板が市販されているが，式（2.1）のモデルに基づき，細胞と基材との接着強度を最小にするように設計されているものが多い。例えば，いくつかのメーカーのものでは，親水性材料がプラスチック（ポリスチレンなど）の表面にコーティングされており，細胞と基板間の接着が阻害され，細胞-細胞間の接着を促すように設計されている（例：Ultra-Low attachment，Corning社）。U底やV底のプレートも市販されており，基板の中央部に細胞を集積させることで，単一の巨大スフェロイドの形成を促すようになっている。また，細胞-細胞間接着を促すアプローチとして，細胞外マトリックスを含む溶液中に細胞を懸濁し，その懸濁液を細胞培養プレート上で培養することでスフェロイド形成を促すものも市販されている（例：3D Spheroid Fluormetric/Viability Assay，Treigen社）。本手法は，そもそも細胞-細胞間の接着強度が小さい場合に，細胞凝集塊の生成を誘導する方法として特に有効であると考えられる。以上の手法を用いて接着強度のコントラストをつけることで，原理的にはミリサイズになるような巨大スフェロイドを作製することも可能である。ちなみに，凝集塊の直径が 500 μm 以上になると，細胞凝集塊内部への栄養や酸素の供給が著しく落ちるため，細胞機能を維持するための工夫が必要になる。

2.3.4 2次元ゲル基板上での3次元巨大細胞凝集塊の形成

これまで一般論としての細胞凝集塊形成の理論や制御方法について解説し，細胞-細胞間の接着強度が細胞-基板間の接着強度を上回ることが重要要素であることを述べた。そのため，細胞凝集塊作製用の市販プレートには親水性ポリマーなどがコーティングされ，細胞の基板への接着が阻害されていることが多い。一方，近年筆者らは，2次元の細胞接着性のゲル基板上で，1～2日間のうちにミリサイズにも至る巨大な3次元の細胞凝集塊が自発的に生じる現象を発見した（**図2.12**）[6),11)]。具体的にはまず，マトリゲルを基板として用いて，未分化な3種類の細胞（内胚葉細胞，間葉系幹細胞，血管内皮細胞）を共培養する。その結果，培養48時間程度で自発的に立体的な肝臓の種（肝芽）が生じる。驚くべきことに，この細胞凝集塊は，移植後すみやかに血流を有する血管網を再構成するのみならず，機能的な組織を形成することがわかってきた。実際本細胞培養法は，器官の原基（臓器の芽：organ bud）が胎内で形成される過程を模倣したものであり，インビトロでの器官原基作製法とし

2.3 細胞凝集塊制御技術   45

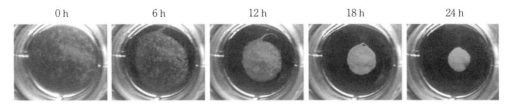

図2.12 マトリゲル基板上で起こる巨大細胞凝集体形成プロセス
（ウェル直径15 mm）。文献6）より許可を得て転載

て注目を浴びている。一方で，本細胞凝集塊形成は，市販のプレートとは異なり，細胞の足場基材であるマトリゲル基板上で起こる。また，後で詳細を述べるが，細胞が遊走により衝突・会合するのではなく，まず多数の細胞が2次元面上で接着し，その後シート状の細胞会合体が等方的に収縮することで3次元球状の細胞凝縮体（condensate）を形成する。われわれは，このような細胞凝集現象をself-condensationと名付け，従来の物理モデルのみでは説明がつかない新たな細胞凝集プロセスとして注目している[6]。そのメカニズム解明のため，最近，物理・化学・生物の複合的アプローチにより細胞凝集ダイナミクスを解析し，器官原基を誘導するための細胞外部，および内部環境の要件の解明を試みた。その結果，細胞の収縮力を考慮した新たな細胞凝集モデルへの拡張の必要性を提唱するに至ったので，以下ではその詳細について紹介する。

〔1〕 **マトリゲル上での巨大細胞凝集体形成**　これまでの研究で，マトリゲル上での器官原基の形成は，先に述べた迅速な細胞凝集現象により，細胞凝集体（condensate）が形成されたあとに，内皮細胞によるネットワーク形成といった自己組織化（self-organization）を通じた空間の再構成が生じることがわかっていた。そこで，まず初期に細胞凝集体が形成されるダイナミクスを詳細に解析するために，凝集体の平均半径（$\sqrt{(A/\pi)}$）と円形度（$4\pi A/L^2$）の時間発展を計測した（A：投影面積，L：輪郭長さ）（**図2.13**）。その結果，細胞凝集体は，細胞播種後約10 hまでは50 μm/h以下で中心に向かってゆるやかに収縮し，その後，数時間で最大〜1 mm/hに達するほどに急速に収縮したのち，指数関数的に収縮速度が減少することがわかった。一方，円形度は細胞播種後からほぼ単調減少し，集合体の急激な収縮現象が始まる10〜13 h後に最小値（〜0.5）を示し，その後は増加に転じ，20 h後にはほぼ一定値（0.85）に収束した。

以上の結果は，器官原基形成の初期過程（self-condensationの段階）では，多細胞系の急速な力学的な収縮が起きていることを示唆している。実際，一般的なケモタクシスなどを介した細胞遊走の速度からは，〜1 mm/hに達するような大きな細胞の移動を説明することはできない。また，細胞播種後10〜13 hで見られた急激な細胞凝集体収縮ダイナミクスが，指数関数で示される粘弾性体の収縮モデル（Kelvin-Voigt model）でよく近似できることも

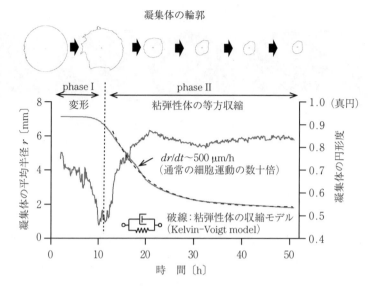

図 2.13 細胞凝集体形成ダイナミクスの解析。文献 6) より一部改変後，許可を得て転載

わかった。つまり，細胞凝集体の形成が，個々の細胞の自律的遊走ではなく，多数の細胞系における力学的な収縮に支配されていることを示唆している。ちなみに本実験では，細胞をコンフルエントに近い状態で播種していることから，細胞どうしが衝突する時間は凝集体形成過程の中では無視できるほど小さい。よって，図 2.11 で示した反応ステップが本系の律速過程になると考えられる。実際，細胞播種から 10 h までは，細胞集合体の大きな収縮はなかったが，一方で円形度が大きく減少した。すでに示した物理モデルによると，もし細胞間の接着強度が細胞-基板間の接着強度より大きければ，細胞集合体は表面エネルギーが最小となる球形状（円形度～1）が最安定となるはずである。つまりこの結果は，細胞凝集体形成の初期段階では，その駆動力（収縮力・接着力）が細胞-基板間の接着力に対して拮抗した状態であることを示唆している。

では細胞凝集体形成の駆動力の一つである，細胞収縮力の源は何であろうか？　じつは，細胞収縮力による組織形成プロセスは原腸陥入などでも報告されており，細胞骨格系タンパク質が関与していることが示されている[12]。そこで，細胞骨格系タンパク質の活性化を阻害する薬剤ブレビスタチンを添加して実験を行ったところ，細胞凝集体形成が阻害された（**図 2.14**(b) の Bleb）。この結果は，アクトミオシン系による収縮力が重要な役割を果たしていることを示唆している。そこでアクトミオシンの発現量の時間発展を調べたところ，細胞播種後数時間で発現量が最大となることを見いだした。これは，先に示した大きな収縮が始まる時間スケールとほぼ一致している。さらに，細胞凝集体形成に必要な細胞種を検討したところ，間葉系幹細胞（MSC）が欠如した場合にのみ凝集体形成が阻害されることがわかった（図 2.14(a)）。以上の結果から，MSC の骨格系タンパク質の収縮力が，細胞凝集体形成の

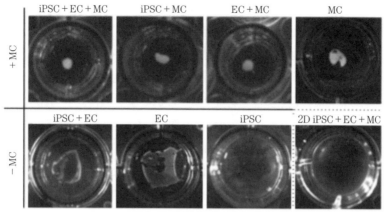

(a) 細胞凝集体形成に必要な細胞種の同定

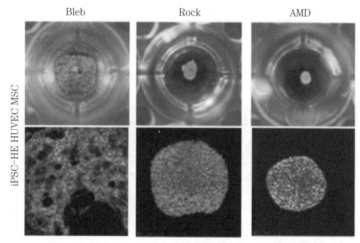

(b) 細胞凝集体形成に必要な細胞骨格系タンパク質の同定

図 2.14 細胞凝集体形成に必要な細胞種および細胞骨格系タンパク質の同定。文献 6) より一部改変後,許可を得て転載

駆動力の一つである可能性が示された。

〔2〕 **細胞凝集体形成に最適な硬さ環境の決定**　以上の結果から,細胞凝集体形成には,細胞-細胞間の相互作用,特に MSC の接着力と収縮力が重要であることがわかった。一方で,巨大細胞凝集体の形成が,なぜマトリゲルのような細胞の足場材料上で効率的に生じるのかには疑問が残っている。その手がかりとして,MSC の力学応答機構に着目した。じつは近年の研究で,さまざまな接着細胞が外部環境の硬さ(ヤング率,E)を認識し,さまざまな機能を発現することがわかってきている。MSC はそのような力学応答を示す代表的な細胞種であり,これまでに MSC の分化や運動などがゲル基板の硬さによって制御可能であることが報告されている[13]。そこで本細胞凝集体形成プロセスが,基板の硬さなど細胞接

着を介したシグナル伝達によって誘導されているのではないかとの仮説を立て，培養基板の硬さが細胞凝集体形成に与える影響について調べた。

その実験のため，まず硬さを自在に制御可能な細胞培養用のハイドロゲル基板を構築した。本基板は，ポリアクリルアミドゲルをベースとし，架橋密度を制御することで，脳や筋肉などほとんどの軟組織の硬さ環境を実現することができる（E：0.1〜100 kPa 程度）。また，ゲル表面には薄くマトリゲルを化学架橋しており，さまざまな接着細胞を培養することができる。図 2.15 (a) に，硬さの異なるゲル基板上に細胞を播種した結果について示す。興味深いことに，細胞凝集体の形成が，極端に柔らかいまたは硬い条件では見られず，中間の硬さ条件（E：〜10 kPa）で効率的に誘導されることがわかった。つぎに，このような基

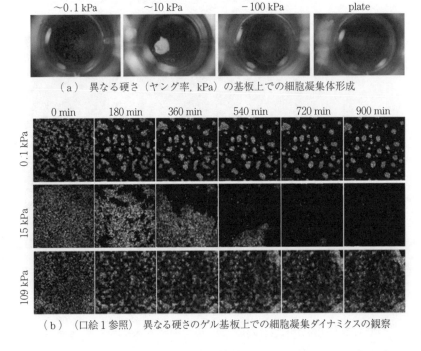

（a）異なる硬さ（ヤング率，kPa）の基板上での細胞凝集体形成

（b）（口絵1参照）異なる硬さのゲル基板上での細胞凝集ダイナミクスの観察

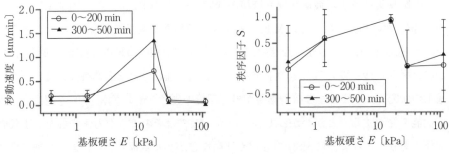

（c）細胞の移動速度と秩序因子の基板硬さ依存性

図 2.15 細胞凝集体形成のゲル硬さ依存性。文献 6) より許可を得て転載

板硬さに依存した凝集体形成のダイナミクスを調べるため，凝集体形成過程における MSC の挙動を蛍光イメージングにより追跡した（図(b)）。その結果から MSC の移動速度 (velocity) と秩序因子 (order parameter) を解析した結果を図(c)に示す。興味深いことに，両パラメータとも中間の硬さ条件（$E : \sim 10\,\mathrm{kPa}$）で極大を示すことがわかる。

以上の結果は，凝集体形成に最適な細胞外環境の硬さが存在することを明確に示している。ここで興味深いことは，MSC などの収縮性の細胞においては，細胞-ゲル基板間の接着力は，ゲルの硬さに対して単調増加することである。よって，細胞-ゲル基板間の接着力だけに着目すると，一番柔らかい基板上で細胞凝集体形成が効率的に起こるはずである。しかし，実際には中間の硬さ条件で一番効率よく凝集体形成が起こっている。つまりこの結果は，ゲル基板の硬さが，細胞-ゲル間の接着力だけでなく，細胞凝集体形成の駆動力である細胞-細胞間の接着力や収縮力にも影響を与えていることを示している。実際，物理的な観点からも，本細胞凝集体形成のように，あるパラメータに対して極大を示す現象は，図 2.10 のような二つ以上の要因が競争的に作用していることを示唆している。以上の結果は，ゲル上での細胞凝集体形成では，接着を介した細胞-細胞間および細胞-基板間の相互作用の変調を総合的に考える必要があることを示しており，それに応じて古典的な細胞凝集体形成モデルを拡張する必要があることも示している。

2.3.5 おわりに

ここでは，2 次元基板上での細胞凝集塊形成を取り上げ，その古典的および現代的な物理的描像を解説した。古くは，ばらばらの細胞が凝集するという現象そのものに興味がもたれてきたが，現代では集合後の組織機能発現との相関により注目が集まってきている。最後で取り上げたゲル上での器官原基形成はその一つであり，さまざまな内的・外的要因が複合的に作用することで，細胞が自発的に凝集・組織化することを示した。この結果は同時に，細胞-細胞間の接着性を高めるという観点だけでは，機能性を有する細胞組織を作製することはできないということも暗示している。今後，細胞凝集と組織の機能発現との相関がより詳細に明らかとなっていくことで，再生医療や組織工学がさらに発展することを期待したい。

引用・参考文献

1) A. Abbott, "Cell culture: biology's new dimension," *Nature*, vol. 424, no. 6951, pp. 870–872, 2003.
2) 大嶋 利之，中山 功一，"スフェロイドによる立体組織形成と医療応用について，" 実験医学, vol. 33, no. 8, pp. 1230–1234, 2015.
3) M. S. Steinberg, "On the mechanism of tissue reconstruction by dissociated cells, Iii. free energy

relations and the reorganization of fused, heteronomic tissue fragments," *Proc. Natl. Acad. Sci. U S A*, vol. 48, no. 10, pp. 1769-1776, 1962.

4) M. S. Steinberg, "Differential adhesion in morphogenesis: a modern view," *Curr. Opin. Genet. Dev.*, vol. 17, no. 4, pp. 281-286, 2007.

5) P. L. Ryan, R. A. Foty, J. Kohn, and M. S. Steinberg, "Tissue spreading on implantable substrates is a competitive outcome of cell-cell vs. cell-substratum adhesivity," *Proc. Natl. Acad. Sci. U S A*, vol. 98, no. 8, pp. 4323-4327, 2001.

6) T. Takebe, M. Enomura, E. Yoshizawa, M. Kimura, H. Koike, Y. Ueno, T. Matsuzaki, T. Yamazaki, T. Toyohara, K. Osafune, H. Nakauchi, H. Y. Yoshikawa, and H. Taniguchi, "Vascularized and complex organ buds from diverse tissues via mesenchymal cell-driven condensation," *Cell Stem. Cell*, vol. 16, no. 5, pp. 556-565, 2015.

7) P. L. Townes and J. Holtfreter, "Directed movements and selective adhesion of embryonic amphibian cells," *J. Experimental Zoology*, vol. 128, no. 1, pp. 53-120, 1955.

8) 黒田 登志雄，"結晶は生きている―その成長と変化のしくみ―，" 東京：サイエンス社，1984.

9) M. Y. Lin, H. M. Lindsay, D. A. Weitz, R. C. Ball, R. Klein, and P. Meakin, "Universality in colloid aggregation," *Nature*, vol. 339, no. 6223, pp. 360-362, 1989.

10) M. D. Pope and A. R. Asthagiri, "Short-lived, transitory cell-cell interactions foster migration-dependent aggregation," *PLoS One*, vol. 7, no. 8, 2012.

11) T. Takebe, K. Sekine, M. Enomura, H. Koike, M. Kimura, T. Ogaeri, R. R. Zhang, Y. Ueno, Y. W. Zheng, N. Koike, S. Aoyama, Y. Adachi, and H. Taniguchi, "Vascularized and functional human liver from an iPSC-derived organ bud transplant," *Nature*, vol. 499, no. 7459, pp. 481-484, 2013.

12) C. Bertet, L. Sulak, and T. Lecuit, "Myosin-dependent junction remodelling controls planar cell intercalation and axis elongation," *Nature*, vol. 429, no. 6992, pp. 667-671, 2004.

13) A. J. Engler, S. Sen, H. L. Sweeney, and D. E. Discher, "Matrix elasticity directs stem cell lineage specification," *Cell*, vol. 126, no. 4, pp. 677-689, 2006.

▶ 2.4 3次元化細胞の力学 ◀

　神経管の形成過程などにみられる細胞集団の3次元化は，2次元環境の細胞のダイナミクスからスタートする[1]。これは，2次元シートである折り紙を曲げながら，3次元の鶴を作り上げるプロセスと類似しているかもしれない．大きく異なる点は，折り鶴の場合には外力で紙を曲げるのに対し，細胞集団による3次元化の場合には細胞自らが力を発生させる必要がある．まず，個々の細胞が力を出しながら運動し，2次元細胞シートを形成する．さらに，細胞シートの一部において，細胞達が協調的に力を発生することで，細胞シートの3次元的な折れ曲がりが発生し，管空構造などを形成する．細胞集団による3次元器官の形成の機構を理解し，その機構を細胞アセンブル技術に応用していくためには，細胞の力に関する近年の研究を整理しておくのは重要であろう．

本節では,①細胞が出す力の分子的なメカニズム,②2次元環境下での細胞の力計測,③細胞集団における力計測,④3次元環境における力計測,などについての研究を紹介する。

2.4.1 細胞が出す力の分子的なメカニズム

細胞が出す力は,細胞骨格に起因する。おもに,アクチン線維へのアクチン分子の重合[2),3)],およびアクチン線維とミオシン分子との相互作用[4)],によって細胞は力を生み出している(図 2.16)。細胞内には,アクチン線維(F-actin)が存在し,II 型ミオシン(myosin II)と相互作用することで収縮力(contractile force)を発生させる(図(a))。II 型ミオシンと相互作用しているアクチン線維のことをストレスファイバーと呼ぶ。ストレスファイバーの両端は接着斑(focal adhesion)を介して細胞外基質と接着している。また,網目状のアクチン線維に対して,アクチン分子が重合することでも力が発生する。細胞体の輪郭付近でのアクチン分子の重合は細胞膜を外側に押す力(pushing force)を発生する。このほか,微小管へのチューブリン分子の重合などによっても力が発生する。II 型ミオシンによる力の大小を調節しているのが,ミオシン調節軽鎖(myosin II regulatory light chain)のリン酸化(phosphorylation)である(図(b))。II 型ミオシン重鎖(myosin II heavy chain)に対して,ミオシン調節軽鎖は非共有結合的に結合する(つまり,重鎖と軽鎖は,独立したペプチドとして合成される)。ミオシン調節軽鎖には二つのリン酸化サイトが存在し,リン酸基の結合度合によって,0 リン酸化,1 リン酸化,2 リン酸化,の三つの状態に分類される。ミオシン調節軽鎖のリン酸化部位に対する変異体を細胞に導入し,細胞の力学量を計測した研究か

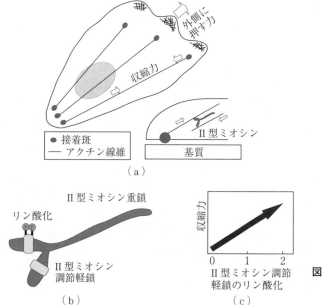

図 2.16 細胞が出す力の分子メカニズム

ら，リン酸化度合いが上がるほど，細胞の収縮力が大きくなる（図(c)）[5]。

後述する力の計測には，測定系の確立や数値計算プログラムの構築などに対して，結構な労力が発生する。これを回避しつつも，力が出ていることを評価するためには，リン酸化したミオシン調節軽鎖を認識する抗体を用いた免疫蛍光染色やウエスタンブロットが有効な手段である。リン酸化ミオシン調節軽鎖の抗体を用いて3次元の組織構築[6]や胚発生[1,7]での力を議論している先行研究も多く報告されている。例えば，Cell Signaling Technology 社から販売されている抗体（#3671 や #3674）は，ヒトやマウスなどの非心筋型ミオシン調節軽鎖のリン酸化を検出してくれる。この抗体を用いた免疫蛍光染色例を図2.17に示す。サンプルはそれぞれ，ガラス基盤上に培養したヒト由来線維芽細胞（MRC5-SV1）とイヌ由来上皮細胞（MDCK），ゼブラフィッシュの稚魚である。生体内において（例えば，ゼブラフィッシュの尾柄における筋組織と表皮組織），アクチン-ミオシンからなる線維は，細胞-細胞や筋肉におもに局在している（arrow heads）。一方，ガラス基盤上の線維芽細胞で観察された

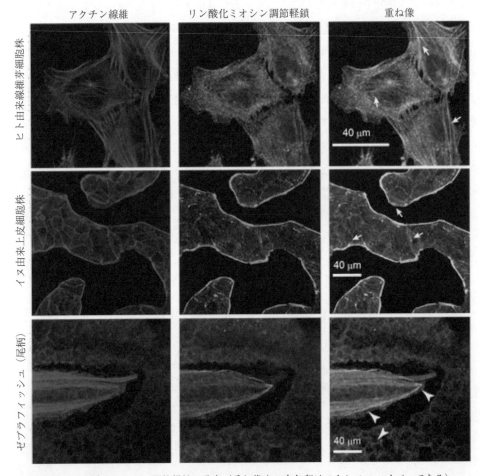

図2.17　リン酸化ミオシン調節軽鎖の分布（重ね像中の白矢印はストレスファイバーである）

2.4 3次元化細胞の力学

細胞体の中心を横断する線維（ストレスファイバーと呼ばれる。線維芽と上皮細胞株でのarrows）は生体内では観察されない。培養皿の上で細胞をアセンブルし，それを生体内へと応用する際にも，ストレスファイバーのように培養皿での議論がそのまま適用できないケースがあることは想定しておくべきであろう。

2.4.2 2次元環境下での細胞の力計測

　細胞外の環境からの外力（流れ，クーロン力，磁力など）がほとんど影響しない状況下で，2次元環境の細胞が運動するには（もちろん重力は存在するが，重力の方向とは垂直な方向への運動を対象として），細胞自らが力を発生する必要がある。細胞の運動を議論していくうえでは，力が生み出される分子的な機構に加えて，発生した力の空間分布を計測する手法の開発が必要であった。この技術開発に成功し，初めて論文として報告したのは，DemboとWangらのグループである[8]。アクリルアミドゲル中にマイクロビーズを包埋し，ゲルの表面を化学修飾することで細胞外基質を結合させ，そのゲル上に線維芽細胞を培養した。細胞がゲルに対して力を発生させると，ゲルの弾性変形を通じて，空間内の各ビーズが変位する。ビーズの変位分布から細胞の力を求めるのには，2次元環境あるいは3次元環境のどちらの場合でも，① 逆方向解析（inverse method）もしくは，② 順方向解析（forward method），のどちらかの方法を採用することになる。

　Demboらは，①の理論[9]をベースにして，細胞表面から発せられる応力を求めた。①の方法では，計測システムにおけるゲルの境界条件に対応したグリーン関数を定義し，計測したビーズの変位が，求めたい応力とグリーン関数によって表されることを利用する。また，この計算過程には，最尤法による推定が必要である。②の方法と比較すると，計測が比較的容易である反面，計算が煩雑であること，推定を用いる故に得られた応力の分布が一意にならないこともあるなど，課題を含んでいる。ともかく，彼らはこの解析を用いて，ゲル上を運動する線維芽細胞が，細胞のどの箇所からどの方向に力を発生させているのかを明らかにした。彼らが確立した計測法は，2015年の本原稿執筆段階で800程度の論文に引用されており，現在の細胞の力学に関する研究に対して，大きな影響を与えている。また，初期の測定＆解析法に対して改良や検証が重ねられてきている[10],[11]。

　図2.18に逆方向解析による細胞の力分布の一例を紹介する。赤色の蛍光色素で標識したコラーゲンゲルの上に緑色タンパク質（GFP）を発現したヒト線維肉腫由来の細胞（HT1080）を培養した。細胞の力を阻害する薬剤を投与する前後において，細胞ならびにコラーゲンゲルを共焦点レーザー顕微鏡で撮影した（図(a)）。細胞の力が阻害された状況では，それまで出していた力がなくなるためにゲル基板が局所的に弛緩（変位）する。発生していた変位の空間分布を画像相関法によって検出した（図(b)）。細胞に薬剤を投与する際，培養液や

54   2. 細胞社会の人為的構成へ向けた基礎技術～細胞社会を設計する～

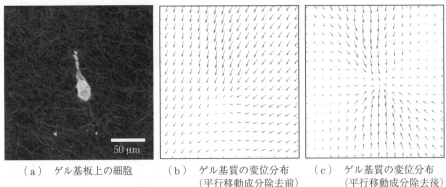

(a) ゲル基板上の細胞　　(b) ゲル基質の変位分布　　(c) ゲル基質の変位分布
　　　　　　　　　　　　　（平行移動成分除去前）　　（平行移動成分除去後）

(d) 細胞が出す力の方向と大きさ分布

図 2.18　（口絵 2 参照）　細胞が出す力の計測（逆方向解析法）

顕微鏡自体の温度が変化してしまう．これによって，観察している箇所は X-Y 面，Z 面ともにずれてしまう．Z 面のずれの影響については，ニコン製のパーフェクトフォーカスシステムを用いたり，Z スタックを多めに撮影したりすることで回避できる．しかしながら，X-Y 面のずれについては，よほど丁寧に位置合わせをしない限り，どうしても発生してしまう．図 (b) では，細胞の力由来した変位成分に加えて，画像右上から左下に向けての X-Y 面のずれが生じており，一見すると流れ場のような変位ベクトル分布となっている．そこで，X-Y 面のずれを単純な平行移動であると仮定して，これを補正するために，空間全体の変位ベクトルに対する平均ベクトルを求め，そのベクトル分を減算したのちに変位ベクトルを再プロットしたものが図 (c) である．定ベクトルで減算しただけであるが，細胞が存在している画像の中心付近から双方向のベクトル成分が存在していることがわかる．これが，細胞の力に由来したゲル基盤の変形分布である．変位分布データを基に，先述した逆方向解析を用いて応力ベクトル分布を求め，応力ベクトルの大きさをカラーマップとして表した（図 (d)）．この測定では，細胞は画像の上下方向に細く伸びて（極性をもって）いたが，

その上下方向と平行（もしくは反平行）な方向に応力ベクトルが多く存在していることがわかる。

　DemboとWangらのグループによって確立された逆方向解析[8]では，ゲルの厚さ方向における変形を実測しているわけではなく，最尤法によって推定された値を用いている（2次元環境下に培養された細胞であるが，細胞が発生させる力は2次元平面内に限定されるわけではない．ゲル基質の厚さ方向にも力を発生させる）．それゆえに，結果として得られる力の空間分布には，不確定要素が含まれていた．この問題を解決するために，Maskarinecらは，順方向解析による力計測法を報告した[12]．この順方向解析は，後述する3次元環境下の細胞に対する力計測にも取り入れられている．直径が0.5 μmの蛍光ビーズをアクリルアミドゲル中に包埋し，そのゲルの上に線維芽細胞を低密度で培養し，一つの細胞の周辺における蛍光ビーズの3次元空間分布を共焦点蛍光顕微鏡で撮影した．さらに，細胞が力を発生していない状態でのビーズの位置（ビーズの初期位置）を決めるために，細胞が出す力を生化学的に阻害する薬剤（blebbistatin）を作用させ，同様の撮影を行った．細胞の力が存在するときと阻害したときにおける，個々のビーズの位置を比較することで，ゲル内の変位分布が求まる．力学の関係式から，ビーズの変位分布を空間微分すると歪が得られる．この歪にアクリルアミドゲルの物性値（弾性率，ポアソン比）を演算させると，単位面積あたりに発生している力（応力）が求まる．以上により，2次元環境下の細胞が出す力をより正確に計測することが可能となった．ただし，この方法では，ゲルに発生した変形をZ方向にもサブマイクロメーターオーダーで計測する必要がある（共焦点顕微鏡による計測において，多くの枚数をかけてZスタック像を撮影する必要がある）．したがって，力計測における時間分解能が悪い，細胞に対して多くの光を照射してしまうので光毒性の影響が出る可能性がある，などのデメリットも存在している．順方向解析のためのデータ例を示す（**図2.19**）．ポリビニルアルコールベースのゲル基板中に直径0.5 μmの蛍光ビーズを埋め込み，Zスライスの間隔が0.3 μmとなるように（合計200スライス程度），NA＝1.4の対物レンズを用いて共焦点撮影を行った．一度のZスタック撮影には，おおよそ10～20分程度の時間を要した．レーザーの強度を抑えて撮影しないと（多少ノイジーな像になるのを覚悟して，取込みのゲインを上げるのがよい），細胞に発現させているGFPなどが退色する，もしくは，退色はしないが細胞が丸くなってしまう（光毒性で細胞が死んでしまう）などの問題が出る．光毒性への耐久性は細胞種間で少し異なるようで，3次元スタック＋タイムラプス観察する場合などは，GFPなどでラベルする場合の遺伝子導入の効率とともに検討すべき項目であろう．

　細胞の力を計測する方法は，ゲル基質を用いた手法以外にもいくつか報告されている．Tanらは，マイクロピラーが等間隔に並んだシリコーンゴム製の弾性基板を作製し，そのピラー上で細胞を培養した[13]．一つの細胞の下には，10～40本程度のピラーが存在する．細

56　　2. 細胞社会の人為的構成へ向けた基礎技術～細胞社会を設計する～

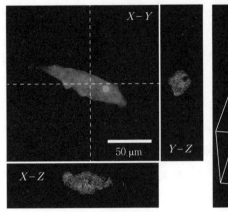
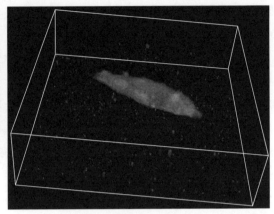

（a）化学ゲル上に培養した細胞とゲル中に埋め込まれた蛍光ビーズの3次元スタック像

（b）力を阻害する試薬を加える前のビーズと加えたあとのビーズ

図2.19（口絵3参照）　蛍光ビーズを包埋したゲル基板上の細胞

胞が出す力の程度に依存してピラーが変位するため，片持ち梁の変形の際の力学解析を適用することで，力の大きさと方向に関する空間分布を得ることができる．マイクロピラーとゲル基質には，明確に異なる点がある．それは，下地の変形が空間的に伝搬するか否かである．ゲル基質の表面に局所的に力を加えて変形させた場合，連続体であるので，力の作用点を中心にして隣接した箇所でも変形が発生する．その一方，特定のマイクロピラーに対して力が加わったとしても，その変形は隣接したピラーに伝搬することはない．この違いを生かして，Sniadeckiらは，1本のマイクロピラーに限定して局所的な変形を加え，変形という外力に対する細胞の力応答の時空間変化を計測することに成功した[14),15)]．細胞は，接着した基質の変形を入力情報として，細胞内の生化学シグナルを発生させる（メカノトランスダクション）ことが広く知られている[16),17)]．Sniadeckiらの実験では，メカノトランスダクションの結果生じる細胞の力応答を議論できるようになった．シリコーンゴムでピラーを造形する際に，ピラー内に常磁性体を導入し，磁石を近づけることで，磁性体が導入されたピラーのみに変形を加える実験系を構築した．もちろん，ゲル基質の実験系において，ゲル内に常磁性体を導入し，変形を加えることも可能であるが，この場合には局所的な変形とはならないし，変形の程度も空間内で一様にはならない．したがって，入力情報としての変形とその後の細胞の力応答とを分離するのは困難である．このように，マイクロピラーは力分布を計測することができるだけでなく，外力印加の一手段としても利用可能である．マイクロピラーの長さを変えると，細胞は基質の弾性率が変化したと感じ，硬さに依存した分化応答を示す[18)]．また，円筒形のピラーではなく，楕円筒形のものを用いると，異方的な弾性率を持った基盤ができる[19)]．このように3次元環境下の細胞や生体内への応用などには不向きで

あるが，2次元環境での細胞に対して，いくつもの展開を秘めた手法である。

細胞の力計測に関して，近年のトレンドは，分子デバイスを用いた計測であろう。Grashoffらは，接着斑構成タンパク質であるビンキュリン分子内に，コイルばねのように伸び縮みする領域を用意し，その箇所での伸び縮みに応じてビンキュリン分子の両端に設計した蛍光タンパク質間のFRET（fluorescence-resonance energy transfer）効率が変化する分子デバイスを作製した[20]。彼らは，FRET効率の変化と分子デバイスにかかる力の絶対値との関係を明らかにするために，光ピンセットを用いた定量化にも成功している。FRETベースの細胞の力学センサーは，ほかのグループからも報告されている[21],[22]。これらの分子デバイスの良い点は，FRET効率の変化と力との対応を光ピンセットなどの方法で先に計測しておくと，生きた細胞内への適用の際に複雑な力学計算が不要であることである。このことは，細胞の力学を扱う多くの研究者にとって有益であると考える。その一方で，注意するべき点も存在する。

一つ目は，FRETベースの力学センサーで計測された力は，細胞の力のすべてを反映しているわけではない点である。細胞内にはさまざまな力媒体が存在するため（例えば，アクチン線維に限定したとしても，図2.16のように，外側に押す力と収縮力が存在する），特定の分子を介した力は，細胞から発せられる力のすべてを反映していないことは留意すべきであろう。

二つ目は，細胞の接着斑が発生する状況が限定的であることを理解しておく必要がある。細胞の接着は，おもに2次元環境下の細胞に対して議論されてきた。そこでは，ストレスファイバーの両端に接着斑が形成されるモデルが成り立つ（図2.16）。しかしながら，3次元環境下の細胞[23]や，生体内ではストレスファイバーや接着斑などは観察されない。したがって，FRETベースの力学センサーを3次元環境下での細胞に適用FRET像のうちのどの箇所がノイズ成分で，どの箇所がシグナル成分なのかを決定するのを困難にするかもしれない。さらには，FRETシグナルから求められた力は，その性質上，どうしてもスカラー量となってしまう。細胞の運動方向との対応関係を調べるなど，ベクトル量としての性質が必要な場合には，さらなる工夫が必要なのかもしれない。例えば，観察した接着斑を楕円にフィットさせ，楕円の長軸方向を力の方向と想定する方法も提案されている[24]。このように，FRETベースの力学センサーを用いる場合は，いくつかの問題点を考慮しながら，細胞の力に関連した現象に取り組んでいく必要がある。

2.4.3 細胞集団における力計測

一細胞を対象とした力計測法を細胞集団での協調的現象に応用＆発展させた研究に関して，ゲルと蛍光ビーズを用いた手法について紹介する。2009年にTrepatらは，アクリルア

ミドゲル中に蛍光ビーズを入れ，ビーズの変位から上皮細胞集団が発生させている力の時空間変化を報告した[25]。先述の逆方向解析[8),10),11)]を細胞集団に応用させたものであるが，ビーズの変位計測の際に X-Y 面の平行移動成分を正確に決定するための工夫を加えている。さらに，作用反作用の法則に基づき，ゲル基盤に発生した力は，細胞集団に発生している力と釣り合うと考えた。この考えをさらに進化させ，2011 年には，細胞シート内に発生している応力分布の解析法を発表した[26]。基質側ではなく，細胞側の力学情報を知るための方法が存在しなかったため，Trepat らのあとの報告でも登場し[27),28)]，Trepat らのグループ以外でも採用されてきている[29),30)]。旬の計測法となりつつある一方で，この手法には実際の細胞サンプルには当てはまらない仮定（細胞シートは，弾性率と厚さが均一な弾性体である）が含まれていることにも注意する。どの程度のアーチファクトが存在するのかなどを検証した報告にも同時に目を向ける必要がある[31]。また，基質に発生していた力を細胞-細胞間の力のバランスに反映させ，細胞の小集団の運動を議論した研究[32]も注目すべきであろう。

　マイクロピラーを用いた力計測についても，細胞集団に展開されている。Ladoux らは，マイクロピラー上に上皮細胞集団を培養し，ピラーの変形から細胞が出す力の時空間変化を計測した[33]。アクリルアミドゲルを用いた計測と同様に，コロニーの内部に位置する細胞よりも周辺部に位置する細胞から大きな力が発生していることが報告されている。マイクロピラーを用いた手法では，ピラー基盤の上にさらに微細加工したシリコーンゴムを置き，細胞が接着できる領域をコントロールすることができる。Ladoux らは，1 次元方向にしか運動できないように加工したシリコーンゴムを置き，その状況での細胞集団の運動とピラーに出した力の計測を行い，細胞が出す力と細胞-細胞間の力重要性を報告した[34]。また，細胞が空間を埋め尽くした状態で，置かれたシリコーンゴムを取り除くと，新たに生まれた空間へと細胞が運動を始める。この空間が異方的な場合，そこへと運動してくる細胞集団は，等速ではなく，空間の曲率に依存することを報告している[35]。さらに，細胞集団が運動する際に，先頭の細胞の直下でピラーが大きく変形し，その先頭の細胞で力の制御に関与する RhoA が活性化することを示している[36]。

2.4.4 3次元環境下での細胞の力計測

　3次元環境での細胞の力計測や生体内の力計測は，より生体に近い環境での生理現象の解明に重要な役割を果たすと期待されている。このため，近年，さまざまなアプローチが報告されている。それらの一部を紹介する。

　局所的に強いレーザーを照射すると，照射された場所の細胞骨格線維を切断することができる。ピンと張った線維が切れるとそこに働いていた張力の大きさに依存して切れた線維がはじける。はじける速度を見ると張力の定性的な大きさがわかる。この技法は培養皿の上の

細胞集団[37]や胚発生[38],[39]での力のバランスを議論するのにとても有益である。その一方で，照射された場所の周囲の物性値が不明なため，レーザー照射のみで力の絶対値を議論はできない。定量解析を目指して，Chen らは，ポリビニルアルコールゲル内に蛍光ビーズと GFP でラベルした細胞を包埋し，2 次元での力解析の項で紹介した逆方向解析を用いて，3 次元環境の細胞が出す力を計測した[40]。逆方向解析では，ゲルの境界条件に対応したグリーン関数を定義する必要があるが，これは平坦なゲルを仮定した 2 次元の場合とは異なり，細胞の境界の複雑な 3 次元形状に対応したゲル界面でのグリーン関数は複雑である。この問題を回避するには，順方向解析がよいかもしれない。Nelson らは，コラーゲンゲルの中に細胞塊と蛍光ビーズを包埋し，細胞塊の周囲に発生させる力を順方向解析で解析した[41]。コラーゲンは細胞の力によってリモデリングしやすい材料であるため，アクリルアミドゲルのように空間的に均一な弾性率とはみなしにくい。Nelson らは，それによって発生する力の値のエラーを数値シミュレーションで評価し，力計測の妥当性を示している。

ここまでは，基質側に力計測の対象を置いた研究を紹介してきたが，細胞側（細胞集団内）に計測の対象を置いた研究を紹介する。Ishihara と Sugimura は，上皮シートが形成されている状況での細胞間に働く張力と圧力を計測する手法を確立した[42]。この方法では，細胞-細胞間の輪郭を定義しさえすればよいので，理論上は，ホルムアルデヒドなどで固定したサンプルでも細胞間の力のバランスを議論できる画期的な手法である。この手法を用いて，上皮細胞シート内での個々の細胞の形が変化して力学的に安定な形となる仕組みを明らかにしている[43]。Ingber らは，蛍光ラベルした油滴を一つの細胞に見立て，その油滴を細胞集団内やマウスの胚に導入し，周囲の細胞からの力による油滴の変形を評価した[44]。油滴に浮力や培地からの圧力以外の力が働かない場合には，球形をとる。しかしながら，周囲の細胞から押されるとその力で球形から少し変形する。この変形を評価すると力の空間分布が評価できる。等方的に球が変形してしまった場合には，この計測法は成立しなくなるが，これまで計測が困難であった胚や 3 次元組織などへの応用展開が期待されている。

引用・参考文献

1) T. Nishimura, H. Honda, and M. Takeichi, "Planar cell polarity links axes of spatial dynamics in neural-tube closure," *Cell*, vol. 149, no. 5, pp. 1084-1097, 2012.

2) M.J. Footer, J.W.J. Kerssemakers, J.A. Theriot, and M. Dogterom, "Direct measurement of force generation by actin filament polymerization using an optical trap," *P. Natl. Acad. Sci. USA*, vol. 104, no. 7, pp. 2181-2186, 2007.

3) A. Mogilner and G. Oster, "Force generation by actin polymerization II: The elastic ratchet and tethered filaments," *Biophys. J.*, vol. 84, no. 3, pp. 1591-1605, 2003.

4) M. Vicente-Manzanares, X.F. Ma, R.S. Adelstein, and A.R. Horwitz, "Non-muscle myosin II takes centre stage in cell adhesion and migration," *Nat. Rev. Mol. Cell. Bio.*, vol. 10, no. 11, pp. 778-790, 2009.

5) T. Mizutani, H. Haga, Y. Koyama, M. Takahashi, and K. Kawabata, "Diphosphorylation of the myosin regulatory light chain enhances the tension acting on stress fibers in fibroblasts," *J. Cell. Physiol.*, vol. 209, no. 3, pp. 726-731, 2006.

6) M. Eiraku, N. Takata, H. Ishibashi, M. Kawada, E. Sakakura, S. Okuda, K. Sekiguchi, T. Adachi, and Y. Sasai, "Self-organizing optic-cup morphogenesis in three-dimensional culture," *Nature*, vol. 472, no. 7341, pp. 51-U73, 2011.

7) A. Shindo and J.B. Wallingford, "PCP and septins compartmentalize cortical actomyosin to direct collective cell movement," *Science*, vol. 343, no. 6171, pp. 649-652, 2014.

8) M. Dembo and Y.L. Wang, "Stresses at the cell-to-substrate interface during locomotion of fibroblasts," *Biophys. J.*, vol. 76, no. 4, pp. 2307-2316, 1999.

9) L.D. Landau and E. M. Lifshitz, "Theory of elasticity," 3rd ed., Oxford, UK: Pergamon Press, 1986.

10) J.P. Butler, I.M. Tolic-Norrelykke, B. Fabry, and J.J. Fredberg, "Traction fields, moments, and strain energy that cells exert on their surroundings," *Am. J. Physiol-Cell Ph.*, vol. 282, no. 3, pp. C595-C605, 2002.

11) B. Sabass, M.L. Gardel, C.M. Waterman, and U.S. Schwarz, "High resolution traction force microscopy based on experimental and computational advances," *Biophys. J.*, vol. 94, no. 1, pp. 207-220, 2008.

12) S.A. Maskarinec, C. Franck, D.A. Tirrell, and G. Ravichandran, "Quantifying cellular traction forces in three dimensions," *P. Natl. Acad. Sci. USA*, vol. 106, no. 52, pp. 22108-22113, 2009.

13) J.L. Tan, J. Tien, D.M. Pirone, D.S. Gray, K. Bhadriraju, and C.S. Chen, "Cells lying on a bed of microneedles: An approach to isolate mechanical force," *P. Natl. Acad. Sci. USA*, vol. 100, no. 4, pp. 1484-1489, 2003.

14) N.J. Sniadecki, C.M. Lamb, Y. Liu, C.S. Chen, and D.H. Reich, "Magnetic microposts for mechanical stimulation of biological cells: Fabrication, characterization, and analysis," *Rev. Sci. Instrum.*, vol. 79, no. 4, 2008.

15) N.J. Sniadecki, A. Anguelouch, M.T. Yang, C.M. Lamb, Z. Liu, S.B. Kirschner, Y. Liu, D.H. Reich, and C.S. Chen, "Magnetic microposts as an approach to apply forces to living cells," *P. Natl. Acad. Sci. USA*, vol. 104, no. 37, pp. 14553-14558, 2007.

16) B. Geiger, J.P. Spatz, and A.D. Bershadsky, "Environmental sensing through focal adhesions," *Nat. Rev. Mol. Cell. Bio.*, vol. 10, no. 1, pp. 21-33, 2009.

17) C.C. DuFort, M.J. Paszek, and V.M. Weaver, "Balancing forces: architectural control of mechanotransduction," *Nat. Rev. Mol. Cell. Bio.*, vol. 12, no. 5, pp. 308-319, 2011.

18) M.T. Yang, J.P. Fu, Y.K. Wang, R.A. Desai, and C.S. Chen, "Assaying stem cell mechanobiology on microfabricated elastomeric substrates with geometrically modulated rigidity," *Nature Protocols*, vol. 6, no. 2, pp. 187-213, 2011.

19) A. Saez, M. Ghibaudo, A. Buguin, P. Silberzan, and B. Ladoux, "Rigidity-driven growth and migration of epithelial cells on microstructured anisotropic substrates," *P. Natl. Acad. Sci. USA*,

vol. 104, no. 20, pp. 8281-8286, 2007.

20) C. Grashoff, B.D. Hoffman, M.D. Brenner, R.B. Zhou, M. Parsons, M.T. Yang, M.A. McLean, S.G. Sligar, C.S. Chen, T. Ha, and M.A. Schwartz, "Measuring mechanical tension across vinculin reveals regulation of focal adhesion dynamics," *Nature*, vol. 466, no. 7303, pp. 263-U143, 2010.

21) F.J. Meng and F. Sachs, "Orientation-based FRET sensor for real-time imaging of cellular forces," *J. Cell Sci.*, vol. 125, no. 3, pp. 743-750, 2012.

22) M. Morimatsu, A.H. Mekhdjian, A.S. Adhikari, and A.R. Dunn, "Molecular tension sensors report forces generated by single integrin molecules in living cells," *Nano Lett.*, vol. 13, no. 9, pp. 3985-3989, 2013.

23) S.I. Fraley, Y.F. Feng, R. Krishnamurthy, D.H. Kim, A. Celedon, G.D. Longmore, and D. Wirtz, "A distinctive role for focal adhesion proteins in three-dimensional cell motility," *Nat. Cell Biol.*, vol. 12, no. 6, pp. 598-U169, 2010.

24) U.S. Schwarz, N.Q. Balaban, D. Riveline, A. Bershadsky, B. Geiger, and S.A. Safran, "Calculation of forces at focal adhesions from elastic substrate data: The effect of localized force and the need for regularization," *Biophys. J.*, vol. 83, no. 3, pp. 1380-1394, 2002.

25) X. Trepat, M.R. Wasserman, T.E. Angelini, E. Millet, D.A. Weitz, J.P. Butler, and J.J. Fredberg, "Physical forces during collective cell migration," *Nat. Phys.*, vol. 5, no. 6, pp. 426-430, 2009.

26) D.T. Tambe, C.C. Hardin, T.E. Angelini, K. Rajendran, C.Y. Park, X. Serra-Picamal, E.H.H. Zhou, M.H. Zaman, J.P. Butler, D.A. Weitz, J.J. Fredberg, and X. Trepat, "Collective cell guidance by cooperative intercellular forces," *Nat. Mater.*, vol. 10, no. 6, pp. 469-475, 2011.

27) E. Bazellieres, V. Conte, A. Elosegui-Artola, X. Serra-Picamal, M. Bintanel-Morcillo, P. Roca-Cusachs, J.J. Munoz, M. Sales-Pardo, R. Guimera, and X. Trepat, "Control of cell-cell forces and collective cell dynamics by the intercellular adhesome," *Nat. Cell Biol.*, vol. 17, no. 4, pp. 409-420, 2015.

28) X. Serra-Picamal, V. Conte, R. Vincent, E. Anon, D.T. Tambe, E. Bazellieres, J.P. Butler, J.J. Fredberg, and X. Trepat, "Mechanical waves during tissue expansion," *Nat. Phys.*, vol. 8, no. 8, pp. 628-U666, 2012.

29) J.A. Park, J.H. Kim, D. Bi, J.A. Mitchel, N.T. Qazvini, K. Tantisira, C.Y. Park, M. McGill, S.H. Kim, B. Gweon, J. Notbohm, R. Steward, Jr., S. Burger, S.H. Randell, A.T. Kho, D.T. Tambe, C. Hardin, S.A. Shore, E. Israel, D.A. Weitz, D.J. Tschumperlin, E.P. Henske, S.T. Weiss, M.L. Manning, J.P. Butler, J.M. Drazen, and J.J. Fredberg, "Unjamming and cell shape in the asthmatic airway epithelium," *Nat. Mater.*, vol. 14, no. 10, pp. 1040-1048, 2015.

30) T. Das, K. Safferling, S. Rausch, N. Grabe, H. Boehm, and J.P. Spatz, "A molecular mechanotransduction pathway regulates collective migration of epithelial cells," *Nat. Cell Biol.*, vol. 17, no. 3, pp. 276-287, 2015.

31) D.T. Tambe, U. Croutelle, X. Trepat, C.Y. Park, J.H. Kim, E. Millet, J.P. Butler, and J.J. Fredberg, "Monolayer stress microscopy: limitations, artifacts, and accuracy of recovered intercellular stresses," *PLoS One*, vol. 8, no. 2, pp. 2013.

32) M.R. Ng, A. Besser, J.S. Brugge, and G. Danuser, "Mapping the dynamics of force transduction at cell-cell junctions of epithelial clusters," *eLIFE*, vol. 3, no. 1, e03282, 2014.

33) O. du Roure, A. Saez, A. Buguin, R.H. Austin, P. Chavrier, P. Silberzan, and B. Ladoux, "Force

mapping in epithelial cell migration," *P. Natl. Acad. Sci. USA*, vol. 102, no. 7, pp. 2390-2395, 2005.

34) S.R.K. Vedula, M.C. Leong, T.L. Lai, P. Hersen, A.J. Kabla, C.T. Lim, and B. Ladoux, "Emerging modes of collective cell migration induced by geometrical constraints," *P. Natl. Acad. Sci. USA*, vol. 109, no. 32, pp. 12974-12979, 2012.

35) A. Ravasio, I. Cheddadi, T.C. Chen, T. Pereira, H.T. Ong, C. Bertocchi, A. Brugues, A. Jacinto, A.J. Kabla, Y. Toyama, X. Trepat, N. Gov, L.N. de Almeida, and B. Ladoux, "Gap geometry dictates epithelial closure efficiency," *Nature Communications*, vol. 6, article no. 7683, 2015.

36) M. Reffay, M.C. Parrini, O. Cochet-Escartin, B. Ladoux, A. Buguin, S. Coscoy, F. Amblard, J. Camonis, and P. Silberzan, "Interplay of RhoA and mechanical forces in collective cell migration driven by leader cells," *Nat. Cell Biol.*, vol. 16, no. 3, pp. 217-223, 2014.

37) M. Reffay, L. Petitjean, S. Coscoy, E. Grasland-Mongrain, F. Amblard, A. Buguin, and P. Silberzan, "Orientation and polarity in collectively migrating cell structures: statics and dynamics," *Biophysical J.*, vol. 100, no. 11, pp. 2566-2575, 2011.

38) M. Behrndt, G. Salbreux, P. Campinho, R. Hauschild, F. Oswald, J. Roensch, S.W. Grill, and C.P. Heisenberg, "Forces driving epithelial spreading in zebrafish gastrulation," *Science*, vol. 338, issue. 6104, pp. 257-260, 2012.

39) M.S. Hutson, Y. Tokutake, M.S. Chang, J.W. Bloor, S. Venakides, D.P. Kiehart, and G.S. Edwards, "Forces for morphogenesis investigated with laser microsurgery and quantitative modeling," *Science*, vol. 300, issue. 5616, pp. 145-149, 2003.

40) W.R. Legant, J.S. Miller, B.L. Blakely, D.M. Cohen, G.M. Genin, and C.S. Chen, "Measurement of mechanical tractions exerted by cells in three-dimensional matrices," *Nature Methods*, vol. 7, no. 12, pp. 969-U113, 2010.

41) N. Gjorevski and C.M. Nelson, "Mapping of mechanical strains and stresses around quiescent engineered three-dimensional epithelial tissues," *Biophys J.*, vol. 103, no. 1, pp. 152-162, 2012.

42) S. Ishihara and K. Sugimura, "Bayesian inference of force dynamics during morphogenesis," *J. Theoretical Biology*, vol. 313, pp. 201-211, 2012.

43) K. Sugimura and S. Ishihara, "The mechanical anisotropy in a tissue promotes ordering in hexagonal cell packing," *Development*, vol. 140, no. 19, pp. 4091-4101, 2013.

44) O. Campas, T. Mammoto, S. Hasso, R.A. Sperling, D. O'Connell, A.G. Bischof, R. Maas, D.A. Weitz, L. Mahadevan, and D.E. Ingber, "Quantifying cell-generated mechanical forces within living embryonic tissues," *Nature Methods*, vol. 11, no. 3, pp. 349-349, 2014.

▶ 2.5 物理化学環境の整備 ◀

2.5.1 はじめに

細胞は，リン脂質が対面に並んだ脂質二重膜と呼ばれる，単純な繰返し構造からなる細胞

膜により外部と隔てられている。この膜を貫通する形で，タンパク質複合体であるレセプターあるいはチャネルと呼ばれる構造が多数存在しており，また，膜内部には細胞膜を裏打ちする構造が多数存在している。これら構造体は外部からの刺激（外部環境）に対するカウンターパートとなっている[1),2)]。これら膜内外にあるさまざまな高分子物質の構造変化，あるいは物質の細胞内外移動にともない，膜外からの刺激は細胞内に存在する分子および多数の小器官へと伝えられる。特に，同様の膜構造を有する核内へと信号が伝えられる結果，遺伝子，タンパク質発現といった新たな機能発現のトリガーとなる[3)]。このような刺激（外部環境）による細胞特性の変化は，逆の観点で捉えると刺激（外部環境）の制御により細胞機能制御につながるという考えにいきつく。つまり，外部環境の整備は細胞社会の維持，発展を調整する因子として非常に重要な要素である。

では，どのような刺激が細胞にとっての外部刺激となるのであろうか？　これはヒトが感知する刺激から考えると理解しやすい。基本的には物理的刺激，化学的刺激，生物的刺激の三つに分けることができる。物理的刺激とは，温度／熱，光あるいは機械的（力学的）刺激である。化学的刺激とは，水素イオン濃度（pH），金属イオンを含む塩，機能性低分子化合物，増殖因子，サイトカイン，基質などの高分子化合物などの化学反応である。生物的刺激とは，ウイルスや細菌といった微生物による感作，感染ならびに，これら微生物が産生する種々の毒素を含む活性物質による刺激を指す[4),5)]。

光が温度に変換されたり，温度や熱が化学反応の促進に寄与したり，細菌の産生する毒素は化学的刺激でもあるなど，これら刺激を明確に区別することは実際のところ不可能であるが，本節では便宜上，この三つの分類のもとで，特に物理的刺激，化学的刺激について述べる（図2.20）。

さて，これら刺激を受けた結果，細胞はいったいどういう変化を示すのか？　1個細胞の変化からいうと，それは，ある特定遺伝子の発現であったり，タンパク質合成，アポトーシス，遊走，増殖，分化といった種々の機能変化を指す。しかし，これが複数細胞，あるいは組織になった場合，細胞間の相互作用のもとで，細胞が示す変化には違いが生じ，単細胞の場合の振舞いとは異なるようになる。これは刺激の種類にもよるが，多くの刺激はその刺激が発生する部位を中心として拡散的に刺激が伝搬する結果，個々の細胞が受け取る刺激は距離に依存して減少するためである（地震の発生場所からの距離とそれを感知するヒトとの関係を考えると想像しやすい）。また，機械的刺激の場合，細胞そのものの持つ粘弾性のために刺激の多くは吸収される傾向があり，化学的刺激の場合，細胞との反応以外にも基質との反応が生じるため刺激総量，およびそれに対する感受性は部位によって変化する。結果的に同一組織内で起こる事象であっても，その事象発現には時間空間的に違いが生じるのが一般的である。また，これら変化を長期間，例えば年単位で見ると，この過程が継続した結果，

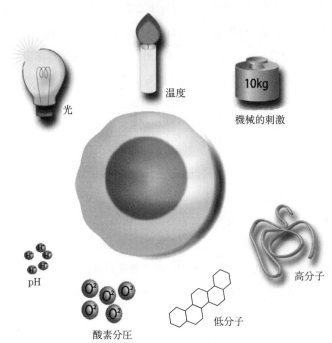

図 2.20 細胞周囲の物理的環境，化学的環境は細胞の機能発現に大きく関与

種々の基質産生，沈着，代謝に変化が生じ，これは組織の成長，老化，さらには疾病，機能障害の原因にもなる。

2.5.2 物理的刺激

[1] **熱/温度刺激** ヒトであれば，20℃から25℃の温度が快適な温度範囲であり，それ以下であれば寒さを感じ，それ以上になると暑さを感じる。これと同様に，一般的な哺乳細胞の場合，約37℃前後が培養適正温度であり，その温度から外れるに従って，例えば細胞周期の変化が生じ，細胞活動の変化，細胞増殖の停止，さらにはアポトーシスの誘導が進む[6]。例えば，Chinese hamster ovarian (CHO) 細胞，あるいは神経幹細胞を用いた温熱下での細胞培養実験において，約43℃以上の加熱によって細胞が死滅することが報告されている[7),8]。一方で，30～33℃といった細胞にとっての低温環境では，細胞は寿命が延びるとともにタンパク質合成は高い状態が維持される[9]。温度を変えることで発現変化する遺伝子，タンパク質はこれまでから多く同定されており，これら遺伝子，タンパク質の発現変化の結果生じるさまざまなシグナル伝達系も理解されている。ヒートショックプロテイン (HSP) 群は，その名のとおり高い温度に応答する遺伝子の代表格であり，多くの場合，37℃よりもわずかに高い温度であっても，その発現が顕著に上昇することが知られている[10),11]。このタンパク質は分子シャペロンあるいはタンパク質輸送などにおいて重要な働きをするこ

とが知られており，結果的に細胞の増殖，分化などへの関与が報告されている[12)~14)]。また，免疫細胞の賦活化やがん細胞のアポトーシス誘導など温熱療法に関連した事象からも温度，熱が細胞機能に及ぼす影響について，種々の細胞をターゲットに調べられている[15)]。

〔2〕 **光刺激**　温度と同様，光も外部からの刺激として重要である。特に放射線，紫外線は細胞への偽害性が高く，遺伝子の突然変異を誘発し，結果的に細胞のがん化を誘導することが知られている[16)]。また，同時にアポトーシスの誘導につながることも知られている[17)]。紫外線による作用は，DNAやタンパク質が光を直接吸収して起こる障害（直接作用）と，ポルフィリン誘導体やフラビン誘導体などの内因性光増感分子への光吸収によって発生した活性酸素種による障害（間接作用）が知られている[18)]。これら短波長の線は，特に短波長であるがゆえにエネルギーが大きく，特に生殖細胞や未分化幹細胞など比較的未成熟な細胞は感受性が高いことが知られている[19)~21)]。いわゆる放射線被爆後の，白血病増加などは血液の元細胞である造血幹細胞の遺伝子変異が大きく関与していると考えられている。逆に，放射線に対して感受性が高いがん細胞も知られており，舌がんなどの治療では放射線によりがん細胞を死滅させる放射線療法も多く取り入れられている。また，紫外線は，表皮色素沈着の増強因子であり，メラニン合成を亢進するサイトカインの分泌を促す[22)]。一方，遠赤外線などにより生じる暖かい環境は細胞の活性につながり，程度にもよるが増殖促進や分化促進の効果があることが多く報告されている[23)]。近年，波長の異なるLEDライトを細胞に照射する研究も始まっている。例えば，筋芽細胞，線維芽細胞の培養において青色LEDの照射は細胞増殖の停止，アポトーシス誘導に関与し，赤色LEDの照射は細胞増殖の促進に働くことが報告されている[24)]。

2.5.3 機械的刺激

〔1〕 **動的な力による影響**　一般に，物質はすべて物質固有の機械的性質を有している。細胞の場合，液体を多く含む高分子物質の集合体であることから，その機械的性質はハイドロゲル材料などと同様に粘弾性を示す。また，細胞の内容物は経時的にも変化するため，その特性は一定ではなく，動的なものである。

これに加えて，ヒトの体にはつねに動きがある。例えば，歩く動作や手でつかむ動作など，多くの動作は力を生み出す。これら動作のたびに，関節は滑動し，筋肉は収縮し，骨は圧縮力を受ける。食事にともなう顎運動，舌運動，嚥下のあと，食物は消化器系の不随意な蠕動運動によって，食道，胃，腸へと移動する。循環系では心筋による大きな拍動の結果，動脈組織は周期的な伸展刺激を生涯にわたって受け続け，血管内皮は血流によるずり応力にさらされ続ける。さて，これら運動，変形などにより力が作用した結果，細胞，組織は形態的にも機能的にも大きな変化を示す。例えば，宇宙飛行士の筋肉量，骨量の低下は地球の重

力の重要性を示す典型的な例である.また,骨の場合,骨を構成する結晶の異方性は力に依存することが知られている.結果的に大腿骨などの長管骨において,その骨幹部のハイドロキシアパタイト結晶は長軸方向に沿った高い配向性を示す[25].血管内皮細胞に培養液を流し,ずり応力刺激を加えると,細胞はその形態を変えながら多数の機械的刺激関連遺伝子を発現し,流れの方向に長軸を一致させて配列する[26],[27].定常流性ずり応力は,内皮の細胞周期をG0に停止させて細胞の増殖を止め[28],アポトーシス抑制遺伝子の発現を亢進する[29].また,血管は血圧による静水圧や拍動による周期的伸展刺激にもさらされており,血管内皮細胞は一軸の伸展方向に対し垂直に配向し[30],血管平滑筋細胞は血圧上昇による力の変化を敏感に検知して血管壁厚を増加させる[31].

さらに,より小さい力,例えば,発生初期の環境に目をあててみると,原腸陥入や体軸形成[32],また神経堤組織からの細胞遊走などにおいても,個々の細胞の活動に力の負荷が関与している[33].体液の移動など微小な力の結果,発生組織の形態や成長が大きく変化することもわかってきている.マウス胚を使った研究から,腹側表面にあるノードを構成する数百の細胞には繊毛(ノード繊毛)が存在し,この繊毛が回転運動することによって生じる,左向きの水流が対称性を破る結果,内蔵の非対称が生じることが報告されている[34],[35].内耳細胞はその表面に存在する繊毛の変形をもとに音の感知につながることが知られており,そのメカニズムとして,音が生み出す細かい音波によってその繊毛部が物理的に変形させられることが報告されている[36].

〔2〕 **静的な力;硬さによる影響** ここまで述べてきた短期間に生じる動的変化や力の結果生じる細胞,組織の変化に加え,より静的,つまり長期間の時間経過の結果生じる物理的変化も細胞,組織機能に影響を及ぼす.組織の場合,多数の細胞が存在すると同時にその周囲には多量の基質も存在する.加齢とともに基質沈着が増加し,基質分子間での架橋も増加する[37].細胞は若い世代においては大量の酵素を産生し,基質を含めその周囲全体の代謝性が高いことから,基本的に組織は軟らかい.しかし,加齢とともに,組織の機械的性質,特に硬さ(ヤング率)は硬くなる[38].このような硬さ環境の変化を細胞は機能に反映させる.

硬さが細胞に及ぼす影響について,当初の研究はがん研究に発したものが多い.臨床家の経験値から,ある種のがん組織はほかの組織と比べて硬い,ということが知られている.そのような硬さ環境を再現することで細胞の増殖や分化に違いが生じることがわかっていた[39].Discher,Mooneyらは生理的な硬さ環境の再現に種々のハイドロゲルを使用している.これら基材を用いた検討の結果,正常細胞においても硬さは細胞の遊走,増殖,分化を制御する重要な因子であることが明らかとなった.例えば,間葉系幹細胞を硬さの異なるハイドロゲル(アクリルアミドゲル)上で培養した場合,軟らかいゲル(ヤング率1 kPa以下)では神経細胞に分化し,硬いゲル(40 kPa以上)では骨芽細胞に分化することなどが報告されて

2.5 物理化学環境の整備

いる[40),41)]。また，細胞が周囲の機械的性質を認識しているもう一つの例としては，細胞濃度が低い環境において細胞は増殖を続け，コンフルエントになることによって，正常細胞の場合は細胞増殖が収まるという現象がある。いわゆるコンタクトインヒビジョンと呼ばれる現象である[42)]。同様に組織再生能が高い肝臓において，部分肝切除を行った肝臓は，ほかの臓器に十分接触するまで再生を続け，結果的にほぼ元通りの形態に復元することが知られている[43)]。この現象に関して，これまでは接する他組織との間で分子的な相互作用があるといった議論もされていたが，実際には硬さを認識するという細胞の働きも大きく関与しているものと思われる。

〔3〕 **静的な力；細胞形態による影響** 2次元の細胞培養ディッシュ上で細胞培養する場合，細胞は多くの接着斑を発現し，平べったく伸長した細胞形態を示す[44)]。しかし，実際の生体内においてこのような平板状の細胞はほとんど観察されることはなく，基本的には敷石状のレンガや卵形のような，広く伸長していない形状で存在している。そういうことから，より生体に近い細胞形態を再現できる培養系の構築，ならびにその利用が進められている。2次元細胞培養系の場合，細胞培養容器には細胞が接着しやすいように，ポリL-リジンやコラーゲン，フィブロネクチンなど細胞接着分子によるコーティングが施されていることも多い。逆の視点で考えると，これら細胞接着分子のコーティング部のサイズを制御することで細胞接着領域の制御が可能となる。例として，MEMS（micro-electro mechanical system）によって作製したマイクロ，ナノプリンティング技術が挙げられる。弾性ゴム質材料（例えば，PDMS）で作製したマイクロパターンを有するスタンプに細胞接着分子を塗布，細胞接着を阻害するコーティングを行った培養基材に転写することで，接着分子が転写された部分でのみ細胞接着を起こすことが可能となる。この場合，スタンプの形態，サイズを制御することで，結果的に細胞接着面積，細胞形態の制御が可能となる[45)]。これら特殊培養環境を用いた研究から，例えば，骨髄間葉系幹細胞を培養した場合，小さい面積では脂肪細胞に，平べったく接着できる大きい面積では骨芽細胞に分化することが示されている[46)]。このように，細胞の形，接着面積の制御は細胞骨格の状態，基質との接着状態，周囲基材の硬さなど複合的な要素の結果生じ，細胞増殖，タンパク質合成のみならず，幹細胞の運命（分化方向）などの決定にも大きく関与する[47)]。

2.5.4 力を感知する機構

ここまで挙げてきたように，生物の機械的環境には時間空間的に動的，静的なものがある。また，力の大きさも分子レベルから細胞レベル，組織レベルへと視点を変えることで相対的に変わっていき，実際の値としてもpNからNまで大きな範囲がある。では，細胞あるいは組織はこういった力をどのように感知するのだろうか？ また，感知した力をどのよう

に機能へと変換するのだろうか？

　大きく理解されている感知機構の一つとしてメカノレセプター（機械受容体）という考えがある。これは周囲の力学的な変動を細胞膜に存在するタンパク質複合体により感知するという考えであり，インテグリンやカドヘリンといった細胞接着分子を介した機械刺激の化学変換（メカノトランスダクション）を意味する。インテグリンはα，β二つのサブユニットからなるヘテロ二量体の糖タンパク質であり，その組合せから接着する基質タンパク質の種類は異なる[48]。例えば，インテグリン$\alpha5\beta1$はI型コラーゲン，フィブロネクチンなど体内に多く存在する基質タンパク質と接着することが知られている。これら周囲の基質は，例えば長期的には組織成長，短期的には日常の運動などにともなって変形，移動する。この結果，その基質に接着している細胞も異なる力を受けることにつながる。インテグリンの細胞膜内側には，いわゆる接着斑（フォーカルアドヒージョン）と呼ばれる構造が形成され，そこにはタリン，ビンキュリン，など多くのタンパク質が接着斑形成に関与している[49]。また，それら複合体はアクチン線維との結合が見られるほか，一部はRhoファミリーの低分子量Gタンパク質の活性化を通じて，アクチン骨格系の再編成に関与する[50]。

　一方，カドヘリンはカルシウムイオン依存性の糖タンパク質であり，細胞間接着に寄与することで知られている。Eカドヘリン，Nカドヘリンともに形態形成に大きく影響することも知られている[51]。カドヘリンは細胞内の裏打ちとして種々のカテニンと結合しており，例えばαカテニンはビンキュリンと同様の構造を持ち，アクチン線維との結合性を有する[52]。βカテニンはWntシグナルのメディエーターとして遺伝子発現を誘導し，その結果，βカテニン経路は細胞の増殖や分化を制御するなどさまざまな機能が明らかになっている[53]。

　また，イオンチャネルも重要なメカノレセプターの一つとして認識されている[54]。この場合，力がかかる結果生じる細胞膜の変形が物理的に細胞膜に存在するイオンチャネルを開け，ナトリウムやカルシウムといったイオンの流出入を誘導するというモデルである。これらに関しては，感覚神経における力に応答した脱分極誘導[55]や，血管内皮細胞の形態変化における力学刺激の関与など[56]に関して，種々の報告がある。

　これに加えて，近年，外部からの力学刺激が核へと伝搬される系についても注目が集まっている。細胞内に存在するアクチン線維，微小管，中間径フィラメントはプレクチンやネスプリンとの結合を介し，核膜の裏打ちタンパク質であるエメリンやサン，さらにはラミンと結合することが報告されている[57]。これら結合は核内におけるDNAの変形に関与し，その結果，転写調節が制御される可能性が示唆されている。また，核内移行後の転写調節系として，YAP/TAZがECMの硬さおよび細胞形状によって伝えられる機械的シグナルの受容系として重要であることが示されている。この調節には，Rho GTPase活性とアクトミオシン細胞骨格の張力が必要であることも示されている[58]。またYAP/TAZを活性化する系路とし

てHippoパスウェイも注目されている[59]。

2.5.5 化学的刺激

細胞，組織周辺には多くのイオン，低分子，高分子が存在しており，これらは恒常的に細胞，ひいては組織に影響を及ぼしている．低分子物質である神経伝達物質，ビタミン，内分泌系ホルモンや，高分子物質である増殖因子，サイトカインは生体内で起こるさまざまな化学反応の酵素，触媒として，あるいは細胞に存在する種々のレセプターに対するリガンドとして働き，低分子合成/代謝，神経伝達，タンパク質合成，細胞増殖，細胞分化を含め多様な細胞/組織機能に関与する．同様に細胞外基質は細胞間に介在し，細胞とともに組織を構成するとともに，細胞/基質間接着の結果，安定した組織機能発現などに関与する[60]．さらに，近年のケミカルバイオロジーおよびスクリーニング技術の進展にともない，これまでにライブラリー化されていた種々の合成低分子の新しい細胞活性機能がつぎつぎに見いだされている．これら低分子物質，高分子物質が細胞，組織に及ぼす影響，働きについては薬理学，生化学，細胞生物学の教科書を含め，数多くの成書がすでに存在している[61]〜[63]．本項ではそれら以外の要素，特にイオンおよび酸素分圧による化学的刺激を中心に述べていく．

〔1〕 **水素イオン濃度** 細胞周囲の水素イオン濃度（pH）は一般的に6.8〜7.3前後であり，この環境は血液のpH状態に大きく依存する．例えば，呼吸不全の状態で体内に二酸化炭素が蓄積した場合，血中は低pHに傾く（アシドーシス）．逆に過呼吸症候群などで血中二酸化炭素濃度が低下する結果，血中は高pHへと傾く（アルカローシス）．基本的にこの血中pH状態はホメオスターシスで維持されており，重炭酸イオンがその緩衝材として重要であることが知られている．この細胞内外のpHについては，細胞膜に存在する種々のpHセンサー[64]が関与している．例えば，$Cl-HCO_3$ exchanger（SLC4，SLC9）やNa-H exchanger（NHE1，NHE3，NHE5）などが挙げられる[65]．例えば，NHE1は酸性において高いイオン輸送活性を持ち，アルカリ性に近づくにつれ活性が低下する．NHE1は12回膜貫通型のタンパク質であり，細胞内に存在するC末端にはRhoキナーゼⅠ（ROCKⅠ）やプロテインキナーゼC（PKC），カルシニューリンB様タンパク（CHP），ホスファチジルイノシトール二リン酸（PIP2）などが結合する[66],[67]．これらタンパク質活性が変化する結果，細胞外の低pHは酵素活性，タンパク質合成，DNA合成といった細胞活動を低下させる．細胞から産生される多くの加水分解性酵素もpH依存性であることが知られている[68]．逆に高pHではタンパク質，DNAの合成，代謝が盛んになり，細胞増殖も活性化することが知られている[69]．

このほかにも，生体内で起こりうる病変部位の状態として，炎症部位は好中球が産生する乳酸およびバクテリアの産生する脂肪酸によって酸性に傾いている．腫瘍の内容液や膿瘍組

織そのものでも場合によっては6.0以下の環境が生じる。これらの結果，免疫細胞，各種幹細胞の活性が変化することが知られている[70),71)]。このようなことからもpH制御はさまざまな細胞機能制御の可能性を有する。

〔2〕 金属イオン　体内において金属イオンは有機分子と同様に，非常に重要な役割を担っている。カリウム，ナトリウム，カルシウムなどの金属イオンは，細胞膜に存在する膜チャネル構造を介してイオンの移動があり，イオン濃度そのものが膜電位を生み出す。また，カルシウムイオンは細胞内シグナル伝達におけるメッセンジャーとしても知られている。ヒスチジン，グルタミン酸，システインなどのアミノ酸の側鎖と結合しタンパク質内部に固定されている金属イオンも多数存在する。そのほかにも鉄はヘムの中心金属であり，酸素運搬に必須であることがよく知られている[72)]。また，亜鉛は神経伝達のみならず，種々の遺伝子発現における転写調節においても重要な役割を果たしている。マグネシウムはtRNAの構造安定化に寄与し，バナジウムはインスリンレセプターに作用しインスリン様の働きをする。マンガンは活性型インテグリンα鎖の立体構造形成に必須である。アルミニウムは脳に蓄積すると痴呆を誘発する，など，金属イオンの役割は多様である[73)]。それ以外にも鉛やニッケルの毒性など，体内には微量に必要ではあるが，あるしきい値を超えると生体にとって毒になるものが多いのも，金属イオンの特徴である[74)]。この生理活性メカニズムとしては，例えばDNAに結合することでタンパク質発現レベルを高めたり，あるいはタンパク質に結合することでその機能を抑えたり，さらには，細胞膜脂質に結合し膜親和性を制御するといったことが知られている。より細かいメカニズムで考えた場合，これら金属イオンの生体内における化学的特性は，①チャージ，②リガンドに対する相互作用，③ルイス酸的性質，④d殻の部分充填（一部の遷移金属の場合），⑤レドックス活性，により変化を誘導するものと考えられている[75)]。

〔3〕 酸素分圧　酸素はミトコンドリアでのATP産生に関与し，細胞におけるエネルギー産生の必須分子である。細胞の維持における酸素依存性は細胞種により異なり，例えば脳が無酸素で耐えうる時間は3分以内であるのに対し，平滑筋では24〜72時間の無酸素猶予があることが知られている[76)]。腫瘍組織における低酸素状態はHIF1αの発現を高め，それに関連しVEGFの発現を高め，血管新生を誘導することから腫瘍血管新生への関与が知られている。また，虚血性心疾患における病態メカニズムの研究などを通し，酸素分圧が細胞，組織に及ぼす影響について，多くの研究が進められている。このようなことから低い酸素分圧状態は，生物学的にネガティブな捉え方がされがちであるが，発生生物学的視点から見た場合，その評価は逆転することもある。

組織によって異なるが，発生段階の胎児組織における酸素分圧は一般的に低いことが知られている[77)]。にもかかわらず，この時期において，さまざまな発生に関わるイベントが進む

のは，この低酸素分圧状態において，多くの幹細胞はそのステムネスを維持しやすいからと考えられている。このことについては造血幹細胞[78]，神経幹細胞[79]，胚性幹細胞[80]など多様な幹細胞において認められている。生体内の酸素分圧は一般的な大気環境，すなわち21%（160 mmHg）とは大きく異なる。吸気により肺に入った酸素は血液を通り全身に送られるが，臓器，組織に到達した段階での酸素分圧は2〜9%（14〜65 mmHg）まで下がると報告されている[81]。現在はこの値が生理的正常酸素分圧と呼ばれるまでになっている[82]。この環境に対する細胞の反応は HIFs, oxygen sensitive ion channels, mTOR, ER stress response[83]〜[85]などのレビューに記載が多い。実際に20%酸素分圧環境で培養した細胞のほうが3%酸素分圧環境で培養した細胞と比べて活性酸素種（ROS）の産生が多く，DNAのダメージも多いといった報告もある[86]。

2.5.6 お わ り に

　本節では，細胞，組織の周囲物理的，化学的環境とそれらが細胞，組織に及ぼす影響について，イオン，分子といったミクロレベルから細胞，組織にいたるまで異なるサイズスケールにおいて幅広い視点で解説した。ある周囲環境に由来する刺激が細胞，組織に引き起こす変化のメカニズムを解説するうえで，DNA/タンパク質の合成，サイトカイン，増殖因子の発現，細胞の増殖，分化，遊走，さらには自己組織化，形態形成という具合に生物学的視点からの解説がほとんどになってくる。一方で，生体組織を設計するという工学的アウトプットにまで引き上げるためには，これらメカニズムを理解したうえで，適切な刺激を選択し，適切な結果を導くための条件設定および制御を進める必要がある。すなわち，これは周囲環境を利用した細胞，組織の操作（cell and tissue manipulation）である。

　実際に，本節で挙げた種々の刺激を利用した細胞，組織の操作がすでにたくさん進められている。物理的因子を利用した細胞操作としては，例えば，マグネタイト微粒子を用いた温熱療法による HSP70 発現誘導によって，がん細胞自身における MHC class 1 発現を増強し，免疫系に認識されるようにする[87]といった試みや，周期的伸展刺激を利用した新生血管の3次元パターニングなどの試みがある[30]。化学的因子を利用した細胞操作としては，例えば，pHを用いた細胞応答制御，金属イオンの徐放による分子スイッチとしての応用などが考えられている。これらについては，近年のケミカルバイオロジーの進展も重要な要素である[88]〜[90]。

　最近，心臓において増殖能を維持する心筋細胞は恒常的に低酸素状態にあり，HIF-1αを発現していることがわかった[91]。これは酸素分圧を利用した幹細胞のステムネス操作などにもつながる。

　このように，今後のオーガノイド技術や細胞，組織操作技術の開発において物理化学環境

の理解と整備はますます重要になってくる。

引用・参考文献

1) B. Alberts, A. Johnson, J. Lewis, D. Morgan, M. Raff, K. Roberts, and P. Walter, "Chapter 10 Membrane Structure. Molecular Biology of the Cell 6th edition. New York," *Garland Science*, pp. 565-596, 2014.
2) B.P. Head, H.H. Patel, and P.A. Insel, "Interaction of membrane/lipid rafts with the cytoskeleton: impact on signaling and function: membrane/lipid rafts, mediators of cytoskeletal arrangement and cell signaling," *Biochim. Biophys. Acta*, vol. 1838, pp. 532-545, 2014.
3) H. Lodish, A. Berk, C.A. Kaiser, M. Krieger, A. Bretscher, H. Ploegh, A. Amon, and M.P. Scott, "Chapter 16 Signaling Pathways That Control Gene Expression. Molecular Cell Biology 7th edition, New York," W. H. Freeman & Co. pp. 721-772, 2012.
4) L. G. Payne and K. Kristensson, "The effect of cytochalasin D and monensin on enveloped vaccinia virus release," *Archives of Virology*, vol. 74, pp. 11-20, 1982.
5) K.Y. Foo and H.Y. Chee, "Interaction between Flavivirus and Cytoskeleton during Virus Replication," *Biomed. Res. Int.*, 427814, 2015.
6) B. Hildebrandt, P. Wust, O. Ahlers, A. Dieing, G. Sreenivasa, T. Kerner, R. Felix, and H. Riess, "The cellular and molecular basis of hyperthermia," *Crit. Rev. Oncol. Hematol.*, vol. 43, no.1, pp. 33-56, 2002.
7) W.C. Dewey, D. Thrall, and E.L. Gilette, "Hyperthermia and radiation—a selective thermal effect on chronically hypoxic tumor cells in vivo," *Int. J. Radiat. Oncol. Biol. Phys.*, vol. 2, pp. 99-103, 1977.
8) H. Omori, M. Otsu, A. Suzuki, T. Nakayama, K. Akama, M. Watanabe, and N. Inoue, "Effects of heat shock on survival, proliferation and differentiation of mouse neural stem cells," *Neurosci. Res.*, vol. 79, pp. 13-21, 2013.
9) S. Yoon, J. Song, and G. Lee, "Effect of low culture temperature on specific productivity, transcription level, and heterogeneity of erythropoietin in chinese hamster ovary cells," *Biotechnol. Bioeng.*, vol. 82, pp. 289-298, 2003.
10) R. Skidmore, J.A. Gutierrez, V. Jr Guerriero, and K.C. Kregel, "HSP70 induction during exercise and heat stress in rats, role of internal temperature," *Am. J. Physiol.*, vol. 268, pp. R92-97, 1995.
11) R. Lovell, L. Madden, S. Carroll, and L. McNaughton, "The time-profile of the PBMC HSP70 response to *in vitro* heat shock appears temperature-dependent," *Amino Acids.*, vol. 33, pp. 137-144, 2007.
12) K.A. Morano and D.J. Thiele, "Heat shock factor function and regulation in response to cellular stress, growth, and differentiation signals," *Gene Expr.*, vol. 7, pp. 271-282, 1999.
13) L. Pirkkala, P. Nykänen, and L. Sistonen, "Roles of the heat shock transcription factors in regulation of the heat shock response and beyond," *FASEB J.* vol. 15, no. 7, pp. 1118-1131, 2001.
14) D. Lanneau, M. Brunet, E. Frisan, E. Solary, M. Fontenay, and C. Garrido, "Heat shock proteins:

essential proteins for apoptosis regulation," *J. Cell Mol. Med.*, vol. 12, pp. 743-761, 2008.

15) F. Padilla, R. Puts, L. Vico, and K. Raum, "Stimulation of bone repair with ultrasound: a review of the possible mechanic effects," *Ultrasonics*, vol. 54, pp. 1125-1145, 2014.

16) M. Ichihashi, M. Ueda, A. Budiyanto, T. Bito, M. Oka, M. Fukunaga, K. Tsuru, and T. Horikawa, "UV-induced skin damage," *Toxicology*, vol. 189, no. 1-2, pp. 21-39, 2003.

17) G. Murphy, A.R. Young, H.C. Wulf, D. Kulms, and T. Schwarz, "The molecular determinants of sunburn cell formation," *Exp. Dermatol.*, vol. 10, no. 3, pp. 155-160, 2001.

18) J. Cadet and P. Vigny, "The photochemistry of nucleic acids, in: H. Morrison (Ed.)," *Bioorganic Photochemistry.*, Wiley, New York, pp. 1-272, 1990.

19) Y. Matsuda, N. Seki, T. Utsugi-Takeuchi, and I. Tobari, "Changes in X-ray sensitivity of mouse eggs from fertilization to the early pronuclear stage, and their repair capacity," *Int. J. Radiat. Biol.*, vol. 55, no. 2, pp. 233-256, 1989.

20) A.T. Black, J.P. Gray, M.P. Shakarjian, D.L. Laskin, D.E. Heck, and J.D. Laskin, "Distinct effects of ultraviolet B light on antioxidant expression in undifferentiated and differentiated mouse keratinocytes," *Carcinogenesis*, vol. 29, no. 1, pp. 219-225, 2008.

21) P.J. Deschavanne and B. Fertil, "A review of human cell radiosensitivity in vitro," *Int. J. Radiat. Oncol. Biol. Phys.*, vol. 34, no.1, pp. 251-266, 1996.

22) M. Brenner and V.J. Hearing, "The protective role of melanin against UV damage in human skin," *Photochem Photobiol.*, vol. 84, pp. 539-549, 2008.

23) A.N. Emelyanov and V.V. Kiryanova, "Photomodulation of proliferation and differentiation of stem cells by the visible and infrared light," *Photomed. Laser Surg.*, vol. 33, no. 3, pp. 164-174, 2015.

24) A. Teuschl, E.R. Balmayor, H. Redl, van M. Griensven, and P. Dungel, "Phototherapy with LED light modulates healing processes in an in vitro scratch-wound model using 3 different cell types," *Dermatol. Surg.*, vol. 41, vol. 2, pp. 261-268, 2015.

25) T. Nakano, K. Kaibara, Y. Tabata, N. Nagata, S. Enomoto, E. Marukawa, and Y. Umakoshi, "Unique alignment and texture of biological apatite crystallites in typical calcified tissues analyzed by microbeam X-ray diffractometer system," *Bone.*, vol. 31, no. 4, pp. 479-487, 2002.

26) P.F. Davis, "Flow-mediated endothelial mechanotransduction," *Physiol. Rev.*, vol. 75, no. 3, pp. 519-560, 1995.

27) M. Mitsumata. "Endothelial cells reacting to the blood frow," *J. Jpn. Coll. Angiol.*, vol. 43, pp. 733-743, 2003.

28) S. Akimoto, M. Mitsumata, T. Sasaguri, and Y. Yoshida, "Laminar shear stress inhibits vascular endothelial cell proliferation by inducing cyclin-dependent kinase inhibitor p21 (Sdi1/Cip1/Waf1)," *Circ. Res.*, vol. 86, no. 2, pp. 185-190, 2000.

29) X. Jin, M. Mitsumata, T. Yamane, and Y. Yoshida, "Induction of human inhibitor of apoptosis protein-2 by shear stress in endothelial cells," *FEBS Lett.*, vol. 529, no. 2-3, pp. 286-292, 2002.

30) T. Matsumoto, Y.C. Yung, C. Fischbach, H.J. Kong, R. Nakaoka, and D.J. Mooney, "Mechanical strain regulates endothelial cell patterning in vitro," *Tissue Eng.*, vol. 13, pp. 207-217, 2007.

31) T. Matsumoto and K. Hayashi, "Mechanical and dimensional adaptation of rat aorta to hypertension," *J. Biomech. Eng.*, vol. 116, no. 3, pp. 278-283, 1994.

32) Y. Hara, K. Nagayama, T.S. Yamamoto, T. Matsumoto, M. Suzuki, and N. Ueno, "Directional migration of leading-edge mesoderm generates physical forces: Implication in Xenopus notochord formation during gastrulation," *Dev. Biol.*, vol. 382, no. 2, pp. 482-495, 2013.

33) K.L. Vermillion, K.A. Lidberg, and L.S. Gammill, "Expression of actin-binding proteins and requirement for actin-depolymerizing factor in chick neural crest cells," *Dev. Dyn.*, vol. 243, no. 5, pp. 730-738, 2014.

34) S. Nonaka, H. Shiratori, Y. Saijoh, and H. Hamada, "Determination of left-right patterning of the mouse embryo by artificial nodal flow," *Nature.*, vol. 418, no. 6893, pp. 96-99, 2002.

35) M. Hashimoto, K. Shinohara, J. Wang, S. Ikeuchi, S. Yoshiba, C. Meno, S. Nonaka, S. Takada, K. Hatta, A. Wynshaw-Boris and H. Hamada, "Planar polarization of node cells determines the rotational axis of node cilia," *Nat. Cell Biol.*, vol. 12, pp. 170-176, 2010.

36) A.S. Kozlov, J. Baumgart, T. Risler, P.C. Versteegh, and A. J. Hudspeth, "Forces between clustered stereocilia minimize friction in the ear on a subnanometre scale," *Nature.*, vol. 474, pp. 376-379, 2011.

37) J.V. Glenn and A.W. Stitt, "The role of advanced glycation end products in retinal ageing and disease," *Biochim. Biophys. Acta.*, vol. 1790, no. 10, pp. 1109-1116, 2009.

38) N. Verzijl, J. DeGroot, Z.C. Ben, O. Brau-Benjamin, A. Maroudas, R.A. Bank, J. Mizrahi, C.G. Schalkwijk, S.R. Thorpe, J.W. Baynes, J.W. Bijlsma, F.P. Lafeber, and J.M. TeKoppele, "Crosslinking by advanced glycation end products increases the stiffness of the collagen network in human articular cartilage: a possible mechanism through which age is a risk factor for osteoarthritis," *Arthritis. Rheum.*, vol. 46, no. 1, pp. 114-123, 2002.

39) A. Nagelkerke, J. Bussink, A.E. Rowan, and P.N. Span, "The mechanical microenvironment in cancer: How physics affects tumours," *Semin. Cancer Biol.*, doi: 10.1016/j.semcancer. 2015.09.001. 2015.

40) A.J. Engler, S. Sen, H.L. Sweeney, and D.E. Discher, "Matrix elasticity directs stem cell lineage specification," *Cell*, vol. 25, no. 126, pp. 677-689, 2006.

41) H.J. Kong, J. Liu, K. Riddle, T. Matsumoto, K. Leach, and D.J. Mooney, "Non-viral gene delivery regulated by stiffness of cell adhesion substrates," *Nat. Mater.*, vol. 4, pp. 460-464, 2005.

42) M. Abercrombie, "Contact inhibition in tissue culture," *In Vitro*, vol. 6, no. 2, pp. 128-142, 1970.

43) G.M. Higgins and R.M. Anderson, "Restoration of the liver of the white rat following partial surgical removal," *Arch. Pathol.*, vol. 12, pp. 186-202, 1931.

44) S. Rhee, "Fibroblasts in three dimensional matrices: cell migration and matrix remodeling," *Exp. Mol. Med.*, 31, 41, 12, pp. 858-865, 2009.

45) C.S. Chen, M. Mrksich, S. Huang, G.M. Whitesides, and D.E. Ingber, "Geometric control of cell life and death," *Science*, 30, 276, 5317, pp. 1425-1428, 1997.

46) R McBeath, D.M. Pirone, C.M. Nelson, K. Bhadriraju, and C.S. Chen, "Cell shape, cytoskeletal tension, and RhoA regulate stem cell lineage commitment," *Dev. Cell*, vol. 6, no. 4, pp. 483-495, 2004.

47) E. Bellas and C.S. Chen, "Forms, forces, and stem cell fate," *Curr. Opin. Cell Biol.*, vol. 31, pp. 92-97, 2014.

48) S.K. Akiyama, S.S. Yamada, and K.M. Yamada, "Characterization of a 140-kD avian cell surface

antigen as a fibronectin-binding molecule," *J. Cell Biol.*, vol. 102, no. 2, pp. 442-448, 1986.

49) J. Liu, Y. Wang, W.I. Goh, H. Goh, M.A. Baird, S. Ruehland, S. Teo, N. Bate, D.R. Critchley, M.W. Davidson, and P. Kanchanawong, "Talin determines the nanoscale architecture of focal adhesions," *Proc. Natl. Acad. Sci. USA*. 1, 112, 35, pp. E4864-4873, 2015.

50) A. Hall, "Rho GTPases and the actin cytoskeleton," *Science*, vol. 279, pp. 509-514, 1998.

51) M. Takeichi, Y. Shirayoshi, K. Hatta, and A. Nose, "Cadherins: their morphogenetic role in animal development," *Prog. Clin. Biol. Res.*, vol. 217B, pp. 17-27, 1986.

52) C.S. Chen, S. Hong, I. Indra, A.P. Sergeeva, R.B. Troyanovsky, L. Shapiro, B. Honig, and S.M. Troyanovsky, "α-Catenin-mediated cadherin clustering couples cadherin and actin dynamics," *J. Cell Biol.*, 17, 210, 4, pp. 647-661, 2015.

53) S.A. VON Schulz-Hausmann, L.C. Schmeel, F.C. Schmeel, and I.G. Schmidt-Wolf, "Targeting the Wnt/beta-catenin pathway in renal cell carcinoma," *Anticancer Res.*, vol. 34, pp. 4101-4108, 2014.

54) F. Guharay and F. Sachs, "Stretch-activated single ion channel currents in tissue-cultured embryonic chick skeletal muscle," *J. Physiol.*, (Lond.), vol. 352, pp. 685-701, 1984.

55) E.A. Lumpkin and M.J Caterina, "Mechanisms of sensory transduction in the skin," *Nature*, vol. 445, no. 7130, pp. 858-865, 2007.

56) T. Yamada, K. Naruse, and M. Sokabe, "Stretch-induced morphological changes of human endothelial cells depend on the intracellular level of Ca2+ rather than of cAMP," *Life Sci.*, vol. 67, no. 21, pp. 2605-2613, 2000.

57) N. Wang, J.D. Tytell, and D.E. Ingber, "Mechanotransduction at a distance: mechanically coupling the extracellular matrix with the nucleus," *Nat. Rev. Mol. Cell Biol.*, vol. 10, pp.75-82, 2009.

58) S. Dupont, L. Morsut, M. Aragona, E. Enzo, S. Giulitti, M. Cordenonsi, F. Zanconato, J. Le Digabel, M. Forcato, S. Bicciato, N. Elvassore, and S. Piccolo, "Role of YAP/TAZ in mechanotransduction," *Nature*, vol. 474, pp. 179-83, 2001.

59) F.A. Pelissier, J.C. Garbe, B. Ananthanarayanan, M. Miyano, C. Lin, T. Jokela, S. Kumar, M.R. Stampfer, J.B. Lorens, and M.A. LaBarge, "Age-related dysfunction in mechanotransduction impairs differentiation of human mammary epithelial progenitors," *Cell Rep.*, vol. 7, pp. 1926-1939, 2014.

60) 関口 清俊, 鈴木 信太郎, "多細胞体の構築と細胞接着システム," 日本生化学会編, 共立出版, 2001.

61) 宮本 英七（監修）, 飯野 正光（編集）, 鈴木 秀典（編集）, 今井 正, "標準薬理学 第7版," 医学書院, 2015.

62) K. Robert Murry, A. Peter Mayes, K. Daryl Granner, W. Victor Rodwell, 上代 淑人, "ハーパー・生化学," 丸善, 2001.

63) B. Alberts, A. Johnson, J. Lewis, M. Raff, K. Roberts, and P. Walter, "Molecular Biology of the Cell," *Garland Science*, 2008.

64) E.R. Chapman, "Synaptotagmin: a Ca (2+) sensor that triggers exocytosis?," *Nat. Rev. Mol. Cell Biol.*, vol. 3, pp. 498-508, 2002.

65) W. Moe. Orson and A. Bobulescu, "Acid-base regulation: Basic mechanisms I," *Seminars in Nephrology*, vol. 26, no. 5, pp. 334-344, 2006.

66) M.A. Wallert, D. Hammes, T. Nguyen, L. Kiefer, N. Berthelsen, A. Kern, K. Anderson-Tiege, J.B. Shabb, W.M. Muhonen, B.D. Grove, and J.J. Provost, "RhoA Kinase (Rock) and p90 Ribosomal S6 Kinase (p90Rsk) phosphorylation of the sodium hydrogen exchanger (NHE1) is required for lysophosphatidic acid-induced transport, cytoskeletal organization and migration," *Cell Signal*, vol. 27, no. 3, pp. 498-509, 2015.

67) D.W. Hilgemann, S. Feng, and C. Nasuhoglu, "The complex and intriguing lives of PIP2 with ion channels and transporters," *Sci. STKE. 2001, 111*, re19, 2001.

68) W.B. Busa and R. Nuccitteli, "Metabolic regulation via intracellular pH," *Am. J. Physiol.*, vol. 246, pp. 409-438, 1984.

69) T. L.Mahnensmith and P. S Aronson, "The plasma membrane sodium-hydrogen exchanger and its role in physiological and pathophysiological processes," *Circ. Res.*, vol. 56, pp. 773-788, 1985.

70) V. Menkin, "The role of hydrogen ion concentration and the cytology of an exudate Menkin, V. eds," *Biochemical Mechanisms in Inflammation*, pp. 66-103 Charles C. Thomas Springfield, IL, 1956.

71) S. Grinstein, C. J. Swallow, and O. D.Rotsein, "Regulation of cytoplasmic pH in phagocytic cell function and dysfunction," *Clin. Biochem.*, vol. 24, pp. 241-247, 1991.

72) J. Anastassopoulou and T. Theophanides, "The role of metal ions in biological systems and medicine," *Bioinorg. Chem.*, vol. 459, pp. 209-218, 1995.

73) H.H. Sandstead, "Understanding zinc: recent observations and interpretations," *J. Lab. Clin. Med.*, vol. 124, pp. 322-327, 1994.

74) 武田 昭二，"無血清培養下における金属イオンの細胞毒性試験，"歯科材料・器械，1994.

75) K.L. Haas and K.J. Franz, "Application of metal coordination chemistry to explore and manipulate cell biology," *Chem. Rev.*, vol. 109, pp. 4921-4960, 2009.

76) 広田 喜一，"低酸素センサー －細胞は低酸素をいかに感知するか，" *Anesth. net.*, vol. 10, pp. 11-15, 2006.

77) J.A. Mitchell and J.M. Yochim, "Intrauterine oxygen tension during the estrous cycle in the rat: its relation to uterine respiration and vascular activity Endocrinology," *Endocrin.*, vol. 83, pp. 701-705, 1968.

78) P. Eliasson and J.I. Jonsson, "The hematopoietic stem cell niche: low in oxygen but a nice place to be," *J. Cell. Physiol.*, vol. 222, pp. 17-22, 2010.

79) D.M. Panchision, "The role of oxygen in regulating neural stem cells in development and disease," *J. Cell. Physiol.*, vol. 220, pp. 562-568, 2009.

80) U. Silvan, A. Diez-Torre, J. Arluzea, R. Andrade, M. Silio, and J. Arechaga, "Hypoxia and pluripotency in embryonic and embryonal carcinoma stem cell biology," *Differentiation*, vol. 78, pp. 159-168, 2009.

81) M.C. Brahimi-Horn and J. Pouyssegur, "Oxygen, a source of life and stress," *FEBS Lett.*, vol. 581, pp. 3582-3591, 2007.

82) M.C. Simon and B. Keith, "The role of oxygen availability in embryonic development and stem cell function," *Nat. Rev. Mol. Cell Biol.*, vol. 9, pp. 285-296, 2008.

83) L. Liu and M.C. Simon, "Regulation of transcription and translation by hypoxia," *Cancer Biol. Ther.*, vol. 3, pp. 492-497, 2004.

84) G.L. Semenza, "Regulation of mammalian O2 homeostasis by hypoxia-inducible factor 1," *Annu. Rev. Cell Dev. Biol.*, vol. 15, pp. 551–578, 1999.

85) B.G. Wouters, T. van den Beucken, M.G. Magagnin, M. Koritzinsky, D. Fels, and C. Koumenis, "Control of the hypoxic response through regulation of mRNA translation Semin," *Cell Dev. Biol.*, vol. 16, pp. 487–501, 2005.

86) R.A. Busuttil, M. Rubio, M.E. Dolle, J. Campisi, and J. Vijg, "Oxygen accelerates the accumulation of mutations during the senescence and immortalization of murine cells in culture," *Aging Cell*, vol. 2, pp. 287–294, 2003.

87) A. Ito, M. Shinkai, H. Honda, T. Wakabayashi, J. Yoshida, and T. Kobayashi, "Augmentation of MHC class I antigen presentation via heat shock protein expression by hyperthermia," *Cancer Immunol. Immunother*, vol. 50, no. 10, pp. 515–522, 2001.

88) S.J. Lippard, "The inorganic side of chemical biology," *Nat. Chem. Biol.*, vol. 2, pp. 504–507, 2006.

89) S.S.David and E. Meggers, "Inorganic chemical biology: from small metal complexes in biological systems to metalloproteins," *Curr. Opin. Chem. Biol.*, vol. 12, pp. 194–196, 2008.

90) S.M. Cohen, "New approaches for medicinal applications of bioinorganic chemistry," *Curr. Opin. Chem. Biol.*, vol. 11, pp. 115–120, 2007.

91) W. Kimura, F. Xiao, D. C. Canseco, S. Muralidhar, S.W. Thet, H. M. Zhang, Y. Abdulrahman, R. Chen, J. A. Garcia, J. M. Shelton, J. A. Richardson, A. M. Ashour, A. Asaithamby, H. Liang, C. Xing, Z. Lu, C. C. Zhang, and A. Hesham, "Hypoxia fate mapping identifies cycling cardiomyocytes in the adult heart," *Nature*, vol. 523, pp. 226–230, 2015.

3.
細胞社会の人為的構成
~細胞社会を創造する~

▶ 3.1 概　　論 ◀

3.1.1 はじめに

「細胞社会学」——古くて，新しい概念である．1章では，古典的な生物学的視点から細胞社会学の基礎ともいえる視点を紹介した．2章では，近年進歩が著しい工学や化学的視点を取り入れた細胞社会の場の設計技術を総括した．この3章では，これまでの多様の分野からの理解を統合し，目的とする細胞社会を人為的に創り出すことで，生物学的機能の最大化を図ることを通じ，この概念を応用研究に実装していくための視点を提供したい．

さて，本章では細胞社会学の指向する目標の一つといえる，器官の実質的機能再建，すなわち，器官再生を目指す研究を扱う．なぜならば，器官の持つ複雑構造を再現し，機能発現を実現するためは，細胞社会学的視点で整理された発生・再生過程で生じる生命現象を理解することが重要であるからである．したがって，1，2章で扱ってきたような，さまざまな細胞間・組織間における相互作用や，時々刻々と変化する細胞外マトリックスなどの場における相互作用を試験管内において人為的に再現するための最適戦略を構築することが必須となる．具体的には，代表的な器官システムを例に，目的器官の人為的創出を目指すうえでの中心的プレイヤーはどのような細胞種なのか，それらを培養するための場の要件はどのようなものか，それらの協調をいかにして最適化するのか，などの諸条件の明確化を図りながら，どのようにして細胞社会の人為的構成が試みられようとしているのかについて，先端的な研究成果を交えて詳述する．

3.1.2 器官創出研究の臨床ニーズ

山中がノーベル賞を受賞して以降，ヒトiPS細胞（induced pluripotent stem cell）などの幹細胞の臨床応用に向けた研究開発が加速している．すなわち，失われた器官の機能を補う

ために，iPS細胞などの多能性幹細胞（pluripotent stem cell）から，疾患治療に有益な「細胞」を創り出す研究開発競争が急速に進展を見せている．しかしながら，「細胞」を用いた細胞療法の有効性は，多くの疾患において未確定であり，その臨床的意義は希望的期待の範囲にあるにすぎない．

一方，臨床的有効性が明確に確立している臓器置換術（臓器移植）において，その最重要課題がドナー臓器の絶対的不足への対応であることは明らかである．例えば，米国における臓器移植の実施件数と待機人数との乖離は，1989年には数千人の範囲内に収まっていたにもかかわらず，その後の乖離状況は悪化の一途をたどっており，2013年には十万人近くに増大しているのが現状である．すなわち，米国だけで，毎年，なんと十万人近くの臓器不全患者が移植手術を待ちながら移植を受けることができない状況が厳然として存在しているのである．残念ながらこのような患者の多くは移植用臓器を待つことなく，亡くなるというきわめて悲惨な現状が存在している．

このような臨床的な重要課題を解決するためには，進歩の著しい発生生物学（developmental biology）や幹細胞生物学（stem cell biology）の新知見を駆使して，ヒト臓器の人為的構成を可能とする革新的な細胞操作技術を開発することが必須となる．この意味において，細胞社会学視点から整理された器官創出技術を確立することはきわめて重要と考えられる．

3.1.3 多能性幹細胞とは

本節で扱う細胞社会の人為的な創出を目指すうえでの開発コンセプトは，主として二つのアプローチがあると思われる．一つは，内在する組織幹細胞（somatic stem cell）を活用することにより，生物の有する自己修復能を最大化あるいは最適化することを試みる手法である．例えば，骨髄内に存在する造血幹細胞を回収し，それを移植することによって，血液系を再構築する造血幹細胞移植などがこれに相当する．もう一つは，受精卵に匹敵する多能性（pluripotency）を有する多能性幹細胞を活用することにより，発生生物学的プロセスを再現し治療に有益な細胞や組織や器官をまったく新たに創出することを試みる手法である．例えば，iPS細胞の分化誘導により網膜色素上皮やドパミン神経前駆細胞を作製し，それを患者へ移植することによって，疾患により失われた機能の改善を目指す臨床研究などがこれに相当する．

このように，再生医療への応用が期待されている幹細胞には，組織幹細胞と多能性幹細胞の二つがある．細胞分化という視点から整理すると，未熟な多能性幹細胞から前駆細胞（組織幹細胞）を経て，機能細胞が分化するということになる．組織幹細胞は成体内にも存在しているが，多能性幹細胞は基本的には発生初期にしか存在しておらず，なんらかの手法で人為的に作製する必要がある．

人為的に作製された多能性幹細胞の代表例として，ES細胞（胚性幹細胞；embryonic stem cell）とiPS細胞がある。ES細胞は，ヒト卵子の提供が必須であり，かつ，ヒト初期胚を破壊して樹立しなくてはならないことから，大きな倫理的問題をはらんでいるといわざるを得ない。一方，iPS細胞は任意の成人の分化細胞から樹立することができることから，倫理的問題は本質的には存在しない（配偶子形成およびクローン作製問題は存在する）。したがって，現時点における再生医療の開発は，ES細胞において存在していた多くの課題を克服可能なヒトiPS細胞を主材料として，治療に有益な細胞・組織・臓器をどのようにして創出するのかということが喫緊の未解決課題となっている。

3.1.4 細胞社会を人為的に構成する意義

　従来，ヒトiPS細胞などの多能性幹細胞から機能細胞を分化誘導する方法は培養ディッシュによる2次元培養系が用いられてきた。例えば，肝細胞（hepatocyte）へ分化誘導するための方法は，肝臓の器官発生プロセスにおいて重要な役割を果たしている分化誘導因子を段階的に作用させることにより，iPS細胞から内胚葉細胞を経て，肝細胞様細胞（hepatocyte-like cell）へと，段階的に分化誘導する方法である。しかし，この方法では，内胚葉への運命決定以降の分化誘導効率が著しく低下すること，最終産物である肝細胞様細胞の機能が低いこと，などの理由からこの方法で分化誘導されているのは，あくまで肝細胞"様"細胞（hepatocyte-like cell）にすぎなかった。このような状況は，膵臓におけるβ細胞や，血管形成における血管前駆細胞などをはじめとした各種細胞の分化誘導についても，まったく同様のことがいえ，近年の報告によると分化誘導可能な細胞はあくまで胎児型の機能に留まっている。なぜ平面分化誘導によって，十分な機能性を有する細胞を得ることが困難なのであろうか。

　一般に，臓器を構成する細胞は，機能を担う分化細胞のみならず，血管を形成する血管内皮細胞やそれらを支持する間葉系細胞，血管内腔を流れる血液細胞など複数存在する「細胞社会」を形づくっている。胎内の器官形成プロセスにおいては，これら多細胞系が秩序だった構造をとることにより協調的相互作用が惹起され，ダイナミックな時空間的変化を伴いながら最終的に終末分化を遂げた真の機能細胞が生み出される。したがって，機能細胞の創出を達成するためには，目的の細胞を誘導するという従来の考え方を抜本的に見直し，胎内の器官発生を模倣した3次元的な高次構造の再構築を伴う終末分化誘導法を確立する必要があった。つまり，ヒトiPS細胞から機能的な細胞を分化誘導するためには，器官発生プロセスを再現することによるヒト器官の創出法を確立することが必須であると考えられた。

3.1.5 本章における前提と扱う領域

各論に入る以前に，大前提として述べておきたい点がある。個別の器官における「細胞社会」とは，① うつろいゆくもの，② 層別化されたもの，であるという特徴についてである。

① については，至ってシンプルな例えをもって理解可能である。人の一生を考えてみても，現世に生まれてのち，幼稚園（保育園），小学校，中学校，高校，大学などのようにさまざまな集団・環境から構成される社会を経験して，立派な社会人が醸成されるわけであるが，二度と同じ要素から構成された社会を経験することはない。これらのアナロジーから肝臓の理解を試みれば，原始腸管の一部としての肝内胚葉期（シート状）に始まり，肝芽，胎児肝臓，成体肝臓などと発展していくさまがあり，ステージごとにまったく異なった様相を呈した細胞社会がそこに存在している。

一方，② に挙げた「層別化されたもの」という点については，やや複雑に思われるがこれも人為的創出を目指す研究戦略上重要な概念と思われる。例えば，読者の多くは研究機関に属しているわけであるが，広く捉えれば，研究者という社会的階層にいるともいえる。はたまた，日本社会に属する人間ともいえるし，国際社会の中にある存在とも理解可能である。再び，肝臓であれば，肝細胞索という構成単位から，肝小葉，肝葉，肝臓，消化器官，代謝器官など，微視的・巨視的な視点のいずれからも整理することが可能である。

①，② に記載したような特徴を踏まえて，「いずれの段階の」，そして，「いずれの階層からの」，細胞社会を構築しようとしているのか，という立場を明確にしつつ目標設定を行うことが重要と考えられる。このことは，最終的に出口戦略のイメージを具体化するうえでも必須ではないだろうか。

以上のような前提のもと，本章においては，骨，筋，関節，肝臓，腎臓，血管，中枢神経，腺組織をテーマとして扱う。各器官において形成される細胞社会および，それらの人為的構築法について，各方面の専門家らによる議論を深めたい。将来的に，本章において語られるさまざまな器官における細胞社会学的見地を獲得することにより，読者らが自在な発想から新たな創造的研究を実施するための礎となることを願ってやまない。

▶ 3.2 骨 ◀

3.2.1 骨組織

骨組織は緻密な皮質骨と多孔質構造を持つ海綿骨からなる。骨の基質はコラーゲン（Col）にリン酸カルシウムの一つであるハイドロキシアパタイト（hydroxyapatite, HA：$Ca_{10}(PO_4)_6(OH)_2$）を基本型とするアパタイト結晶が石灰化した有機・無機の複合体である[1]。骨の表

面には骨基質形成を担う骨芽細胞が存在しており，骨芽細胞は骨基質を吸収する機能を持つ破骨細胞と密接に連携して常時骨組織をリモデリングしていることがわかっている。骨芽細胞は最終的に分化して骨細胞として骨基質に埋め込まれ，骨細胞も破骨細胞の機能に影響を及ぼし，骨のリモデリングを調節していると考えられている[2]。骨組織はカルシウムの貯蔵庫であるだけでなく，造血を担う骨髄組織を有し，体重を支える支持組織としての機能を持つ生体に不可欠の組織である。疾病や事故で失われた骨の再生では本来骨が有する再生能には限度があり，一定サイズを超え自己修復が不可能な臨界径骨欠損[3]が生じた場合には自家骨が有する活性（骨誘導能）を持つ代替材料が求められる。未分化間葉系幹細胞など骨芽細胞の前駆細胞に高い親和性を持つ人工材料を *in vitro* で組み合わせ，*in vivo* で骨再生を試みる組織工学手法による検討が鋭意行われてきた[4]。これらは骨を再生する人為的構成への取組みであるが，足場材料の細胞活性化能の獲得，*in vitro* における3次元的な組織の構築手法の開発，そして骨の欠損における融合促進など検討していく必要がある。

3.2.2 骨のミネラルと石灰化

骨形成は，骨芽細胞が直接に骨基質を合成して石灰化する膜性骨化と長管骨に見られる軟骨細胞が成熟して石灰化し，その後に石灰化骨に置き換わる軟骨内骨化の二とおりの様式によって行われる[5]。石灰化はHAがコラーゲン線維上に沈着することによって生じるが，初期のリン酸カルシウムの沈着は骨芽細胞が分泌する脂質二重膜から成る基質小胞内で開始されると考えられている。基質小胞内に核づけされた初期のリン酸カルシウムは小胞の外部まで成長し，コラーゲン線維上の添加的石灰化のステージへ移行するとされる[5]。初期リン酸カルシウムは非晶質リン酸カルシウム（amorphous calcium phosphate, ACP：$Ca_3(PO_4)_2 \cdot nH_2O$）とされ，HAへ結晶化する[6]。またACPはリン酸八カルシウム（octacalcium phosphate, OCP：$Ca_8H_2(PO_4)_6 \cdot 5H_2O$）への結晶化を経由してHAに転換するという考えも支持されてきた[7]。骨ミネラルの基本型とされるHAの化学量論的組成はCa/Pモル比が1.67である。しかし，実際の骨ミネラルはCa含有量が理論値よりも低く，炭酸イオンやふっ素など微量の不純物を含む非化学量論組成を有するCa欠損HAである[8]。この非化学量論性はOCPが前駆体として形成されると生じるとされる[9]。

HAの結晶成長（石灰化進展）はカルシウムとリン酸の濃度の高さにより駆動力の程度が決まり，物理化学的に進展する。一方，石灰化は結晶周囲に存在するイオンやタンパク質に制御されることがわかっている[10]。

3.2.3 足場材料の作製

〔1〕骨模倣材料と骨再生──ミネラル成分の影響　骨の欠損へ埋入することで骨に高

い親和性を示すだけでなく,骨の欠損を再生することを期待して骨ミネラルあるいはミネラルと骨基質を模倣する人工材料を合成する試みがなされてきた。例えば,HAとアテロコラーゲン(Col)との複合体(HA/Col)は自身で高い骨再生能を有する人工材料として臨床応用されている[11]。一方,骨の石灰化過程自体を模倣して骨の再生を促進する試みがなされている[12]。ACPとOCPはともに骨に親和性を持ち,骨欠損に埋め込まれると,骨の石灰化過程さながらにHAに結晶化して骨と一体化する材料である[12]。ACPはOCPよりも高い溶解度を持つことが知られている[13]。そこでACPをOCPに共存させることでOCPにカルシウムとリン酸が供給され,OCPがHAの核となり,OCP単独のHAへの結晶化よりも早いHAへの結晶化が期待できる[14]。実験的にACPとOCPを混合し,ヒト血漿と同等の無機イオン組成を持つ擬似体液(simulated body fluid, SBF)にACP/OCP混合顆粒(それぞれ300～500 μm径)を浸漬するとそれぞれの単独のSBFへの浸漬と比較してHAへの結晶化が促進される(図3.1)。物理化学的にはACPが共存するとOCP周囲の過飽和度が上昇し,HA形成の駆動力が高くなることによりその結晶化が促進されると考えられる。ACP/OCP混合顆粒を自己修復ができない臨界径を有するラット頭蓋冠骨欠損へ埋入することによりそれぞれの単独よりも骨形成が促進されることがわかった。OCP単独においてもHAへの結晶化が生じ,骨形成[15]そして骨芽細胞の分化が促進されるが[15),16)],その際に骨芽細胞を活性化するタンパク質が吸着することが質量分析により確認されており[17],石灰化の促進と骨形成の促進に関連性があることが示唆された[14]。

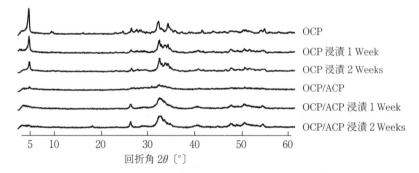

ACPの混合によりOCPのHAへの結晶化が促進された。American Chemical Societyより転載許可を得て,K. Kobayashi, et al., *ACS Appl. Mater. Interfaces*, vol.6 pp. 22602-22611, 2014. Fig.8より一部改変して掲載。

図3.1 pH7.4,37℃の擬似体液に2週間まで浸漬したOCPおよびOCP/ACP複合体(OCP 25wt%/ACP 75wt%)のX線回折図(結晶構造を表すパタンであり,物質ごとに特徴的なパタンを示す)

〔2〕 **骨模倣材料と骨再生——ミネラルとマトリックス成分の影響** 生体骨のHAあるいはその形成過程を人工的に用意することで骨再生をより優位に促進できる可能性があるため,骨形成を3次元的に促進させることが期待できる足場材料を開発した[18]。Colの分解産物であるゼラチン(Gel)を基質として骨形成性能に優れるOCPを分散させた足場材料

(OCP/Gel) である。この材料はゼラチンとリン酸カルシウムの過飽和溶液から共沈法によるOCP/Gelの複合体を調製し，凍結乾燥後に熱架橋して成型したもので，40wt%のOCPを含有し，10〜500 μm径の気孔を有する気孔率96%の多孔質材料である。骨芽細胞様細胞に対して高い接着能を示し，生体内に置かれた場合，宿主の骨芽細胞の足場として機能するだけでなく，OCPの石灰化促進効果とそれによる骨形成促進が期待され，骨欠損の再生の有用な足場になると考えられた。実際に，OCP/Gelのディスク状試料を自己修復ができない臨界径を有するラット頭蓋冠骨欠損へ埋入することで，経時的な骨再生が促進され，骨欠損の7割を超える程度まで新生骨を再生した（図3.2）。OCP/Gelは長管骨欠損（家兎脛骨骨欠損）の規格化骨欠損においても新生骨形成を促すことが確認された[19]。3次元的な材料

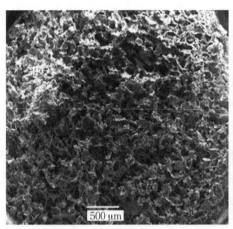
（a） OCP/Gel複合体の走査型電子顕微鏡像

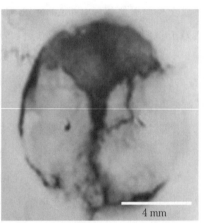
（b） OCP/Gel埋入後のラット頭蓋冠の軟X線像

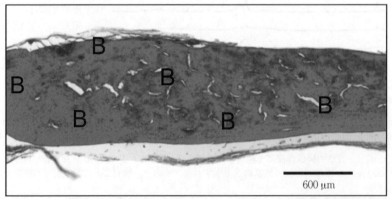
（c） ラット頭蓋冠骨欠損部の骨再生を示すヘマトキシリン・エオジン染色後の脱灰標本組織像，冠状面，B：新生骨，OCP/Gelはほとんど吸収され新生骨に置換

図3.2 OCP/Gel複合体（OCP 40wt%含有）をラット頭蓋冠の臨界径骨欠損へ埋入16週後の骨再生（Elsevierより転載許可を得て，T. Handa, et al., *Acta Biomater.*, vol. 8, pp. 1190-1200, 2012. Fig. 1および8より一部改変して掲載）

構成と骨芽細胞を促進するミネラル成分を基質成分へ分散することで骨再生を促進する足場材料の設計が可能となる。

〔3〕 **メカニカルストレスの骨再生への影響**　地球上で生活するわれわれの体は重力や運動などにより，つねに機械的ストレス（メカニカルストレス）を受けている。骨は，メカニカルストレスを感知し，骨芽細胞による骨形成と破骨細胞による骨吸収のバランスにより恒常性を維持している[20]。この形成，吸収のバランスによって骨組織はつねに入替えが起こっている。この入替えは骨リモデリングと呼ばれている。骨リモデリングの均衡が崩れると骨粗鬆症や大理石病など骨疾患を引き起こすことが明らかとなってきている[21]。

これまでに骨補填材を用いた骨再生過程においてメカニカルストレスがどのような影響を与えるかについて，in vitro, in vivo 実験系において検討が進められてきた。

OCP と Col を複合化した OCP/Col ディスク（直径 9 mm，高さ 3 mm）をラット頭蓋冠上に置き，その上に骨膜および皮膚を縫合した結果，4 週間後にはディスクの大部分に破骨細胞様細胞が観察され，12 週間後には新生骨形成がほとんど起こらずディスクが吸収された[22]。これはディスクに対して骨膜および皮膚組織からの過度の圧力（メカニカルストレス）がかかったためであると考えられた。そこで，同様の実験系において OCP/Col ディスクよりも強度のあるテフロンリングに OCP/Col を入れて皮膚組織から OCP/Col にかかる圧力を抑制し，材料吸収および骨形成がどのように影響を受けるかが検討された[23]。その結果，埋入 4 週後における破骨細胞の数はテフロンリングがない場合に比べて大幅に減少し，12 週間後には母床骨から連続する新生骨形成が観察された。これらの結果は，骨補填材を用いた骨再生において過剰なメカニカルストレスは骨リモデリングのバランスを変化させ，吸収の促進と形成の抑制に作用することを示唆している。一方で，メカニカルストレスを軽減することで骨リモデリングのバランスを維持することができ，新生骨形成を促進することができることを示唆している。

より詳細に OCP 材料に負荷されるメカニカルストレスと細胞への影響を検討するために一軸方向に一定周期のメカニカルストレスを負荷することができる装置が開発された[24]。2 次元的に増殖した細胞へのメカニカルストレス負荷培養はこれまでにさまざまな方法が提案されているが，3 次元培養した細胞へストレスを負荷する試みはあまり多くはない。ここで直径 9 mm，内径 3.5 mm，厚さ 5 mm のドーナツ状に成形した OCP と Gel の複合体（OCP/Gel）を作製し，間葉系幹細胞株 D1 細胞を播種し，開発した装置を用いて異なる大きさの圧縮刺激を複合体に負荷し，細胞増殖および骨芽細胞分化に与える影響について検討された。細胞実験に先立ち，応力分布シミュレーションにより OCP/Gel に負荷されるストレスについて解析を行い，ストレス負荷量を 1, 2, 3 mm（複合体の圧縮率 20, 40, 60%）と決定された。複合体に播種した D1 細胞に異なる大きさのメカニカルストレスを 7 日間負荷した結

果，骨芽細胞の後期分化マーカーであるオステオカルシン mRNA 発現量がストレス負荷 1 mm でコントロール（ストレスなし）に対して有意に上昇したが，2 mm，3 mm 負荷では有意に低下した。この結果から，間葉系幹細胞の骨芽細胞分化において強すぎるメカニカルストレスは分化抑制に働くが，適度なストレスは骨芽細胞分化を促進することがわかった。この in vitro 実験の結果は，in vivo において骨補填材に接着した細胞が受けるメカニカルストレス量を制御することで骨再生を促進することができる可能性を示唆している。骨補填材による骨再生において修復部分に負荷されるメカニカルストレスを考慮し，材料設計やストレス量の制御を検討することが重要であると考えられる。

3.2.4 細胞による3次元組織体構築

〔1〕 **スフェロイド構築手法**　一般的な細胞培養は，細胞が接着するように表面処理されたプラスチックプレートに細胞を播種し，平面的に増殖させて培養する。しかしながら，生体における細胞は平面ではなく，細胞どうしや細胞外基質などが複雑かつ整然と3次元的に配置され，より大きな組織，器官が構築されている。したがって，実験室で通常行う平面的な細胞培養では生体内環境の再現性に限界があった。そのため，さまざまな3次元培養法が考案され，生理的環境を実験室で模倣する試みがなされている。高分子ゲルや3次元多孔性材料を用いることで細胞-細胞外基質間相互作用を模倣した3次元培養が行われている。一方，担体材料を用いず細胞のみで3次元組織体を作製するスキャフォールドフリーの3次元培養が多くの細胞種で試みられている。球状の凝集体として細胞を培養する方法はスフェロイド培養と呼ばれている。スフェロイドは細胞どうしが3次元的に相互作用する微小環境を形成し，細胞が産生する細胞外基質などを介して細胞-細胞接着が起こることから，通常行われる2次元培養に比べて，より生体内に近い状態を再現できると考えられている。そのため，スフェロイド培養は動物実験代替法として薬物の毒性試験や新薬開発のための薬剤スクリーニングとしての利用も検討されている[25]。また，細胞をスフェロイド化することにより細胞機能が高くなり，維持されることから，大きな細胞組織体を作るための部品（ビルディングブロック）としての応用も報告されている[26],[27]。

さまざまな応用が考えられているスフェロイドであるが，その作製方法に関してもこれまでに多くの手法が提案されている。低接着性プレート法は，親水性ポリマーなどでプラスチックプレート表面をコーティングし，プレート底面への細胞接着を抑制することで細胞どうしの凝集を促す手法である。すでに平面やU字型などのさまざまなプレートが市販されており，平面の場合は形成されるスフェロイドのサイズが不均一となる。また，最近ではナノインプリント技術によって細胞接着性を制御することでスフェロイド形成を促すプレートが市販されてきている。これらには，マイクロパターン表面を持つプレート[28]やナノピラー

表面プレート[29]などがあり，利用できるようになっている．ハンギングドロップ法は，プラスチックプレートなどのふたに微量細胞懸濁液を載せ反対にすることでできる液滴中でスフェロイドを形成させる手法であり，均一なサイズのスフェロイドを調製することができる．従来は大量のスフェロイドを得るために煩雑な操作を必要とした．最近になり，ハンギングドロップアレイが開発され，ハイスループット化が可能となっている[30]．スフェロイドの薬剤スクリーニングや再生医療応用を考えた場合，一度に均一なサイズのスフェロイドを大量に調製する必要がある．そのため，最近は微細加工技術を用いたマイクロチップによるスフェロイド培養法が検討されている．マイクロウェルアレイ法は，マイクロチップ上に微細加工技術を用いて細胞接着部位，非接着部位をマイクロパターン化することで均一なスフェロイドを大量に作製できる[31]．

〔2〕 **スフェロイド培養デバイス開発と軟骨培養**　上記の方法にはそれぞれ一長一短がある．スフェロイドの再生医療や薬剤スクリーニング応用において簡便に均一なサイズのスフェロイドを一度に大量に得る技術は重要であり，筆者らもこれまでにスフェロイド培養デバイスの作製に成功している．**図3.3**(a) に開発したスフェロイド形成デバイスを示す[32]．

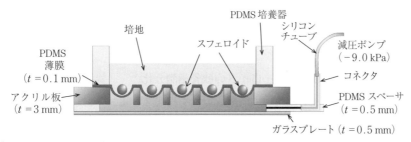

(a) 減圧により薄膜が変形することによって，スフェロイド形成部位ができるプロトタイプスフェロイド培養器の断面模式図（T. Anada, et al., *Sens Actuator B* より転載許可を得て一部抜粋して掲載）

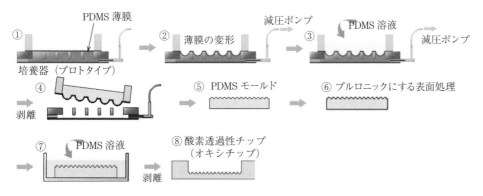

(b) プロトタイプ培養器を鋳型とすることで量産性を向上させた新規スフェロイド培養器の作製方法（T. Anada, et al., *Biomaterials* より転載許可を得て一部抜粋して掲載）

図3.3

このデバイスはポリジメチルシロキサン（PDMS）で作製した薄膜をデバイスに接続した減圧ポンプにより変形させ，直径1 mmの半球状スフェロイド形成部位ができるように設計した。マイクロミリング装置により約1500個の直径1 mmの穴をアクリル板に作製し，その上にPDMS製薄膜（厚さ約100 μm）を載せ，減圧によって薄膜が変形し，スフェロイド形成部位が形成される。培養デバイスに播種した細胞は，スフェロイド形成部位に集まり，自己組織的にスフェロイド形成が起こる。播種細胞数を変えることでスフェロイドサイズを制御することができ，種々の細胞においてサイズ分布の狭い均一なスフェロイドを形成することができる。さらに筆者らはこのスフェロイド培養デバイスを鋳型とすることでより簡便に作製可能な新規スフェロイド培養器を開発した（図(b)）[33),34)]。ポンプによって減圧，変形した薄膜部分にPDMSを流し込み，加熱，重合することでスフェロイド形成部分の微細形状をPDMSに転写した。このように作製したPDMSモールドの表面を高分子界面活性剤であるプルロニックにより表面処理した。この高分子表面修飾はPDMSの剥離性を向上させ，PDMSを鋳型として使うことを可能とする。プルロニック処理PDMS鋳型にPDMS溶液を流し込み，加熱，重合後に鋳型を剥離することで新規スフェロイド培養器を作製した。無処理のPDMS表面には細胞が接着するため，作製したスフェロイド培養器表面をポリエチレングリコールジアクリレートによりポリマー修飾することでスフェロイド形成を促進することができる[34)]。

〔3〕 **培養器により作製したスフェロイドの軟骨細胞分化**[34)]　　軟骨組織は，無血管組織であり，酸素要求性が低いため細胞塊の低酸素環境を再現できるスフェロイドが*in vitro*モデルとして利用されている[35)]。軟骨内骨化は脊椎動物の四肢の長管骨など大部分の骨で起こる骨形成過程の一つであり，未分化間葉系細胞の凝集によって，軟骨細胞へと分化する。この過程をスフェロイドによって再現することにより*in vitro*で間葉系幹細胞の軟骨細胞分化が促進されることが報告されている[35)]。マウスEC細胞由来ATDC5細胞は，培養系において未分化細胞から軟骨分化を再現できる細胞株であることが知られており，図3.3に示したスフェロイド培養器にATDC5細胞を播種し，軟骨細胞分化について検討を行った。細胞数を変化させてATDC5細胞を培養器に播種し，軟骨細胞分化培地を用いて培養を行った。培養器を用いることで播種細胞数に関わらずATDC5細胞は3時間以内にスフェロイド化し，スフェロイド直径は播種細胞数が多いほど大きくなった。形成したスフェロイドはサイズが均一であり，培養終了後はPBSや培地を用いてピペッティングするだけでスフェロイドを非侵襲的に回収することができるのが培養器の大きな特徴である。軟骨細胞への分化をグリコサミノグリカン（GAG）産生量によって評価した結果，スフェロイド化することで平面培養よりもGAG量が高くなり，播種細胞数を多くするほどGAG産生量が高くなった。すなわち，スフェロイド培養器は，播種細胞数を多くすることで平面培養に比べて著しく軟骨

細胞分化を促進することが示された。軟骨細胞の分化は酸素濃度の影響を受け，低酸素環境のほうが分化が促進されることが報告されている。スフェロイド培養は細胞組織体の内部が低酸素環境になりやすく，スフェロイド直径が大きいほうがより顕著に低酸素状態となる。酸素濃度を制御することでスフェロイド化細胞のより迅速に軟骨細胞分化させることができると考えられ，より精密な酸素濃度制御による培養条件の検討を行っている。開発したスフェロイド培養器は，移植に必要なスフェロイドを一度に大量作製でき，分化促進効果によりより迅速な細胞移植を可能とすることが期待できる。

3.2.5 骨組織再生の課題と展望

本項では骨組織についての概説とその再生における足場材料，細胞，培養デバイスについて筆者らのこれまでの成果をもとに述べた。上述したように，骨組織は生体内においてつねにリモデリングが起こっており，恒常性が保たれている。この恒常性の維持にはメカニカルストレスが大きく関わっており，骨はこれら外部環境変化を感知し，骨芽細胞と破骨細胞の密接な関係によりリモデリングが制御されている。また，骨の形成，再生には炎症性細胞や血管細胞などさまざまな細胞が関与し[36]，骨組織における細胞社会を構成している。これらの細胞間コンタクトや関係性を考慮し，再現することでより効率の良い骨再生治療法を確立することができると考えられる。

骨はほかの組織と異なり，無機成分リン酸カルシウムを多量に含む組織であり，その再生においても人工合成したリン酸カルシウムが非常に有効である。骨補填材としてのリン酸カルシウム材料は種々開発され，臨床で用いられているが，骨置換性，再生能の点でまだ改良の余地があるのが現状である。OCPは，既存材料に比べて高い骨再生能を有することを筆者らが見いだしており，生体骨を模倣した有機成分とのハイブリッド材料は骨置換性，再生能が優れており，臨床応用を目指して開発が進められている[37]。土木，建築現場で最初に足場を組むことが必要なように，組織再生において担体材料はスペースメーキングや移植細胞，あるいは宿主細胞の足場として働く。骨欠損部位において担体材料は，骨芽細胞，骨細胞，破骨細胞などの骨組織における細胞社会が再構成されるためにきわめて重要である。骨組織再構築に適した担体材料の開発，細胞間相互作用を促進する細胞培養法やデバイス開発はより精密な3次元組織構築に向けてさらなる検討が求められる。

引用・参考文献

1) S. Weiner and H. D. Wagner, "The material bone: structure-mechanical function relations," *Annual Review of Materials Science*, vol. 28, pp. 271-298, 1998.

2) L. F. Bonewald, "Osteocytes as dynamic multifunctional cells," *Ann. N. Y. Acad. Sci.*, vol. 1116, pp. 281-290, 2007.

3) J. P. Schmitz and J. O. Hollinger, "The critical size defect as an experimental model for craniomandibulofacial nonunions," *Clin. Orthop. Relat. Res.*, no. 205, pp. 299-308, 1986.

4) H. Ohgushi, "Osteogenically differentiated mesenchymal stem cells and ceramics for bone tissue engineering," *Expert. Opin. Biol. Ther.*, vol. 14, no. 2, pp. 197-208, 2014.

5) H. Ozawa, K. Hoshi, and N. Amizuka, "Current concepts of bone mineralization," *J. Oral. Biosci.*, vol. 50, no. 1, pp. 1-14, 2008.

6) A. Dey, P. H. H. Bomans, F. A. Muller, J. Will, P. M. Frederik, G. de With, and N. A. J. M. Sommerdijk, "The role of prenucleation clusters in surface-induced calcium phosphate crystallization," *Nature Mater.*, vol. 9, no. 12, pp. 1010-1014, 2010.

7) W. E. Brown, "Crystal growth of bone mineral," *Clin. Orthop. Relat. Res.*, vol. 44, pp. 205-220, 1966.

8) J. C. Elliott, "The problems of the composition and structure of the mineral components of the hard tissues," *Clin. Orthop. Relat. Res.*, no. 93, pp. 313-345, 1973.

9) N. S. Chickerur, M. S. Tung, and W. E. Brown, "A mechanism for incorporation of carbonate into apatite," *Calcif. Tissue Int.*, vol. 32, no. 1, pp. 55-62, 1980.

10) T. Aoba and O. Fejerskov, "Dental fluorosis: chemistry and biology," *Crit. Rev. Oral Biol. Med.*, vol. 13, no. 2, pp. 155-170, 2002.

11) M. Kikuchi, S. Itoh, S. Ichinose, K. Shinomiya, and J. Tanaka, "Self-organization mechanism in a bone-like hydroxyapatite/collagen nanocomposite synthesized in vitro and its biological reaction *in vivo*," *Biomaterials*, vol. 22, no. 13, pp. 1705-1711, 2001.

12) O. Suzuki, M. Nakamura, Y. Miyasaka, M. Kagayama, and M. Sakurai, "Bone formation on synthetic precursors of hydroxyapatite," *Tohoku J. Exp. Med.*, vol. 164, no. 1, pp. 37-50, 1991.

13) Brown WE, Mathew M, and Tung MS, "Crystal chemistry of octacalcium phosphate," *Prog. Crystal Growth Charact.*, vol. 4, pp. 59-87, 1981.

14) K. Kobayashi, T. Anada, T. Handa, N. Kanda, M. Yoshinari, T. Takahashi, and O. Suzuki, "Osteoconductive property of a mechanical mixture of octacalcium phosphate and amorphous calcium phosphate," *ACS Appl. Mater. Interfaces*, vol. 6, no. 24, pp. 22602-22611, 2014.

15) O. Suzuki, S. Kamakura, T. Katagiri, M. Nakamura, B. Zhao, Y. Honda, and R. Kamijo, "Bone formation enhanced by implanted octacalcium phosphate involving conversion into Ca-deficient hydroxyapatite," *Biomaterials*, vol. 27, no. 13, pp. 2671-2681, 2006.

16) T. Anada, T. Kumagai, Y. Honda, T. Masuda, R. Kamijo, S. Kamakura, N. Yoshihara, T. Kuriyagawa, H. Shimauchi, and O. Suzuki, "Dose-dependent osteogenic effect of octacalcium phosphate on mouse bone marrow stromal cells," *Tissue Eng. Part A*, vol. 14, no. 6, pp. 965-978, 2008.

17) H. Kaneko, J. Kamiie, H. Kawakami, T. Anada, Y. Honda, N. Shiraishi, S. Kamakura, T. Terasaki, H. Shimauchi, and O. Suzuki, "Proteome analysis of rat serum proteins adsorbed onto synthetic octacalcium phosphate crystals," *Anal. Biochem.*, vol. 418, no. 2, pp. 276-285, 2011.

18) T. Handa, T. Anada, Y. Honda, H. Yamazaki, K. Kobayashi, N. Kanda, S. Kamakura, S. Echigo, and O. Suzuki, "The effect of an octacalcium phosphate co-precipitated gelatin composite on the repair of critical-sized rat calvarial defects," *Acta Biomater.*, vol. 8, no. 3, pp. 1190-1200, 2012.

19) K. Suzuki, Y. Honda, T. Anada, T. Handa, N. Miyatake, A. Takahashi, M. Hosaka, H. Imaizumi, E. Itoi, and O. Suzuki, "Stimulatory capacity of an octacalcium phosphate/gelatin composite on bone regeneration in a rabbit tivia defect model.," *Phosphorus Res. Bull.*, vol. 26, pp. 53-58, 2012.

20) A. G. Robling, A. B. Castillo, and C. H. Turner, "Biomechanical and molecular regulation of bone remodeling," *Annu. Rev. Biomed. Eng.*, vol. 8, pp. 455-498, 2006.

21) H. Takayanagi, "Osteoimmunology: shared mechanisms and crosstalk between the immune and bone systems," *Nat. Rev. Immunol.*, vol. 7, no. 4, pp. 292-304, 2007.

22) Y. Suzuki, S. Kamakura, Y. Honda, T. Anada, K. Hatori, K. Sasaki, and O. Suzuki, "Appositional bone formation by OCP-collagen composite," *J. Dent. Res.*, vol. 88, no. 12, pp. 1107-1112., 2009.

23) A. Matsui, T. Anada, T. Masuda, Y. Honda, N. Miyatake, T. Kawai, S. Kamakura, S. Echigo, and O. Suzuki, "Mechanical stress-related calvaria bone augmentation by onlayed octacalcium phosphate-collagen implant.," *Tissue Eng. Part A*, vol. 16, no. 1, pp. 139-151, 2010.

24) M. Yamada, T. Anada, T. Masuda, T. Takano-Yamamoto, and O. Suzuki, "Effect of mechanical stress on differentiation of mouse mesenchymal stem cells seeded into an octacalcium phosphate–gelatin scaffold," *Sens. Actuators B: Chem.*, vol. 220, pp. 125-130, 2015.

25) J. Friedrich, C. Seidel, R. Ebner, and L. A. Kunz-Schughart, "Spheroid-based drug screen: considerations and practical approach," *Nat. Protoc.*, vol. 4, pp. 309-324, 2009.

26) J. M. Kelm, V. Djonov, L. M. Ittner, D. Fluri, W. Born, S. P. Hoerstrup, and M. Fussenegger, "Design of custom-shaped vascularized tissues using microtissue spheroids as minimal building units," *Tissue Eng.*, vol. 12, no. 8, pp. 2151-2160, 2006.

27) V. Mironov, R. P. Visconti, V. Kasyanov, G. Forgacs, C. J. Drake, and R. R. Markwald, "Organ printing: tissue spheroids as building blocks," *Biomaterials*, vol. 30, no. 12, pp. 2164-2174, 2009.

28) H. Mizushima, X. Wang, S. Miyamoto, and E. Mekada, "Integrin signal masks growth-promotion activity of HB-EGF in monolayer cell cultures," *J. Cell. Sci.*, vol. 122, no. Pt 23, pp. 4277-4286, 2009.

29) R. Takahashi, H. Sonoda, Y. Tabata, and A. Hisada, "Formation of hepatocyte spheroids with structural polarity and functional bile canaliculi using nanopillar sheets," *Tissue Eng. Part A*, vol. 16, no. 6, pp. 1983-1995, 2010.

30) Y. C. Tung, A. Y. Hsiao, S. G. Allen, Y. S. Torisawa, M. Ho, and S. Takayama, "High-throughput 3D spheroid culture and drug testing using a 384 hanging drop array," *Analyst*, vol. 136, no. 3, pp. 473-478, 2011.

31) Y. Sakai and K. Nakazawa, "Technique for the control ofspheroid diameter using microfabricated chips.," *Acta Biomater.*, vol. 3, pp. 1033-1040, 2007.

32) T. Anada, T. Masuda, Y. Honda, J. Fukuda, F. Arai, T. Fukuda, and O. Suzuki, "Three-dimensional cell culture device utilizing thin membrane deformation by decompression," *Sens. Actuators B: Chem.*, vol. 147, no. 1, pp. 376-379, 2010.

33) T. Anada, J. Fukuda, Y. Sai, and O. Suzuki, "An oxygen-permeable spheroid culture system for the prevention of central hypoxia and necrosis of spheroids," *Biomaterials*, vol. 33, no. 33, pp. 8430-8441, 2012.

34) T. Anada and O. Suzuki, "Size regulation of chondrocyte spheroids using a PDMS-based cell

culture chip," *J. Robotics Mechatronics*, vol. 25, no. 4, pp. 644-649, 2013.
35) S. Tsutsumi, A. Shimazu, K. Miyazaki, H. Pan, C. Koike, E. Yoshida, K. Takagishi, and Y. Kato, "Retention of multilineage differentiation potential of mesenchymal cells during proliferation in response to FGF," *Biochem. Biophys. Res. Commun.*, vol. 288, no. 2, pp. 413-419, 2001.
36) P. M. Mountziaris and A. G. Mikos, "Modulation of the inflammatory response for enhanced bone tissue regeneration," *Tissue Eng. Part B Rev.*, vol. 14, no. 2, pp. 179-186, 2008.
37) O. Suzuki, "Octacalcium phosphate (OCP) -based bone substitute materials.," *Jpn. Dent. Sci. Rev.*, vol. 49, pp. 58-71, 2013.

▶ 3.3 筋 ◀

3.3.1 筋組織の特徴

　筋肉は筋細胞（筋線維）が主体となる組織内に多数の神経や血管が張り巡らされており，結合組織がその隙間を埋めている。その構造や機能の違いにより，おもに骨格筋・平滑筋・心筋に分けられる。骨格筋は骨格を覆うようにして全身に分布する最も体積の大きい組織であり，体は骨格筋の収縮・弛緩によって動いている。平滑筋は胃や腸などの内臓や血管の壁として存在しており，これらの組織を動かす機能を担っている。心筋は骨格筋・平滑筋のように全身に分布する筋肉とは異なり，心臓にのみ存在する特殊な筋肉である。心臓は血液を循環させるポンプ機能を有しており，そのための拍動運動を担っているのが心筋組織である。平滑筋や心筋も基本的な機能は収縮・弛緩による「運動」であり，この運動が内臓や心臓を動かしている。一般的に組織の物理的特性（硬さ・柔軟さなど）は細胞外マトリックスの種類や構造によるところが大きいが，筋組織の力学的な特性（筋力）を支配するのは筋細胞自身である。

　① **骨格筋**　　生体の骨格を形成する筋肉であり，一般的に筋肉といってイメージされる筋組織である。横紋が見られる特徴も持つことから横紋筋ともいう。自分の意志で自由に動かせる随意筋であり，中枢神経からの指令によって運動する。筋芽細胞と呼ばれる単核細胞がいくつも融合してできた非常に巨大な筋管細胞が束になって筋線維を形成している。

　② **平滑筋**　　内臓筋ともいわれ，自分の意志で自由に動かすことができない不随意筋である。消化器や泌尿器の壁となってこれらの組織を支えており，必要に応じて胃や腸を運動させるなどの役割を担っている。血管を取り巻くように存在する平滑筋は血流・血圧の変化に大きな影響を与えている。

　③ **心筋**　　心臓だけにある特異な筋肉で骨格筋と同様に横紋筋である。収縮・弛緩を持続的に行っている不随意筋であり，通常は規則正しく運動している。激しい運動などに

よって拍動リズムが変化することはあるが，骨格筋のように意識的に変化させることはできない。心臓の拍動は中枢神経からの指令によって制御されておらず，独立した収縮リズムを持つ特殊心筋線維に周辺の心筋細胞が同期することで心臓全体が拍動している。

3.3.2 筋組織が形成する細胞社会〜組織の構造と機能〜

筋組織は運動を効率よく行うために高度に設計された構造を持っており，特異な構造がその機能と密接に関係している。骨格筋は筋細胞が集まってできた筋線維が束になったバンドル構造をしており，筋線維が同じ方向を向いていることで効率的に運動できるよう設計されている。骨格筋の運動を制御しているのは脳や脊髄で生じた神経細胞からの刺激であり，筋の収縮・弛緩は神経組織との綿密なコミュニケーションにより発現する機能である（図3.4）。平滑筋も機能を最大限に発揮するための構造を持っており，例えば，血管の収縮・拡張を効果的に行うために効果的な方向に配向した構造になっている。一方，平滑筋は骨格筋のように中枢神経によって制御されていない点では異なる。血管を形成する平滑筋は特に血

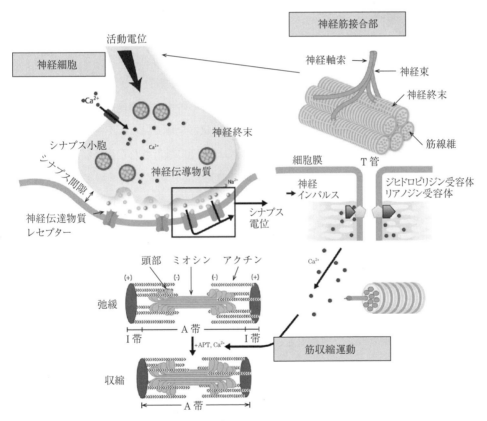

神経組織はバンドル構造を持つ筋管組織に対して神経筋接合部を介してシグナル伝達する。中枢からの指令を受け取った筋はカルシウムイオン放出により収縮運動を行う[1]。

図3.4 骨格筋収縮のために重要な神経細胞とのコミュニケーション

管内皮細胞と密接に関わっているといえる．血管の最も内側に位置するのが血管内皮細胞であり，血液を凝固させない特殊な壁としての役割を持つ．一方で，物理的強度が不十分な血管内皮細胞の層を平滑筋層が外側から支えており，血管に物理的な強度を与えるとともに必要に応じて血管を収縮させる働きを持つ（図3.5）．このようにまとめてみると，それぞれ

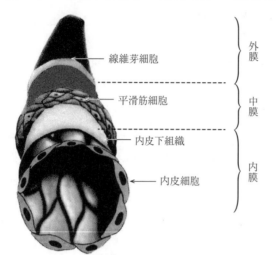

両者ともに特別な配向構造をとっているが，血管内皮細胞が血流と平行方向に配向しているのに対して平滑筋細胞は効率よく血管を収縮させるために異なる方向に配向している．

図3.5 血管における平滑筋細胞と内皮細胞の配置[2]

が重要なパートナーと密接に関わって細胞社会を形成し，たがいにコミュニケーションを取り合って機能を生み出していることがわかる．一方，心筋細胞にとって最も重要なパートナーは連結している隣の心筋細胞である．心筋組織はそのポンプ機能を最大限に発揮するために特徴的な3次元構造を持っており，その拍動は臓器全体で見ると不均一に歪んでいる．これが血液を効率よく運ぶカギとなっているため，高度に設計された複雑な3次元構造が重要である（図3.6）．心臓全体が一つのリズムで拍動するために心筋細胞どうしは電気化学的なシグナルをやり取りし，連結した別の心筋細胞へとつぎつぎにシグナルを伝達していく．この結果，大量に存在する心筋細胞は臓器として統一された一つのリズムで拍動することができる．心筋細胞の特異な配向性がこの伝達に影響するため，心臓は独特の歪みを持って拍動するように設計されている．このように一定のリズムで全体が同期していなければ心臓として機能しなくなってしまうため，心筋細胞どうしのコミュニケーションが非常に重要である．一方で，骨格筋は隣り合う筋線維と電気化学的に連動しておらず，それぞれが対応する神経細胞とのやり取りで運動する．このシステムは必要な筋肉のみを動かすために最適に設計されており，骨格筋と心筋がそれぞれ求められる機能に合わせた細胞社会を形成していることが見てとれる．それぞれの筋組織について簡単にまとめると以上のように整理できる．いずれも重要なパートナーとの綿密な連携作業により機能しており，適材適所な細胞社会を形成していることが非常にわかりやすい，お手本のような組織であるといえるかもしれない．

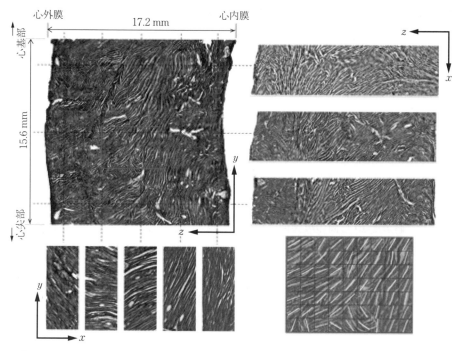

　心筋細胞は局所的に見ると異なる方向に配向しているが，完全にランダムな構造ではなく，一つの組織として3次元的にきちんと制御された構造になっている。この複雑な配向構造が独特な収縮を引き起こすために重要である。

図 3.6　まざまざな方向に配向している心筋細胞の複雑な3次元構造[3]

3.3.3　心　　　　筋

　上述のように，心臓の筋肉細胞は特別な細胞社会を形成しているといえる。心筋細胞は意識を介することなくダイナミクな運動を行い，その動きは細胞社会を形成する心筋細胞どうしがある規律に従って同調することで生み出される。心臓は効果的に血液を駆出させるために，右心房に存在する洞房結節から発せられた指令が，一度心室中隔に存在する房室結節に集められ，少し遅れて心室全体に伝達させる。この魅力的な動きは多くの研究者を魅了し，研究者たちはさまざまな方法でこの構造を再現しようと奮闘している。心筋の運動伝達で重要となるポイントは心筋細胞間の距離である。より収縮力が強い高機能な社会を形成するためには，心筋細胞どうしがより近くて高密度な関係性と厚い立体的な関係性を構築することが重要である。この観点から，心筋組織を人工的に構築するためのさまざまなアプローチが行われてきた。しかしながら，代謝の高い心筋細胞を高密度に凝集させる手法には限界がある。それは，酸素・栄養を供給し老廃物の中和・除去を行う血管が組織内部に存在しないからである。したがって，究極の心筋細胞社会には高速道路や新幹線のような高度なインフラ工事が必要である。つまりは，いかにして血管網を付与し血液の流れを供給するか，それに

よってはじめて再生組織の厚さを増大することができるようになる。本項では，細胞から自律拍動する心筋組織の構築に挑戦している技術を紹介する。

〔1〕 **ハイドロゲル** 1993年，生分解性ポリマーに細胞を播種して組織を作る方法が考案され，皮膚，骨，軟骨などの組織構築が始まり，すべての組織がこの手法で構築できるということで注目された。しかしながら，細胞社会学的視点からすると，骨や軟骨の組織は人口（細胞）密度が低い状態でも社会が機能する組織体であり，高い人口密度が求められる心筋組織とは大きく異なる。心筋組織は，電気的なつながりを必要とするため細胞どうしが近接していなければならず，高い人口密度の社会で拍動という機能を獲得する。1997年，Eschenhagenはコラーゲンゲル・フィブリンゲル・マトリゲルにヒヨコ心筋細胞を高濃度で混ぜ合わせ，およそ10日間の培養後に拍動力を測定できる心筋組織を再構築する方法を見いだした（**図3.7**）[4]。この方法は，世界で初めて単離心筋細胞から拍動する心筋組織を構築したものであった。拍動力が測定できることによって心毒性薬剤スクリーニングが可能となり，細胞単体ではなく組織として利用することを提案した先駆けといえる。一方，Chenらは2本のアンカーを持つモールドに心筋細胞入りのゲルを注入して培養することで拍動心筋組織を構築し，より多種多様な薬剤スクリーニングに対応できる設計開発を行っている[5]。また，Zimmermannらは組織をリング状に形成して心筋梗塞部位に移植することで治療効果も示している[6),7)]。近年，ES細胞やiPS細胞からヒト由来の心筋細胞が安易に入手可能になっており，正常組織はもちろん遺伝子疾患心筋組織も作製可能となり，薬剤スクリーニングモデルおよび移植組織として有用なデバイスになると考えられる。

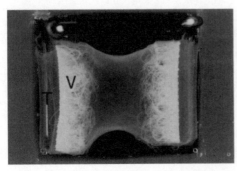 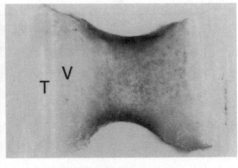

(a) (b)

心筋細胞の拍動運動によりハイドロゲル中央部が歪んでいることがわかる。
(T：シリコンチューブ，V：Velcro®（ナイロンテープ））

図3.7 （口絵4参照） 心筋細胞を内包したハイドロゲル[4]

〔2〕 **脱細胞化** 細胞と細胞の間には細胞外マトリックスといわれるコラーゲン，エラスチン，ラミニンなどの基質が構成されており，この基質が組織の形状を保持している。脱細胞化とは，細胞核や細胞質を取り除き，細胞外マトリックスだけを残存させる技術であ

り，拒絶反応を軽減させるため生体由来の人工臓器の材料として使用されている。ブタなど他種の脱細胞化組織に対しヒト細胞を再接着させることでヒト組織を構築させる。社会学的視点で述べると，建物を潰して道路だけを残して，新しいヒトの町づくりをしようという技術が脱細胞化になる。脱細胞化することで組織を形成する重要な構造だけを残し，そこに存在する細胞を患者の細胞と入れ替えれば，最適な形状・サイズを持った組織を容易に作製でき，さらに拒絶反応を引き起こさないという考えである。この技術を使った組織で最も普及した製品が心臓弁になる。生体弁とも呼ばれ，機械式弁より溶血量が少なく機能的な一方，以前はグルタールアルデヒドによって固定されていたために石灰化が起き耐久性に問題があった。しかしながら，近年耐久性も機械式に匹敵するものが開発されたため，機械式弁の使用量を上回っている状況である。脱細胞化後に残る細胞外マトリックスの成分・構造は対象臓器がもともと保有していたそのものであるため，対象細胞を最適な条件で成長させるという面において非常に優れている。2008年，Ottらは脱細胞化技術を使用して心臓の再構築を試みた。彼らはラットの心臓をランゲドルフ型灌流法によって脱細胞化および再播種を行い，拍動の観察ができる心臓を再構築することに成功している（**図3.8**）[8]。脱細胞化技術はさらに広まり，心臓に限らず肺，腎臓においてもその有用性を示している[9),10]。移植治療を目的とする場合は組織サイズのスケールアップ，および成熟化を実現する必要があり，ブタの心臓を脱細胞してヒト心臓を再構築する方法が検討されている。

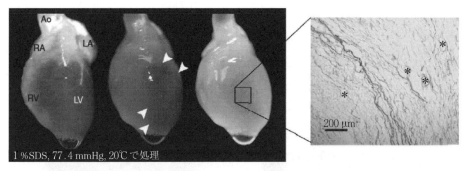

矢印で囲んだ部分（LV）に残った細胞成分も除去され，最終的には半透明になる（右図）。
脱細胞化後の組織内には，細胞が存在しないが，血管構造（＊）は残っていることがわかる。

図3.8 ラットの心臓を脱細胞化した様子[8]

〔3〕 **心筋細胞シート**　前述したように，心筋組織は細胞どうしの距離が重要であることから，生体内と似た組織を構築するには高密度の心筋細胞で構築しなければならない。細胞シート技術は足場を使わない組織構築法であるために高密度な組織構築が可能となる。2002年，清水らはラット初代心筋細胞を温度応答性培養皿に播種して心筋細胞シートを作製し，肉眼で確認できる程度に拍動する心筋組織の構築に成功した[11]。また，心筋細胞シー

トを積層して同調性を解析した結果，1時間以内に心筋細胞は同期して拍動し，接合タンパクであるコネキシン43の発現も確認された[12]。このように心筋細胞は生体外であってもおのおのが近距離に存在することで同調する心筋細胞社会を生み出すことができる。しかしながら，この拍動同調性を生み出すのは大きなエネルギーが必要とされ，単に心筋細胞を積層化しても，生体外で〜30 μm，生体内で〜100 μmの厚さ，心筋細胞シートにして3枚が限界であることがわかっている。そこで，清水らは3枚の心筋細胞シートを生体内に移植してホストの血管網が浸潤したあとにさらに3枚の細胞シートを追加移植することで，より厚い心筋組織の構築を試みた。その結果，10回繰り返して移植を行って計30枚の厚さ1 mmもの心筋組織の構築に成功している[13]。この手法によって立体的な心筋組織を構築できることが証明され，臓器創出の可能性を広げた。さらに同グループは生体外において心筋組織を構築する技術も開発している。ポイントは生体外でいかに血管網を組織内に付与し，血液や培養液を灌流できるかにあった。そこで考案したのが血管床を使用することである。この血管床に関しては2種類が提案されており，①生体由来の血管付き筋組織上での培養と，②微小流路付きコラーゲンゲル上での培養である。生体由来の筋組織を血管床にして培養する手法とは，動静脈付きのラット大腿部筋組織を単離して細胞シートと結合させる方法である。この血管床には動脈・静脈が付いており，心筋細胞シートを接着させると3〜5日間の灌流培養後には大腿部筋組織の血管網と心筋細胞シートの血管網が接合し培養液が流れ込むようになる（図3.9）。おのおのの血管網どうしが結合して細胞シートに培養液が流れ込んだあ

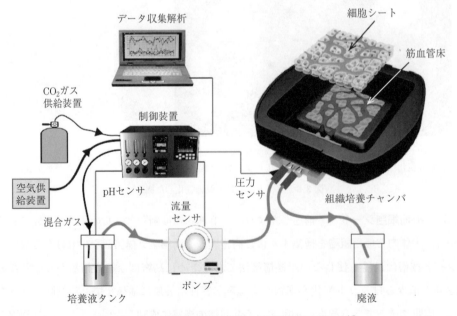

図3.9　ラット大腿部筋組織を用いた灌流装置の模式図[14]

とに，細胞シートの追加積層を行うと，これまでの限界を超える厚さで細胞シートの積層が可能となった。具体的には，段階的手法で3枚積層を繰り返すことで計12枚もの細胞シートを生体外で積層することに成功している[14]。さらに，生体外で構築した組織が移植可能かどうかを検討するために，この心筋組織を頸動脈部に移植したところ，肉眼で拍動が観察され長期に生存することを確認している。これらの結果から，生体外においても細胞レベルから移植可能な立体的な心筋組織を構築できることが示されている。もう一つの血管床として，微小流路付きコラーゲンゲル上で培養する方法が開発されている。血管網付き心筋細胞シートをコラーゲンゲル上に接着させ微小流路に培養液を灌流して培養を行った結果，心筋細胞シート内血管網がコラーゲンに浸潤し，さらなる血管ネットワークを形成することで培養液が細胞シート内に流れ込む（**図 3.10**）。組織内の血管網が流路と結合したあと，新たに心筋細胞シートを追加して積層したところ，一度に積層するよりも厚い細胞シート積層組織を作製することが可能となった。細胞シート3枚を5日ごとに段階的に積層することで，組

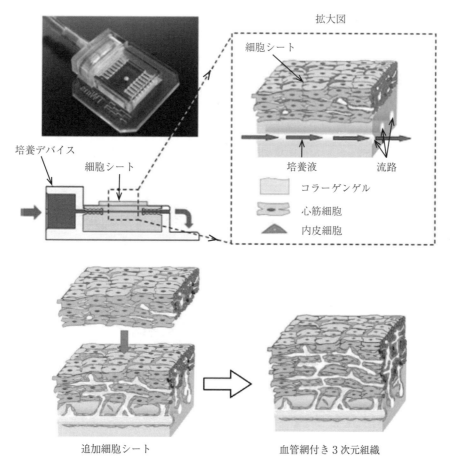

図 3.10 微小流路付きコラーゲンと細胞シートへの灌流培養装置[15]

織内部の細胞が壊死することなく，計12層の細胞シート組織が20日間生体外で拍動することを確認している[15]。以上のように，細胞シート技術により高密度な細胞集団を段階的に構築していけるため，厚い心筋組織を作製する方法として非常に適していると考えられる。今後はさらに，血管網の付与方法を内皮細胞任せではなく，3Dバイオプリンター技術などを利用して積極的に作製し，組織構築してすぐに人工血液・培養液を灌流できるものを構築することができれば，さらに高機能な心筋組織を作製できると期待される。

3.3.4 骨 格 筋

〔1〕 **骨格筋の再生能力**　骨格筋は体を動かすという最もダイナミクな仕事をしているが，筋肉の基本となる筋線維は直径が0.1 mm程度であり，それらが束のように集まることで力強い機能を発揮するよう設計されている。筋線維の束は骨と並行にきれいに並んでおり，両端は腱を介して骨とつながっている。現在注目を集めている再生医療の分野では，損傷した組織を再生させるための組織工学的手法を開発することが重要なテーマである。損傷した組織を革新的なバイオテクノロジーで再生させたいわけだが，一方で骨格筋は日常生活のなかで日々再生を繰り返している。一般の人でも筋力トレーニングなどで筋肉を鍛えれば筋肥大を実感することができる。つまり，特別な技術を必要とせず，通常の運動のなかで適度な負荷によって筋が発達するメカニズムを持っている。

骨格筋の発達についてもう少し詳細に述べると，筋肉がけがなどによって損傷した場合，普段は活動せずに待機していた筋衛星細胞と呼ばれる筋の元になる細胞が成長因子により刺激を受けて，新たな筋線維への成長段階に入る（**図3.11**）[16]。つまり，筋組織が再生すると

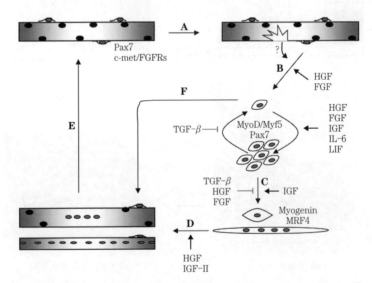

図3.11　筋の損傷により活性化した筋衛星細胞による筋線維の再生メカニズム[16]

きに向けてつねに準備しているのである。筋力トレーニングにおける筋組織の疲労・損傷がこの機構を刺激するため，最適な運動を持続的に行うことで組織はより強い筋を作るべく肥大すると考えられている。さらに，運動することによって疲労物質の乳酸がたまるなど，運動に起因したさまざまなストレスがホルモンの分泌にも影響し筋肉が発達していく。筋の損傷と発達は日常生活のなかで頻繁に起こる筋組織の再生ともいえる現象であり，日常生活でも簡単に目にすることができる組織再生機構であるといえる。筋組織は元来このような高い再生能力を持つ組織として特徴的であり，比較的小さな損傷では特別な技術によって人為的に再生を促す必要性はあまりない。しかしながら，なんらかの理由でこのメカニズムが正常に働かない場合，再生・発達を繰り返すことが前提の筋組織にとっては大きな打撃である。例えば，宇宙飛行士は微小重力空間で生活することで筋力が著しく低下する。また，加齢やけがなどにより寝たきりの状態が続くと筋肉は容易に萎縮してしまう。これらのように筋に適度な負荷がかからない状態にあると上述のメカニズムが働かず，最終的に最低限の筋力さえ維持できなくなってしまう。さらに，特定の筋疾患によりこのメカニズムが働かない場合，運動しても筋の発達を促すことができないため，筋は萎縮する一方になる。最終的にはやはり最低限の筋機能さえ維持できなくなってしまう。したがって，難治性筋疾患のメカニズム解明，創薬研究は非常に重要であり，これらの技術が発展するためには筋組織の細胞社会を理解し，人為的に手を加える必要がある。

〔2〕**筋疾患** 前述のとおり，骨格筋と神経細胞とは非常に密接な関係を持っており，筋の機能としては一心同体ともいえる。つまり，筋疾患とは筋組織自体に疾患を持つ場合とは別に，神経組織に疾患を持つことによる筋疾患がある。脊髄の前角に存在する運動ニューロン，神経と筋が機能的にコミュニケーションする窓口となる神経筋接合部，筋肉細胞自身のいずれかに障害が起こると，いずれの場合も最終的には筋機能の異常な低下につながる。したがって，これらをまとめて神経筋疾患と呼び，神経の側が障害を受けている神経原性疾患を筋委縮症，神経以外の部位が障害されている筋原性疾患をミオパチーという。神経に障害があるために起こる筋疾患としては筋萎縮性側索硬化症が最も代表的な疾患で，筋組織自体に障害があることで起こる筋疾患としては筋ジストロフィーなどが代表的な疾患として挙げられる。これらの疾患を治療するためには，障害のある部位が神経か筋肉かを判別する必要がある。一般には，筋電図検査によって障害部位を特定することができ，どのように障害されているかは筋生検を行って診断できる。また，神経筋疾患の多くは遺伝性のものであることから，遺伝子検査は遺伝性筋疾患の診断において強力なツールとなる。疾患の原因を遺伝子レベルで確認することができるため，発症する前に異常遺伝子を発見することも可能となっている。しかしながら，遺伝子レベルでの根本治療は実現しておらず，現時点では対症療法しか選択肢はない。神経筋疾患は最終的に呼吸不全を引き起こすなど重篤化する

可能性が高いため,今後の技術革新により根治治療を実現できるようになることが望まれる。

〔3〕 **骨格筋組織構築のための細胞シート工学** 現在の組織工学において,組織の3次元化には細胞の足場となるスキャホールドを利用した技術が主流となっている。しかしながら,スキャホールド自体が3次元組織内に占める割合が大きくなると高い細胞密度で組織を作るうえで障害になってしまう。細胞と細胞外マトリックスがそれぞれに占める割合は組織ごとに異なり,生体に近い最適な環境を可能な限り再現することが組織構築に重要なポイントである。この観点から考えると,筋細胞からなる筋線維が力学特性を発揮するためには,細胞が高密度に存在する構造を作り出すことが必要である。したがって,スキャホールドにより作製される比較的細胞密度が疎な環境では筋の機能(収縮弛緩運動)は半減することになり,機能的な筋組織作製には①いかにして細胞密度を上げるか,②いかにしてそれらを並べるか,③いかにして成熟させるか,が重要になってくる。②は一定方向に力を発揮するために重要であり,筋組織に特徴的なファクターであるといえる。さらに,バンドル構造を採ることで同時に①の実現にもつながる。これら構造的にベストな状態を作りだし,③の課題をクリアすることができれば,高機能な骨格筋を再生することも可能になると考えられる。

(1) **高密度化(細胞シート工学の利用)** 培養細胞をシート状に組織化した「細胞シート」を作製する技術が確立されており,組織再生に応用されている[17]。細胞シートは移植が容易であるため効率的な細胞移植を実現する重要なツールである。細胞シート移植の最も重要なメリットは細胞移植の効率化であるが,さらに重要なポイントはスキャホールドを用いない高密度な細胞からなる点である。細胞は細胞間相互作用をスキャホールドに阻害されることなく維持しており,機能的な細胞を移植できる。加えて複数の細胞シートを積層することで組織を3次元化することも可能であるため,細胞および細胞外マトリックスのみで3次元組織を形成させることができる。前述のように,骨格筋組織は筋線維が密に詰まったバンドル構造を有しており,筋細胞の密度は重要な要素である。細胞自体がダイナミックに運動する筋組織を生体に近い形で構築するためには,細胞シート積層法は非常にメリットが大きい。

(2) **整列した細胞からなる細胞シートの利用** 前述のとおり,骨格筋組織は細胞が規則的に整列している組織であり,綿密に制御された配向性に依存して機能を最大限に発揮している。そのため,構造的にも機能的にも生体に近い筋組織を作製するためには,組織の配向をデザインできる手法が必要になってくる。細胞シートは2次元組織を積み上げて3次元化できるので,細胞シートの構造を1枚単位で制御すれば,それらを積層することで3次元組織の配向を任意の方向に制御できる。細胞を2次元培養する場合,細胞の足場となる培養基材を微細加工技術などによって表面修飾すれば,細胞の接着・伸展を制御することができ

る。これまでにもマイクロオーダーの微細凹凸基材や細胞接着性の素材をマイクロ/ナノファイバー状にして配向させた材料を利用して細胞の配向方向を制御する基材は報告されてきた[18),19)]。これらの培養基材上で配向した細胞はあくまで2次元的に配向した細胞集団でしかなく，3次元組織の構築に応用するのは困難であった。この点を解決するため，微細凹凸基材上に温度応答性を付与する，もしくは表面パターニング技術によって温度応答性培養基材の表面を加工して，配向制御された細胞を細胞シートとして回収することに成功している[20)~22)]。例えば，ヒトの骨格筋から採取した筋芽細胞をこの基材に播種すると，細胞は同一方向に整列した状態でコンフルエント状態になるまで増殖する。これらを低温培養（20℃）することにより細胞シートとして回収すると，配向した筋芽細胞を3次元的に組織化することができる（**図3.12**）[23)]。しかしながら，細胞シートは完全に剥離すると足場を失って収縮してしまうため，細胞はそれぞれが球状に変化し配向性を失う。このような細胞シートの収縮を回避して積層するため，ゼラチンゲルによるスタンプ手法が有効である。ゼラチンゲルを細胞シート上に置いて十分に接着させてから低温培養すれば，細胞シートは収縮することなく培養基材から剥離する。したがって，細胞シートのサイズや形状を維持した状態で積層することができる。配向制御型の細胞シートを積層する場合には配向性の維持に有効であり，この手法によって3次元組織の配向性デザインが可能になる。配向制御型の筋芽細胞シートを筋管分化誘導培地で培養すると，配向方向がそろった筋管組織を作製することができる。したがって，この細胞シート積層手法により生体を模倣した構造を構築できる。さらにいかに成熟させるか，について優れた培養技術が確立されれば，優れた機能を有する3次元骨格筋組織を構築することが可能となる。また，より複雑な3次元構造を持つ心筋組織の配向状態についても同様の手法によりデザインできるようになると期待される。

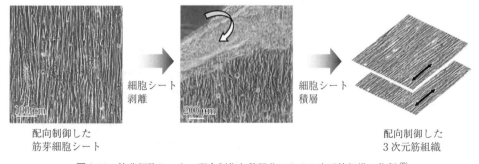

図3.12 筋芽細胞シートの配向制御と積層化による3次元筋組織の作製[23)]

〔4〕 **筋芽細胞社会におけるルール**　筋芽細胞の配向方向をそろえて細胞シートを重ねていけば，バンドル構造を有する筋管構造を形成させることができる。しかしながら，複数の細胞シートを細胞の配向方向をまったく同じになるようそろえるには，マイクロメートルサイズで正確に細胞シートを重ね合わせる特別な技術が必要となる。しかしながら，細胞

シート積層技術によって筋芽細胞の配向を3次元的に制御しようとするアプローチのなかで，筋芽細胞が特異な挙動を示すことがわかった[23]。例えば，2枚の筋芽細胞シートをあえて異なる配向方向になるように積層してみると，筋芽細胞は自ら構造変化を起こして同一方向に配向するようになる。さらに興味深いことに，この自己配向挙動にはルールがあり，つねに上層の細胞シートが持つ配向性を起点として，下層に位置する筋芽細胞が上に倣って配向方向を変化させるのである。この挙動は3枚以上の細胞シートを積層した際にも同様であり，最上層の細胞シートに対して直下の細胞シートから順に配向変化が起こりはじめ，その配向変化は徐々により下層へと伝わっていく。最終的に複数の細胞シートを形成する筋芽細胞はすべて同じ方向に並ぶようになるので，このユニークな挙動を利用すれば筋芽細胞の配向性を3次元で制御する必要はないことになる（**図3.13**）。筋芽細胞が自己組織的に配向を変えるメカニズムは明らかになっていないが，筋芽細胞がその集団のなかでまわりの細胞とコミュニケーションをとりながら自身の方向性を決めていく細胞社会が形成されているように見える。また，この挙動は配向制御したヒト線維芽細胞シートを同様の手順で積層しても見られない現象であった[24]。線維芽細胞は各層ごとに異なる配向方向のままで構造を維持しており，この自己組織化挙動が筋芽細胞の特殊な性質であることがわかる。生体組織において骨格筋組織は配向しながら成長するわけであり，この現象は筋芽細胞の役割として自然なものなのかもしれない。こういった細胞自身の持つ特性を引き出すためにスキャホールドフ

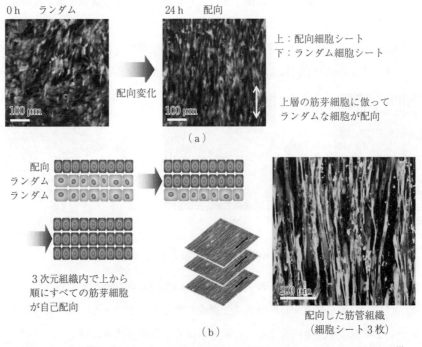

図3.13 筋芽細胞が自己配向する特性を利用した骨格筋組織の3次元配向制御手法[23]

リーな組織構造が寄与する面が大きいのではないかと考えられる。スキャホールドに細胞の動きを制限されることなくフレキシブルに動くことができる状態であるため，このような細胞の挙動を垣間見ることができたのであろう。より生体に近い組織を作るためには，生体内において形成されている細胞社会をそのまま再現することが理想的なのかもしれない。

〔5〕**骨格筋組織への血管網導入** 上述した筋芽細胞の配向制御能は複数の細胞シート間であっても上層から下層へと影響していくので，原理的には厚い組織でもすべての筋芽細胞が同じ方向に配向する可能性がある。しかしながら，実際には厚い組織はそもそも内部の細胞が壊死する問題を抱えており，筋芽細胞に限らず組織作製における大きな壁となっている。一方，心筋組織をはじめとするさまざまな組織の作製において同様の問題があり，組織内部に血管網を構築することで効率的に酸素・栄養を供給するシステムを作る戦略が多く報告されている[25]。なかでも，血管内皮細胞を組織内で共培養し，血管網形成の足がかりとする手法が広く取り入れられている。細胞シート積層組織の場合，複数の細胞シートで血管内皮細胞を挟むようにして積層すれば容易に内包させることができる[26]。ここで興味深いのは，① 血管内皮細胞が自発的にネットワーク構造を形成すること，② そのネットワークは周辺の筋芽細胞シートの配向性に影響を受けることである。

血管内皮細胞のネットワーク化は細胞シート間に挟まれることによって起こる現象であり，細胞シート上に播種した状態では内皮細胞はシートに接着するのみである。異種細胞と3次元環境で共培養されることで血管内皮細胞はネットワーク構造をとるスイッチが入るよ

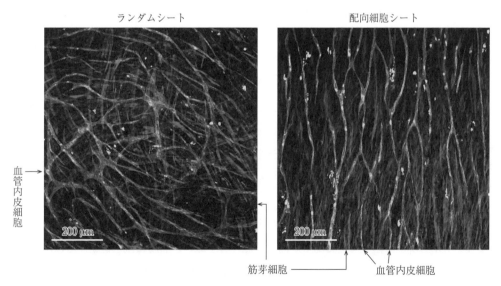

筋芽細胞の配向方向を制御することで血管内皮細胞はその環境を認識し，異方性を有するネットワーク構造を形成する。

図3.14（口絵5参照） 筋芽細胞シート間に挟むことで形成される血管内皮細胞のネットワーク構造[27]

うであり，このように最適な環境での培養が血管網導入につながると期待される．さらに，内皮細胞は3次元環境の持つ異方性を認識する能力と配向方向に合わせた構造を自ら形成する能力を持つ（**図 3.14**）[27]．生体内において全身に効率的に血液を供給するためには周辺組織と連動した血管網の構造が重要である．例えば，骨格筋においては筋線維の配向と同様に中枢から抹消に沿って血管網は伸びているので，筋芽細胞の配向性と連動したネットワーク構造を自発的に形成したのかもしれない．一方，この血管網様ネットワークは精密に制御された構造を有するものの，効率よく酸素や栄養を運搬できるような管腔構造をとっていないと考えられる．したがって，より機能的な血管網を形成させることで，この3次元筋組織のスケールアップにつながると思われる．

3.3.5 おわりに

　筋肉はいずれも機能を最大限に発揮するために高度な細胞社会を形成しており，筋細胞どうしあるいは異種細胞とコミュニケーションしながら一体となって「運動」している．再生医療への応用を念頭に筋組織を構築するうえで，生体の筋組織が形成する細胞社会を可能な限り再現することが重要であることは明らかである．実際の生体組織はさまざまな種類の異なる機能を持つ細胞が混在しており，かつ組織特異的な構造とそれに伴う機能を発現している．したがって，これまでの筋細胞のみで構成された筋組織から異種細胞を混合した筋組織を作製する技術が求められる．特に，次世代の組織工学分野において有用な組織モデルを構築するためには，さらなる技術革新が必要である．骨格筋組織に関していえば，神経組織によって収縮運動が制御された「機能的に生体を模倣した」筋組織を構築することが重要と考えられる．神経組織からのシグナルを介した筋機能制御が可能になるように設計することで，真に生体内の筋組織に近づくことができるはずである．生体を模倣した組織構造から生み出される高度な機能発現やその長期維持を通じて，生化学的・組織学的解析を行うことができれば，最終的には再生医療技術発展のために必要な中核的な技術となると期待される．

　組織再生においてより厚い組織にスケールアップする手段は筋組織に限らず重要である．本項で紹介した心筋組織の作製法によっていずれも心筋拍動という機能を有する社会を構築するに至っているが，規模はあくまでラットサイズであるために非常に小さい．移植治療を目標と考えると，ヒトサイズの社会まで拡大することが必要となってくる．つまりは飛躍的なスケールアップ方法の考案である．高次機能を有する厚い心筋組織を構築するには，高速でビルドアップする方法の開発，ヒト iPS 細胞や ES 細胞の大量培養技術やフィードバック制御を有する培養液循環装置，さらには酸素や栄養の供給と老廃物の中和・除去が効率よく行われる培養液を開発しなければならない．骨格筋・心筋組織に限ったことではないが，高密度な細胞社会を必要とする筋組織においては特に重要な課題となるかもしれない．

細胞ソースに関しては，iPS細胞技術の躍進によりヒト心筋細胞を大量に得られるようになってきており，心筋再生において明るい材料となっている。これまで心筋の性質上，ヒト心筋細胞を用いた研究は困難であったが，今後はヒトiPS細胞から心筋細胞に分化させて組織の再生・創薬モデルの開発ができるようになる。多くの研究機関によってさまざまなiPS細胞培養手法・分化誘導技術が盛んに研究されており，当研究所においてもヒトiPS細胞を大量に培養するための3次元撹拌培養システムが開発されている[28]。さらに効率よく心筋細胞に分化させる手法も確立されており，ヒト心筋組織を用いた組織工学研究は今後さらに発展すると期待される。一方，ヒトiPS細胞から骨格筋細胞を効率よく誘導する方法は心筋細胞に比べて後れを取っていたが，近年ではiPS細胞から高効率に骨格筋細胞を誘導する手法も報告されるようになってきている。それぞれの組織再生における課題をクリアできるような培養技術・装置の開発が完成に至れば，あらゆる臓器の創出が可能となって全世界数百万人といわれるドナー不足を解消することができる新たな人間社会が待っている。

引用・参考文献

1) M. Gonzalez-Freire, R. de Cabo, S. Studenski, and L. Ferrucci, "The neuromuscular junction (NMJ): aging at the crossroad between nerves and muscle," *Front. Aging Neurosci.*, vol. 6, pp. 203, 2014.

2) H. Kerdjoudj, N. Berthelemy, F. Boulmedais, J.-F. Stoltz, P. Menu, and J. C. Voegel, "Multilayered polyelectrolyte films: a tool for arteries and vessel repair," *Soft Matter*, vol. 6, no. 16, pp. 3722-3734, 2010.

3) D.A.Hooks, M. L. Trew, B. J. Caldwell, G. B. Sands, I. J. LeGrice, and B. H. Smaill, "Laminar arrangement of ventricular myocytes influences electrical behavior of the heart," *Circ. Res.*, vol. 101, no. 10, pp. e103-112, 2007.

4) T. Eschenhagen, C. Fink, U. Remmers, H. Scholz, J. Wattchow, J. Weil, W. Zimmermann, H. H. Dohmen, H. Schäfer, N. Bishopric, T. Wakatsuki, and E. L. Elson, "Three-dimensional reconstitution of embryonic cardiomyocytes in a collagen matrix: a new heart muscle model system," *The FASEB J.*, vol. 11, no. 8, pp. 683-694, 1997.

5) T. Boudou, W. R. Legant, A. Mu, M. A. Borochin, N. Thavandiran, M. Radisic, P. W. Zandstra, J. A. Epstein, K. B. Margulies, and C. S. Chen, "A microfabricated platform to measure and manipulate the mechanics of engineered cardiac microtissues," *Tissue Eng. Part A*, vol. 18, no. 9-10, pp. 910-919, 2012.

6) W. H. Zimmermann, K. Schneiderbanger, P. Schubert, M. Didié, F. Münzel, J. F. Heubach, S. Kostin, W. L. Neuhuber, and T. Eschenhagen, "Tissue engineering of a differentiated cardiac muscle construct," *Circ. Res.*, vol. 90, pp. 223-230, 2002.

7) W. H. Zimmermann, I. Melnychenko, G. Wasmeier, M. Didié, H. Naito, U. Nixdorff, A. Hess, L. Budinsky, K. Brune, B. Michaelis, S. Dhein, A. Schwoerer, H. Ehmke, and T. Eschenhagen,

"Engineered heart tissue grafts improve systolic and diastolic function in infarcted rat hearts," *Nat. Med.*, vol. 12, pp. 452-458, 2006.

8) H. C. Ott, T. S. Matthiesen, S. K. Goh, L. D. Black, S. M. Kren, T. I. Netoff, and D. A. Taylor, "Perfusion-decellularized matrix: using nature's platform to engineer a bioartificial heart," *Nat. Med.*, vol. 14, no. 2, pp. 213-221, 2008.

9) J. J. Song, J. P. Guyette, S. E. Gilpin, G. Gonzalez, J. P. Vacanti, and H. C. Ott, "Regeneration and experimental orthotopic transplantation of a bioengineered kidney," *Nat. Med.*, vol. 19, pp.646-651, 2013.

10) H. C. Ott, B. Clippinger, C. Conrad, C. Schuetz, I. Pomerantseva, L. Ikonomou, D. Kotton, and J. P. Vacanti, "Regeneration and orthotopic transplantation of a bioartificial lung," *Nat. Med.*, vol. 16, pp. 927-933, 2010.

11) T. Shimizu, M. Yamato, Y. Isoi, T. Akutsu, T. Setomaru, K. Abe, A. Kikuchi, M. Umezu, and T. Okano, "Fabrication of pulsatile cardiac tissue grafts using a novel 3-dimensional cell sheet manipulation technique and temperature-responsive cell culture surfaces," *Circ. Res.*, vol. 90, pp. e40-e48, 2002.

12) Y. Haraguchi, T. Shimizu, M. Yamato, A. Kikuchi, and T. Okano, "Electrical coupling of cardiomyocyte sheets occurs rapidly via functional gap junction formation," *Biomaterials*, vol. 27, no 27, pp. 4765-4774, 2006.

13) T. Shimizu, H. Sekine, J. Yang, Y. Isoi, M. Yamato, A. Kikuchi, E. Kobayashi, and T. Okano, "Polysurgery of cell sheet grafts overcomes diffusion limits to produce thick, vascularized myocardial tissues," *The FASEB J.*, vol. 20, pp. 708-710, 2006.

14) H. Sekine, T. Shimizu, K. Sakaguchi, I. Dobashi, M. Wada, M. Yamato, E. Kobayashi, M. Umezu, and T. Okano, "*In vitro* fabrication of functional three-dimensional tissues with perfusable blood vessels," *Nat. Commun.*, vol. 4, pp. 1399, 2013.

15) K. Sakaguchi, T. Shimizu, S. Horaguchi, H. Sekine, M. Yamato, M. Umezu, and T. Okano, "*In vitro* engineering of vascularized tissue surrogates," *Sci. Rep.*, vol. 3, pp. 1316, 2013.

16) S. B. P. Chaarge and M. A. Rudnicki, "Cellular and molecular regulation of muscle regeneration," *Physiol. Rev.*, vol. 84, no. 1, pp. 209-238, 2004.

17) M. Yamato, Y. Akiyama, J. Kobayashi, J. Yang, A. Kikuchi, and T. Okano, "Temperature-responsive cell culture surfaces for regenerative medicine with cell sheet engineering," *Progress in Polym. Sci.*, vol. 32, no. 8-9, pp. 1123-1133, 2007.

18) J. S. Choi, S. J. Lee, G. J. Christ, A. Atala, and J. J. Yoo, "The influence of electrospun aligned poly (epsilon-caprolactone)/collagen nanofiber meshes on the formation of self-aligned skeletal muscle myotubes," *Biomaterials*, vol. 29, no. 19, pp. 2899-2906, 2008.

19) Y. Zhao, H. Zeng, J. Nam, and S. Agarwal, "Fabrication of skeletal muscle constructs by topographic activation of cell alignment," *Biotechnol. Bioeng.*, vol. 102, no. 2, pp. 624-631, 2009.

20) B. C. Isenberg, Y. Tsuda, C. Williams, T. Shimizu, M. Yamato, T. Okano, and J. Y. Wong, "A thermoresponsive, microtextured substrate for cell sheet engineering with defined structural organization," *Biomaterials*, vol. 29, no. 17, pp. 2565-2572, 2008.

21) C. Williams, Y. Tsuda, B. C. Isenberg, M. Yamato, T. Shimizu, T. Okano, and J. Y. Wong, "Aligned cell sheets grown on thermo-responsive substrates with microcontact printed protein patterns,"

22) H. Takahashi, M. Nakayama, K. Itoga, M. Yamato, and T. Okano, "Micropatterned thermoresponsive polymer brush surfaces for fabricating cell sheets with well-controlled orientational structures," *Biomacromolecules*, vol. 12, no. 5, pp. 1414–1418, 2011.
23) H. Takahashi, T. Shimizu, M. Nakayama, M. Yamato, and T. Okano, "The use of anisotropic cell sheets to control orientation during the self-organization of 3D muscle tissue," *Biomaterials*, vol. 34, no. 30, pp. 7372–7380, 2013.
24) H. Takahashi, M. Nakayama, T. Shimizu, M. Yamato, and T. Okano, "Anisotropic cell sheets for constructing three-dimensional tissue with well-organized cell orientation," *Biomaterials*, vol.32, no. 34, pp. 8830–8838, 2011.
25) E. C. Novosel, C. Kleinhans, and P. J. Kluger, "Vascularization is the key challenge in tissue engineering," *Adv. Drug Deliv. Rev.*, vol. 63, no. 4–5, pp. 300–311, 2011.
26) T. Sasagawa, T. Shimizu, S. Sekiya, Y. Haraguchi, M. Yamato, Y. Sawa, and T. Okano, "Design of prevascularized three-dimensional cell-dense tissues using a cell sheet stacking manipulation technology," *Biomaterials*, vol. 31, no. 7, pp. 1646–1654, 2010.
27) H. Takahashi, T. Shimizu, M. Nakayama, M. Yamato, and T. Okano, "Anisotropic cellular network formation in engineered muscle tissue through the self-organization of neurons and endothelial cells," *Adv. Healthcave Mater.*, vol. 4, no. 3, pp. 356–360, 2015.
28) K. Matsuura, M. Wada, T. Shimizu, Y. Haraguchi, F. Sato, K. Sugiyama, K. Konishi, Y. Shiba, H. Ichikawa, A. Tachibana, U. Ikeda, M. Yamato, N. Hagiwara, and T. Okano, "Creation of human cardiac cell sheets using pluripotent stem cells," *Biochem. Biophys. Res. Commun.*, vol. 425, no. 2, pp. 321–327, 2012.

▶ 3.4 関　　　　節 ◀

3.4.1 は じ め に

　一般に，関節という組織は骨と骨の間に存在し，それらの骨の可動性を実現すると同時に，一定の方向と範囲でしか屈曲，伸展しないように制限を課している。この運動は，関節包に包まれた空間の中で滑膜から供給される関節液が潤滑剤となってスムースに行われている。相対する関節面に存在する関節軟骨は，その運動によって発生する機械的応力を負担し，構造を維持し続けることができる機能を有している。これらの機能や構造は，老化やそれに関連した疾患，骨関節炎などにより破壊され，高齢者の歩行障害などに代表される機能障害を原因とする社会参加の阻害を引き起こし，quality of life の低下を招いている。一方で，成長期には，関節の近傍に存在する成長板軟骨が，骨幹端の幅の成長と長管骨の長軸方向への骨形成を推進し，成長に伴う筋組織の発達や体重の増加に耐えうる骨格組織を作りあげていく。本節では，関節を構成する軟骨組織の構成と，そこに形成される細胞社会に注目

し，軟骨組織の再生に向けたこれまでの取組みや，関節機能の再生を目指す方法論について述べたい。

〔1〕 **関節の構造**　　典型的な関節は，相対する二つ以上の長管骨どうしの間に形成される。一方，筆者らが研究に取り組んでいる顎関節は，たいへんユニークな構造をしており，頭蓋骨の一つである側頭骨と下顎骨の間に形成される。基本的な構造は，関節の周囲を取り巻く線維性の結合組織でできた関節包と呼ばれる膜状の組織の中で二つ以上の関節面が正対し，関節腔と呼ばれる間隙を関節円板のような関節包とは異なる結合組織が埋めている。関節腔内は滑液で満たされているが，この滑液は関節包内の関節面からは最も遠く関節包の折返し領域で関節腔に面して存在する滑膜細胞から分泌される。関節面には関節軟骨が存在し，関節表層から軟骨細胞が階層的に分化段階を変えながら，それぞれの役割を果たしていると考えられている。また，軟骨組織は特徴的な細胞外基質を有し，大きな機械的負荷に対してもその構造を保ち，基質内に存在する細胞を守っている。同時に，細胞外基質の中に包埋されている軟骨細胞は，それぞれの分化段階に従って細胞外基質の保守点検を行いつつ，組織の維持に必要な基質代謝を行っている。成長期には，関節軟骨のほかに関節の近傍に成長板軟骨が存在し，長管骨の骨形成を伴う成長を担っているが，研究対象である顎関節の下顎頭軟骨では，成長板軟骨と関節軟骨が分かれることなく，一体として存在している。

〔2〕 **関節軟骨と成長板軟骨**　　関節の主要組織としての軟骨には大きく分けて二つの様態がある。一つは関節軟骨であり，もう一つは成長板軟骨である。成長板軟骨は，関節機能には直接関連していないと思われるが，発生の初期には，関節軟骨と一つの組織塊として形成され，骨端核の出現により二つの軟骨組織に分けられ，異なる機能を発揮するようになる。成長板軟骨は成長期にのみ存在し，骨形成を担う組織であり，個体の骨格の成長が終了すると消失する。一方，関節軟骨は生涯にわたり関節表面に存在し，関節の機能を支えていく。成長板軟骨と関節軟骨を組織学的に比較してみると，**図 3.15** に示すような相違が認められる。成長期の一定の時期までは，軟骨内骨形成により骨を創り出す機能を有していることから類似した構造を有しているが，骨格の成長がある程度まで進むと，関節軟骨は軟骨内骨形成を行わなくなる。

　成長期の成長板軟骨および関節軟骨は，表層から休止細胞層，増殖細胞層，成熟細胞層，および，肥大軟骨細胞層の大きく分けて4層の構造からなり，成熟細胞層の下層部，肥大軟骨細胞層との間に前肥大軟骨細胞層を定義する研究者も多い。増殖細胞層では，活発な細胞増殖が見られ，軟骨小柱と呼ばれる一連の構造を作り出す。成熟細胞層では活発な細胞外基質の合成が行われ，細胞間隙の増加が認められるようになるが，肥大軟骨細胞層では細胞の肥大化とともに細胞外基質の分解と石灰化が促進し，軟骨内骨形成による骨新生とともに軟骨組織は消失する。成長が終了するとともに成長板軟骨は消失するが，関節軟骨においては

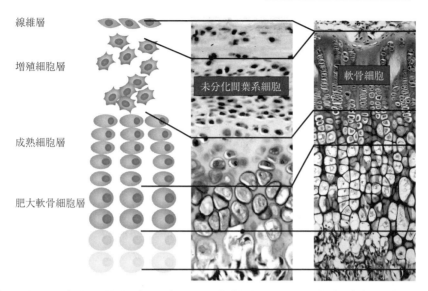

左に示す下顎頭軟骨は，増殖細胞層に未分化な間葉系細胞からなる増殖細胞層を有し，右に示す硝子軟骨としての成長板軟骨とは異なる構造を有している。成長期には両方の軟骨が肥大軟骨細胞層より下方で軟骨内骨形成を起こしている。

図 3.15　下顎頭軟骨と成長板軟骨

石灰化軟骨を含む肥大軟骨細胞層が消失し，休止細胞層，増殖細胞層，および成熟細胞層が残存する。この時期になると，細胞の増殖や細胞外基質の合成の速度は低減すると考えられ，組織の機能維持に必要な代謝が行われるようになると考えられる。

このように異なる運命をたどる関節軟骨と成長板軟骨ではあるが，前述のように，初期の形態形成期には一塊の軟骨組織として形成される。間葉系組織に共通する未分化間葉系細胞が細胞凝集を起こす初期のステップに引き続き，細胞増殖が活発に行われるようになり，凝集塊の中央部に軟骨組織が形成される。その後，軟骨膜により周囲の間葉系組織と明確な境界が形成され，長管骨などの原基となる。長管骨原基の場合，長管骨の骨幹となる部分の表面に石灰化が起き，軟骨組織内に血管が侵入すると石灰化軟骨と骨髄が形成され，破軟骨細胞や骨芽細胞が石灰化軟骨を破壊しながら骨形成を開始する。さらに，骨幹端には骨幹部とは別個に血管侵入が起こり，骨髄を有する骨端核の形成が起こる。こうした現象の大部分は，おもに出生前に行われ，出生時には長管骨の典型的な組織が完成している。

〔3〕**軟骨細胞を取り巻く環境**　軟骨細胞は，骨格の圧迫力と剪断応力を受ける領域に存在し，つねに機械的刺激を受ける環境におかれている。同時に，特殊化された細胞外基質の中に独立して存在し，基質内では，細胞間の直接的な接触をほとんど有していないと考えられている。この細胞外基質のおもなタンパク質の成分はⅡ型コラーゲンとアグリカンであり，特にアグリカンは大量のグリコサミノグリカンによる糖鎖修飾を受けている。この糖鎖修飾を受けたアグリカンは，ヒアルロン酸と結合し巨大な分子ネットワークを形成している

ことが知られている。グリコサミノグリカンの荷電した硫酸基が水分子や成長因子などのタンパク分子を細胞外基質中に蓄積し，あるいは放出することによって軟骨細胞の機能を調節し，軟骨組織の代謝や維持に重要な役割を果たしていると考えられている。また，軟骨組織に見られる大きな特徴は，組織内に血管が存在しないという点である。いくつかの軟骨は，その組織中を貫く血管があることが知られているが，そうした血管は毛細血管網を形成して軟骨組織内に血液循環を供給することはない。

（1） 細胞間相互作用　先にも述べたように，成熟した軟骨細胞には細胞間の接着を介する相互作用はほとんどないと考えられている。発生の初期の細胞凝集に伴って，細胞は高密度に集合し，このときにはN-CAMやN-cadherin[1]もしくはNotch[2]を介した細胞間相互作用が認められることが知られている。特に，N-cadherinを介した細胞接着は，細胞凝集の促進とともに軟骨細胞分化の引き金となる転写因子Sox9の発現を上昇させ，軟骨の細胞外基質であるⅡ型コラーゲンとアグリカンの遺伝子発現を誘導することによって，軟骨細胞分化を開始させることが知られている。また，最近，下顎頭軟骨では，Notchを介した細胞間情報伝達系が細胞増殖を促進し，一方で軟骨細胞分化を阻害することが示された[3]。このように，軟骨細胞の初期分化においては，細胞凝集に際して細胞間の接着あるいは接触を介した情報伝達が細胞の増殖と分化のスイッチングに寄与しているものと考えられる。

（2） 細胞と細胞外環境との相互作用　軟骨組織と軟骨細胞の社会学を考えるうえで最も大切な関係は，細胞と細胞外基質の相互作用であるとも考えられる。細胞外基質は，細胞と細胞の隙間を埋めることだけではなく，さまざまなシグナルを軟骨細胞に供給することにより，増殖，分化および恒常性の維持を制御する。軟骨細胞を取り巻く細胞外基質は，おもにコラーゲンとプロテオグリカンによって形成されている。コラーゲンの主成分はⅡ型コラーゲンであり，肥大軟骨細胞の細胞外基質にはおもにⅩ型コラーゲンが分布している。一方，プロテオグリカンのコアタンパクはアグリカンを主体とし，バーシカンなどが存在することが知られ，ヘパラン硫酸，コンドロイチン硫酸，ケラタン硫酸などのグリコサミノグリカンが側鎖として結合するとともに，コアタンパクはヒアルロン酸とも結合し，巨大分子複合体を形成している。軟骨細胞はこのような細胞外基質に取り囲まれ，インテグリンやCD44などの接着分子を発現して，細胞外基質と接着することにより相互に作用しているものと考えられている。軟骨のおもな基質であるアグリカンは大型のコンドロイチン硫酸/ケラタン硫酸プロテオグリカンで，G1球状ドメインがコアタンパクとともにヒアルロン酸に結合することにより巨大な複合体を形成することが知られており[4]，水和によって圧縮強さを獲得すると考えられている。一方，バーシカンは，大型のコンドロイチン硫酸プロテオグリカンで，ヒアルロン酸結合能を有する[5]。このような細胞外基質と細胞との接着には，フィブロネクチンやラミニンなどの細胞接着分子が介在していることが知られている[6]。

成長期においては，軟骨基質の代謝が早く，離乳週齢である3週齢のラットにおいては，休止層を除いた成長板軟骨のすべての軟骨層が約8日間で新たな軟骨層に置き換わる[7]。その速度は成長が止まるまでに徐々に減速すると考えられる。軟骨細胞は前述の細胞外基質の合成分泌に加え，これを代謝するために matrix metalloproteinases（MMPs）や aggrecanases を産生し，同時にその阻害ペプチドである tissue inhibitor of metalloproteinases（TIMPs）を合成分泌している[8),9)]。これらの分子には，軟骨層全体に発現しているものから，層特異的に発現するものまで多様であり，例えば，MMP2 は軟骨層全体の軟骨細胞に発現しているが，MMP13 は肥大軟骨細胞に限局して発現している。また，それぞれの機能の特異性も明らかになっており，MMP13 はおもに石灰化軟骨の基質を分解し，TIMP3 に比較的高い特異性をもって阻害されることが知られている[10]。

一方で，それぞれの層構造を形成する分化段階の異なる軟骨細胞や，軟骨細胞を取り巻く軟骨膜の細胞は，それぞれの特徴に応じた種々の成長因子やサイトカインならびにその受容体を発現している。1990年代から，IGF，EGF，TGFβ，FGF，IHH，PTHrP，IL-1β など，多くの成長因子やサイトカインの局在や軟骨細胞分化の過程における機能を解明する研究が続けられてきた。インスリン様成長因子 IGF は配列がインスリンと高度に類似したポリペプチドで，軟骨におけるマトリックス分子の合成を刺激する[11),12)]。TGFβ は軟骨分化の初期段階である間葉細胞の凝集を促進，細胞増殖や肥大化を抑制する[13]。線維芽細胞増殖因子（FGF）には22種類のファミリータンパクが存在し，チロシンキナーゼである FGF 受容体（FGFR）を介してシグナルが伝達される。FGF2 は軟骨細胞の増殖を促進する一方で，肥大化を抑制することがわかっている[14]。また，FGFR-3 の構成的活性化が軟骨無形成症の原因であることから[15),16)]，FGF シグナルは軟骨形成において重要な役割を果たすことがわかる。さらに，IHH とその受容体である Ptch はそれぞれ前肥大軟骨細胞層と増殖細胞層に発現しており，Gli を介した細胞内情報伝達系を通して細胞増殖を抑制的に制御しながら，軟骨分化をコントロールしていることが知られている[17]。一方，PTHrP は軟骨膜および増殖細胞層で発現し，前肥大軟骨細胞層に発現する IHH とネガティブフィードバックループを形成している。このように，成長因子やサイトカインによって惹起される細胞内シグナル伝達とそれに引き続く転写調節が軟骨細胞の増殖および分化を時間的・空間的に制御し，軟骨特有の構造を作り出している。

3.4.2 関節軟骨の再生を目指す培養技術

一般に，器官再生を試みるにあたっては，3次元的に適切な形状を有する組織を製作する必要があることはいうまでもない。現在のところ，関節を関節包や付随する筋肉と共に再生するということを具体的に検討するのは，現実的とはいうことができないと考えられる。こ

のため，層状構造を有する軟骨組織を再生することを念頭において議論を進めたい．まず，一般的には，器官再生を考える場合，使用する細胞と，スキャフォールドならびに液性因子の三つの要素を検討するべきであると考えられている．この概念は，軟骨組織の再生においても必須であるが，軟骨組織を含む骨格組織の再生を考える場合には，それらの組織が合目的的に置かれている環境，すなわち，力学的負荷についても検討する必要があると考えられる．

これまでの分化した軟骨細胞の機能を検討する多くの生物学的研究では，関節軟骨の力のかからない領域，耳介軟骨，肋軟骨，鼻中隔軟骨などから分離した軟骨細胞を用いて培養が行われてきた．これらの軟骨細胞は，通法どおりに単層培養を行うと，継代するにつれ，分化し，形質が失われ[18]，II型コラーゲンの発現が減弱するとともに[19]，グリコサミノグリカンといった細胞外基質の分泌低下が認められる[20]一方，I型コラーゲンの発現が促進される[19]ことが知られている．

一方で，間葉系幹細胞を軟骨細胞へ分化誘導する培養法として多くの方法が考案され，Solurshら[21]が開発した細胞密度を著しく高くする高密度培養法あるいはコラーゲンゲルやアガロースゲルに包埋して立体的に培養する3次元培養法などの方法が報告されている[22]．このような培養系では，幹細胞ソースとして器官原基由来未分化間葉系細胞，骨髄由来，脂肪組織由来，滑膜由来，骨膜由来，あるいは，胚性幹細胞が使用される[23]．高密度培養法には，スキャフォールドを必要とせず，高密度で液滴状にした細胞懸濁液を培養皿状に播種し，重力によって器官発生初期に起こる細胞凝集を再現するmicromass culture[21]と，遠心機を用いて細胞をペレット状にすることで凝集を再現するペレット培養法[24]などがある．一方，スキャフォールドとしてコラーゲンゲルやアガロースゲルを使用する培養法は，3次元的な軟骨組織の構造を再現することにより，未分化な間葉系細胞を軟骨細胞に分化させることも可能である．高密度培養法，ゲルを用いた3次元培養法ともに，種々の成長因子を添加することによって，軟骨細胞への分化を制御することができると考えられている．

〔1〕 2次元培養法　最も単純な2次元培養法では，前出の成長因子，例えば，TGF-β1，BMP-2，FGF-2，EGFあるいはPDGFなどを培地に添加したり，アグリカンでコーティングした培養皿を使ったりといった方法が試みられてきた[23]．これらの結果，軟骨細胞の形質が維持されることが示されてきた．液性因子の中では，TGF-βを添加した無血清培地で培養する方法が行われることが多い．平面培養でありながら，3次元滴に細胞を播種し，軟骨細胞の分化を促進する方法としてmicromass cultureを用いることによって，未分化間葉系細胞から軟骨細胞への分化を著しく促進できることはよく知られた事実である．特にmicromass cultureでは大量の軟骨の結節様組織が形成され，経時的にそれらがさらに凝集し，軟骨塊を形成する．micromass culture法は軟骨細胞の分化が短時間で起こり，2次元培

養であり取扱いが簡易であること，軟骨細胞の分化程度を可視化するためのアルシアンブルー染色法や遺伝子発現の定量的計測が確立されていることなどから，軟骨細胞分化を制御する分子メカニズムを検討する数多くの研究に利用されてきた。しかしながら，2次元培養法では，軟骨組織特有の一定方向に細胞分化が制御された3次元構造を再現することは難しく，近年では，つぎに述べる3次元培養法が検討されている。

〔2〕 **生体模倣と培養の3次元化** 組織再生を目標とする場合には，まず生体模倣の可能性を考えることになるものと思われる。軟骨組織については，生体内において見られる軟骨と骨の2層構造を再現しようとする研究が進んでいる[25]。こうした中でも，軟骨組織は，前述したように大まかに4層の層状構造を有していることが知られており，層状構造の組織構築を再現する試み[26]がある。技術的には，単離した軟骨細胞や未分化の間葉系細胞をコラーゲンゲルに包埋して培養を行うことによって軟骨としての性質を保つことができることはよく知られた事実である。コラーゲンゲルのほかに包埋に用いられている材料，すなわちスキャフォールドとして，フィブリン，コラーゲン，ゼラチン，アガロース，アルギン酸，キトサン，コンドロイチン硫酸，ヒアルロン酸，脱細胞化した細胞外基質，ポリエチレングリコール，などが報告されている[23]。さらに，異なったスキャフォールドを重ねることによって異なった形態の軟骨細胞を層状構造で再現する研究も行われている[27]。実際に生体に応用することを考えると，そのスキャフォールドの性質として，免疫反応や炎症反応を起こさないこと，ある程度の機械的強度を持つこと，あるいは，リモデリング（生理的な組織改造）によって徐々に正常な構造へ置換されていくことなどの要件が求められる。こうした3次元培養法を用いることによって，細胞凝集から軟骨の結節様の構造を再現し，あるいは，これらの方法にさらに，機械的刺激を加えることや酸素濃度を変えることによって，軟骨組織の層構造を再現することが試みられ，一定の成果を上げている。現在，筆者らの研究チームにおいても，最小限の細胞外基質と遠心によるペレット培養を応用した高密度培養を試み，さらに後述する液性因子の濃度勾配を負荷することによって軟骨組織の再生を目指した開発研究に取り組んでいる。

〔3〕 **環境因子としての培地および液性因子** 前述の細胞外基質も環境因子であることにほかならないが，軟骨組織の細胞に供給される液性因子にも特有の特徴があると考えられている。軟骨組織は，すでに述べたように生体内において，圧縮負荷を恒常的に受けており，軟骨は血液供給が少ないため，軟骨組織そのものが低栄養，低酸素状態であると考えられる。このため，培養に際しても血清の供給は多くは必要がないものと考えられ，無血清培地が用いられることも多い。しかしながら，必須の成分としてピルビン酸ナトリウム，アスコルビン酸2リン酸，デキサメタゾン，インスリン，トランスフェリン，亜セレン酸ナトリウム，アミノ酸などを添加することで，細胞分化を促進あるいは維持できるとする報告が多

い。これらの添加物は，ビタミンやコラーゲン分子合成に大量に必要なアミノ酸などを含むが，これら以外にも，成長因子やサイトカインなどの必要性が示されている。

軟骨細胞の分化に関わる成長因子としては，TGF-β，GDF を含む BMP family，FGF，IGF，CTGF，VEGF，IHH，PTHrP などが挙げられ，サイトカインとしては PGE_2 や IL-β の役割が注目されてきた。

TGF-β ならびに BMP family については，TGF-β1 および TGF-β3 が未分化間葉系細胞の分化，増殖，細胞外基質の合成・分泌を促進し，BMP-7 ならびに GDF-5 は未分化間葉系細胞の細胞凝集を促進するとともに Sox9 の発現を誘導することが知られている。一方で，TGF-β は，後述する PTHrP の発現を促進し，肥大軟骨細胞が発現し，軟骨内化骨に伴う血管誘導を促進する VEGF の発現，ならびに石灰化軟骨基質に含まれる osteocalcin や基質分解に貢献する MMP13 の発現を抑制することによって軟骨内化骨を抑制することが知られている[13]。加えて BMP-2 は Sox9 の発現を誘導するとともに，X 型コラーゲンや osteocalcin の合成分泌，alkaline phosphatase の発現を誘導し，肥大軟骨細胞の分化を促進することが知られている[13]。これらのことから，軟骨細胞の分化を誘導する必要がある培養系には，TGF-β ならびに BMP family の成長因子を適切な時期に適切な量で加えることによって，組織構築の制御に利用できるものと考えられる。

IHH と PTHrP は共同して軟骨細胞の肥大化を制御していることが知られている。増殖細胞層の下層にあたる前肥大細胞層における IHH の発現が上層から分泌される PTHrP の濃度依存的に抑制的に制御され，軟骨内骨化の促進と増殖軟骨細胞の前肥大軟骨細胞への分化が促進される[28]。一方，IGF-I は軟骨細胞の増殖，未分化間葉系細胞の軟骨細胞前駆細胞への分化を促進することが示され[29]，FGF-2 は，増殖細胞層における軟骨細胞の分化は誘導せずに増殖を促進する[30]一方で，肥大軟骨細胞層の下層部において VEGF，CTGF などと同様に血管内皮細胞の増殖と石灰化軟骨への進入を誘導[31]する。また，CTGF は，血管侵入に関与する[32]ことに加えて，MMP9 の発現を誘導し，細胞外基質のリモデリングに関与していることが知られている[33]。また，PGE_2 や IL-1β は軟骨細胞分化を阻害するサイトカインとして知られているが，特に IL-1β は，Sox9 の発現抑制を介して II 型コラーゲンの遺伝子発現を抑制したり，軟骨細胞の脱分化を誘導したり，分化を阻害していることが知られている。

このように，数多くの成長因子やサイトカインが軟骨細胞の初期分化や増殖，あるいは軟骨組織の破壊を伴う骨成長である軟骨内骨形成に関与していることが知られ，非常に複雑な制御系が成立していると考えられるが，これらの一部を模倣することによって，再生軟骨組織を作り出すことが可能であると考えられる。

〔4〕 **機械的刺激と軟骨組織** 前述のように骨格組織はつねに外力にさらされながら組織構造を保っている。古くから知られているように，骨梁の構造や軟骨の細胞外基質は，そ

の外力に適応するために進化を続けてきたものと推察できる。そのような機械的刺激であるが，筆者らのグループでは圧縮力や伸展力を種々の軟骨細胞分化系の培養法に負荷することによって軟骨細胞の分化や増殖とメカニカルストレスの関連を検討してきた。筆者らの検討結果では，過大な牽引応力を負荷することによって，未分化間葉系細胞の軟骨細胞の分化が抑制され[34]，一方で，未分化な細胞の増殖能が維持される。また，あるレベルの圧縮力を負荷することによって，未分化な間葉系細胞の分化が促進される[35]が，一定以上の応力負荷を行うと細胞を維持することができなくなる[36]。多くの研究者が，種々の力学的条件のもとで軟骨細胞や，それに分化する間葉系細胞の軟骨細胞への分化や基質代謝への影響を検討してきたが，いまだに，どのような力学的負荷に細胞がどのように反応するかについて，その分子メカニズムとともに明らかにした研究者はいない。そのような中で，数多くの研究者がバイオリアクターなどを使用して，種々の条件下で軟骨細胞や未分化な間葉系幹細胞の培養を行って軟骨組織の再現を行うことに挑戦している[37]。圧縮応力，引張り応力といったメカニカルストレスを負荷しながらの培養，灌流培養，遠心力を負荷し，流体中で回転させながら培養する，微小重力下での培養法などを用いて，軟骨組織の再生に向けた数多くの取組みが行われている。

3.4.3 おわりに

　超高齢社会を迎えたわが国と，これから迎えるであろう地球上のすべての国において，医療，福祉の領域では，高齢者の自立歩行が可能な期間を延伸することが，人々の quality of life を維持していくために絶対的に必須の目標になる。現在，わが国でも関節置換を伴う外科処置により quality of life を維持，改善していく努力がなされているが，人工物による置換よりも，軟骨再生や関節再建などの方法により，健全な関節機能を維持していくことがより重要なことになっていくものと考えられる。また，歯科医療の分野においては，顎関節症や顎関節の変形などを伴う関節疾患，あるいは関節リウマチなどにより，食生活における質の低下，あるいは，会話を介した社会参加の低下による quality of life の低下が問題となっている。特に顎関節症については診断技術のみが議論され，近年，治療技術の革新的進歩は起こっていない。これは，軟骨再生のみでは顎関節の機能障害を改善することができないことに起因するものであるのはいうまでもない。同様に，膝関節や股関節などにおいても，器官としての関節を再生しなければ，機能改善に十分に結びつかないのは明らかである。しかしながら，健全な層構造を持つ軟骨組織を再生すること十分に行われていない現在，まずは，生体を模倣しうる軟骨組織の再生を目指す方法論を確立することが先決であることはいうまでもない。

　軟骨再生，特に，顎関節の下顎頭軟骨再生を目指して種々の取組みを行い，細胞外環境を

整えることによって軟骨組織の再生を試みられてきた。軟骨組織の層状構造を再生することによって間葉系細胞の分化制御の方法を確立していくことができれば，より広範囲な組織再生を行うための学術的基盤，あるいは，技術的基盤を整えていくことに貢献できるものと考えられる。

引用・参考文献

1) S. Tavella, P. Raffo, C. Tacchetti, R. Cancedda, and P. Castagnola, "N-CAM and N-Cadherin expression during *in vitro* chondrogenesis," *Exp. Cell Res.*, vol. 215, no. 2, pp. 354-362, 1994.

2) R. Fujimaki, Y. Toyama, N. Hozumi, and K. Tezuka, "Involvement of Notch signaling in initiation of prechondrogenic condensation and nodule formation in limb bud micromass cultures," *J. Bone Miner. Metab.*, vol. 24, no. 3, pp. 191-198, 2006.

3) M. J. Serrano, S. So, and R. J. Hinton, "Roles of notch signalling in mandibular condylar cartilage," *Arch. Oral Biol.*, vol. 59, no. 7, pp. 735-740, 2014.

4) C. Kiani, L. Chen, Y. J. Wu, A. J. Yee, and B. B. Yang, "Structure and function of aggrecan," *Cell Res.*, vol. 12, no. 1, pp. 19-32, 2002.

5) Y. J. Wu, D. P. La Pierre, J. Wu, A. J. Yee, and B. B. Yang, "The interaction of versican with its binding partners," *Cell Res.*, vol. 15, no. 7, pp. 483-494, 2005.

6) B. M. Gumbiner, "Cell adhesion: the molecular basis of tissue architecture and morphogenesis," *Cell*, vol. 84, no. 3, pp. 345-357, 1996.

7) H. U. Luder, C. P. Leblond, and K. von der Mark, "Cellular stages in cartilage formation as revealed by morphometry, radioautography and type II collagen immunostaining of the mandibular condyle from weanling rats," *Am. J. Anat.*, vol. 182, no. 3, pp. 197-214, 1988.

8) J.-W. Bae, I. Takahashi, Y. Sasano, K. Onodera, H. Mitani, M. Kagayama, and H. Mitani, "Age-related changes in gene expression patterns of matrix metalloproteinases and their collagenous substrates in mandibular condylar cartilage in rats," *J. Anat.*, vol. 203, no. 2, pp. 235-241, 2003.

9) H. Mitani, I. Takahashi, K. Onodera, J.-W. Bae, T. Sato, N. Takahashi, Y. Sasano, K. Igarashi, and H. Mitani, "Comparison of age-dependent expression of aggrecan and ADAMTSs in mandibular condylar cartilage, tibial growth plate, and articular cartilage in rats," *Histochem. Cell Biol.*, vol. 126, no. 3, pp. 371-380, 2006.

10) V. Knäuper, S. Cowell, B. Smith, C. Lopezotin, M. Oshea, H. Morris, L. Zardi, and G. Murphy, "The role of the C-terminal domain of human collagenase-3 (MMP-13) in the activation of procollagenase-3, substrate-specificity, and tissue inhibitor of metalloproteinase interaction," *J. Biol. Chem.*, vol. 272, no. Iss 12, pp. 7608-7616, 1997.

11) D. J. McQuillan, C. J. Handley, M. a Campbell, S. Bolis, V. E. Milway, and C. Herington, "Stimulation of proteoglycan biosynthesis by serum and insulin-like growth factor-I in cultured bovine articular cartilage," *Biochem. J.*, vol. 240, no. 2, pp. 423-430, 1986.

12) J. Schalkwijk, L. a Joosten, W. B. van den Berg, J. J. van Wyk, and L. B. van de Putte, "Insulin-like growth factor stimulation of chondrocyte proteoglycan synthesis by human synovial fluid,"

Arthritis Rheum., vol. 32, no. 1, pp. 66–71, 1989.

13) M. Demoor, D. Ollitrault, T. Gomez-Leduc, M. Bouyoucef, M. Hervieu, H. Fabre, J. Lafont, J.-M. Denoix, F. Audigié, F. Mallein-Gerin, F. Legendre, and P. Galera, "Cartilage tissue engineering: molecular control of chondrocyte differentiation for proper cartilage matrix reconstruction," *Biochim. Biophys. Acta*, vol. 1840, no. 8, pp. 2414–2440, 2014.

14) M. B. Ellman, D. Yan, K. Ahmadinia, D. Chen, H. S. An, and H. J. Im, "Fibroblast growth factor control of cartilage homeostasis," *J. Cell. Biochem.*, vol. 114, no. 4, pp. 735–742, 2013.

15) R. Shiang, L. M. Thompson, Y.-Z. Zhu, D. M. Church, T. J. Fielder, M. Bocian, S. T. Winokur, and J. J. Wasmuth, "Mutations in the transmembrane domain of FGFR3 cause the most common genetic form of dwarfism, achondroplasia," *Cell*, vol. 78, no. 2, pp. 335–342, 1994.

16) F. Rousseau, J. Bonaventure, L. Legeai-Mallet, A. Pelet, J.-M. Rozet, P. Maroteaux, M. Le Merrer, and A. Munnich, "Mutations in the gene encoding fibroblast growth factor receptor-3 in achondroplasia," *Nature*, vol. 371, no. 6494, pp. 252–254, 1994.

17) E.-J. Kim, S.-W. Cho, J.-O. Shin, M.-J. Lee, K.-S. Kim, and H.-S. Jung, "Ihh and Runx2/Runx3 signaling interact to coordinate early chondrogenesis: a mouse model," *PLoS One*, vol. 8, no. 2, p. e55296, 2013.

18) P. D. Benya and J. D. Shaffer, "Dedifferentiated chondrocytes reexpress the differentiated collagen phenotype when cultured in agarose gels," *Cell*, vol. 30, no. 1, pp. 215–224, 1982.

19) K. von der Mark, V. Gauss, H. von der Mark, and P. Müller, "Relationship between cell shape and type of collagen synthesised as chondrocytes lose their cartilage phenotype in culture," *Nature*, vol. 267, pp. 531–532, 1977.

20) M. Ochi, Y. Uchio, K. Kawasaki, S. Wakitani, and J. Iwasa, "Transplantation of cartilage-like tissue made by tissue engineering in the treatment of cartilage defects of the knee," *J. Bone Joint Surg. Br.*, vol. 84, no. 4, pp. 571–578, 2002.

21) M. Solursh and S. Meier, "Effects of cell density on the expression of differentiation by chick embryo chondrocytes," *J. Exp. Zool.*, vol. 187, no. 3, pp. 311–322, 1974.

22) Z. Lin, C. Willers, J. Xu, and M.-H. Zheng, "The chondrocyte: biology and clinical application," *Tissue Eng.*, vol. 12, no. 7, pp. 1971–1984, 2006.

23) C. Chung and J. A. Burdick, "Engineering cartilage tissue," *Adv. Drug Deliv. Rev.*, vol. 60, no. 2, pp. 243–262, 2008.

24) B. Johnstone, T. M. Hering, A. I. Caplan, V. M. Goldberg, and J. U. Yoo, "In vitro chondrogenesis of bone marrow-derived mesenchymal progenitor cells," *Exp. Cell Res.*, vol. 238, no. 1, pp. 265–272, 1998.

25) T. M. O'Shea and X. Miao, "Bilayered scaffolds for osteochondral tissue engineering," *Tissue Eng. Part B. Rev.*, vol. 14, no. 4, pp. 447–464, 2008.

26) L. H. Nguyen, A. K. Kudva, N. S. Saxena, and K. Roy, "Engineering articular cartilage with spatially-varying matrix composition and mechanical properties from a single stem cell population using a multi-layered hydrogel," *Biomaterials*, vol. 32, no. 29, pp. 6946–6952, 2011.

27) A.-M. Yousefi, M. E. Hoque, R. G. S. V. Prasad, and N. Uth, "Current strategies in multiphasic scaffold design for osteochondral tissue engineering: A review," *J. Biomed. Mater. Res. Part A*, vol. 103, no. 7, pp. 2460–2481, 2015.

28) B. K. Zehentner, C. Dony, and H. Burtscher, "The transcription factor Sox9 is involved in BMP-2 signaling," *J. Bone Miner. Res.*, vol. 14, no. 10, pp. 1734-1741, 1999.

29) J. J. Van Wyk and E. P. Smith, "Insulin-like growth factors and skeletal growth: possibilities for therapeutic interventions," *J. Clin. Endocrinol. Metab.*, vol. 84, no. 12, pp. 4349-4354, 1999.

30) I. Martin, G. Vunjak-Novakovic, J. Yang, R. Langer, and L. E. Freed, "Mammalian chondrocytes expanded in the presence of fibroblast growth factor 2 maintain the ability to differentiate and regenerate three-dimensional cartilaginous tissue," *Exp. Cell Res.*, vol. 253, no. 2, pp. 681-688, 1999.

31) J. E. Lazarus, A. Hegde, A. C. Andrade, O. Nilsson, and J. Baron, "Fibroblast growth factor expression in the postnatal growth plate," *Bone*, vol. 40, no. 3, pp. 577-586, 2007.

32) S. Ivkovic, B. S. Yoon, S. N. Popoff, F. F. Safadi, D. E. Libuda, R. C. Stephenson, A. Daluiski, and K. M. Lyons, "Connective tissue growth factor coordinates chondrogenesis and angiogenesis during skeletal development," *Development*, vol. 130, no. 12, pp. 2779-2791, 2003.

33) A. Horner, N. J. Bishop, S. Bord, C. Beeton, A. W. Kelsall, N. Coleman, and J. E. Compston, "Immunolocalisation of vascular endothelial growth factor (VEGF) in human neonatal growth plate cartilage," *J. Anat.*, vol. 194, no. Pt 4, pp. 519-524, 1999.

34) K. Onodera, I. Takahashi, Y. Sasano, J.-W. Bae, H. Mitani, M. Kagayama, and H. Mitani, "Stepwise mechanical stretching inhibits chondrogenesis through cell–matrix adhesion mediated by integrins in embryonic rat limb-bud mesenchymal cells," *Eur. J. Cell Biol.*, vol. 84, no. 1, pp. 45-58, 2005.

35) I. Takahashi and G. Nuckolls, "Compressive force promotes sox9, type II collagen and aggrecan and inhibits IL-1beta expression resulting in chondrogenesis in mouse embryonic limb bud mesenchymal cells," *J. Cell Sci.*, vol. 111, no. 14, pp. 2067-2076, 1998.

36) S. Yamada, S. Saeki, and I. Takahashi, "Diurnal variation in the response of the mandible to orthopedic force," *J. Dent. Res.*, vol. 81, no.10, pp. 711-715, 2002.

37) R. M. Schulz and A. Bader, "Cartilage tissue engineering and bioreactor systems for the cultivation and stimulation of chondrocytes," *Eur. Biophys. J.*, vol. 36, no. 4-5, pp. 539-568, 2007.

▶ 3.5 肝臓, 腎臓 ◀

3.5.1 肝臓の細胞社会学

　肝臓は人体における最大の代謝性臓器であり，外分泌腺と内分泌腺の機能を併せ持つことが知られている[1,2]。その重要性は，肝線維化や肝硬変，肝炎，肝がんなどの肝疾患が，疾病率や死亡率の主要な部分を占め，アメリカ合衆国では成人中年男性の第4の死亡原因であることからもうかがわれる。さて，肝臓は胆管や膵臓と同様に前腸内胚葉の物理的に近い領域から出芽（budding）により形成される。すなわち，心臓中胚葉あるいは横中隔中胚葉か

らの FGF（fibroblast growth factor）/BMP（bone morphogenetic protein）シグナルによって，腹側前腸内胚葉の隣接した領域に予定肝臓領域が決定されていくことからその発生が開始する。これまでの研究により，腹側前腸内胚葉の基本的な発生プログラム（default program）は，膵臓への分化であることが判明している。すなわち，本来，膵臓へ分化されるようにプログラムされている腹側前腸内胚葉の一部に，例えばFGFシグナルなどが働くことにより，肝臓プログラムを誘導し，かつ膵臓プログラムを抑制すると考えられている。このような緻密な制御を経て，初期肝臓形成が生じるわけであるが，いまだに分子生物学的な理解の域を越えておらず，なぜ予定調和的に「適切な時・場所」で特定の分子プログラムが惹起されるのかについては，多くの点が未解明である。本項では，今後このような概念を俯瞰する細胞社会学視点での把握へ向けて，肝臓の解剖・発生生物学的理解について基礎的な知見を整理して紹介したい。

〔1〕 **肝臓の基本構造** 成人の肝臓における最小構造単位は肝小葉と呼ばれ，大まかには六角形の構造をとっている。さらに，それぞれの頂点に相当する部位には，門脈，胆管，肝動脈が伴走しており，「門脈三管」と呼ばれている（**図 3.16**)[3]。肝小葉の中心には中心静脈が存在し，そこから類洞が放射状にのびている。類洞により仕切られた肝細胞は，板状に配列し肝細胞索を構成する。門脈と肝動脈は肝小葉に血液を供給し，その流れは類洞を通り中心静脈に入る。また，胆汁は肝細胞と肝細胞の間隙がつながって形成される毛細胆管に入ったあと，肝内胆管から肝外胆管へ流れ胆嚢に保存される。

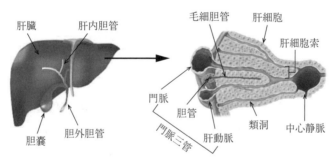

図 3.16 肝臓の構造

成人の肝臓を構成する細胞の 70% を占めるのは肝細胞であり，タンパク質や胆汁の分泌，コレステロール代謝，薬剤の解毒，尿素代謝，グリコーゲンの貯蔵など多岐にわたる代謝機能を担っている。また，肝臓を構成する細胞には，胆管を形成し胆汁を輸送する胆管上皮細胞や，マクロファージとして機能するクッパー細胞，ビタミンAを貯蔵する星状細胞などが含まれる。さらには，血管を形成する内皮細胞一つをとっても，第8因子を発現する肝臓特有の毛細血管網といえる類洞内皮細胞に加え，門脈内皮細胞や，中心静脈内皮細胞，肝動脈内皮細胞など多様な構成を示しており，おのおのに固有の役割が存在していることが明ら

かとなりつつある。例えば，近年の研究により中心静脈内皮細胞は成体肝臓において，WNT 産生を介した刺激により周辺に存在する肝細胞の自己複製による長期間の細胞更新を支持しているという事実も明らかとなっている。以上のように，成人の肝臓では，これらの多種多様な細胞が不断の協調的相互作用を通じて，複雑な細胞社会を形成することで，その恒常性が維持されている。

〔2〕 予定肝臓領域への運命決定　成体肝臓が創出されるまでの過程を，運命決定，細胞社会の形成，細胞社会の発展，と大きく三つに分けて説明する。

さて，発生途上にある肝臓においては，各種細胞が未分化な段階から「運命決定」を通じた細胞分化を遂げる過程が多数存在する。このことは，成人肝臓で重要な恒常性の維持という視点と大きく異なった現象といえ，独自の理解を深めることが必要となる。肝臓の起源である内胚葉は，中胚葉と同様に胚における最初の組織である胚盤葉上層（epiblast）と呼ばれる細胞層から形成される[4]。この胚盤葉上層は，TGFbeta（transforming growth factor, beta）ファミリーの NODAL（nodal growth differentiation factor）を発現する。NODAL は低濃度で胚盤葉上層から中胚葉を構成する細胞を誘導する一方で，高濃度では内胚葉を構成する細胞を誘導する。このように胚盤葉上層から内胚葉と中胚葉へ運命決定する際は，胚盤葉上層を構成する細胞が自己調節することで進行することが知られている。

続いて，内胚葉は胚体内胚葉（definitive endoderm）へと運命を進め，原腸形成の際に原条の前方末端から細胞シートとして出現する。この胚体内胚葉は，前腸，中腸，後腸の三領域を持つ原腸（primitive gut）を形成する（図3.17）。前腸からは，肝臓の機能細胞である肝細胞と胆管上皮細胞が生じるほか，甲状腺・胸腺・呼吸器・食道・胃・十二指腸・胆嚢・膵臓の上皮細胞や内分泌・外分泌腺細胞などが生じ，中腸からは小腸，後腸からは大腸の大部分の細胞が生じる[5]。これら前腸・中腸・後腸と呼ばれる三領域の特異性は，隣接した中胚葉を構成する細胞が，FGF や WNT，BMP，レチノイン酸などの因子を分泌することで生じる緻密に空間制御された分化誘導因子の組合せによって規定されることが動物の研究から示唆されている。実際，ニワトリやアフリカツメガエルの研究において，後方中胚葉を構成する細胞が分泌する FGF4 と WNT は，前腸の運命決定を抑制し，後腸の発生を促進するこ

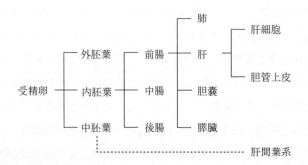

図3.17　肝細胞系列

とが示されている．一方で，前腸の特異性を獲得するためには前腸において，このWNTとFGF4シグナルが阻害される必要がある．アフリカツメガエルの後腸発生を例にとると，WNTシグナルの伝達分子であるβ-カテニンの活性を実験的に阻害すると，肝臓の発生に必須の転写因子であるHHEX（hematopoietically expressed homeobox）が活性化され，異所的に肝芽が形成される．興味深いことに，WNTとFGFシグナルは，数時間後には反対の効果を持ち，肝臓の発生を促進することも知られている．このように原腸の各領域が，前腸や中腸，後腸へ運命決定を行う際は，原腸に隣接した中胚葉などの周辺組織との空間的な関係性のもとできわめて緻密な制御がなされる．

〔3〕 **肝芽形成過程における初期細胞社会の成立** 胎生8.5日のマウス胚では，心臓中胚葉細胞が発現するFGFが，肝内胚葉細胞（specified hepatic endoderm）の特異化を誘導することが示されている（**図3.18**）．このFGFが介在する肝内胚葉細胞への特異化は，濃度依存的に肺，肝，腹側膵の誘導を促進し，その濃度は，FGFのおもな供給源である心臓と比較した際の内胚葉の位置により制御されている．また，同じ時期に横中隔間葉細胞で高発現しているBMP4も肝細胞の特異化を誘導することが示されている．なぜなら，培養系において前腸は，横中隔間葉と心臓中胚葉と共存させることで内胚葉を誘導できるが，BMP阻害剤を添加することで肝内胚葉細胞の特異化が阻害されるからである．

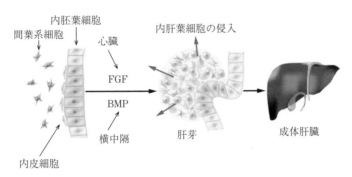

図3.18 肝芽の形成

肝内胚葉細胞の特異化直後の胎生9日目のマウス胚において，心臓中胚葉と横中隔間葉に隣接して存在する腹側前腸内胚葉は，肝憩室を形成するために肥厚する．この段階で肝憩室を構成する肝内胚葉細胞はラミニン豊富な基底膜と内皮前駆細胞により囲まれている．つぎに肝憩室は，肝芽細胞と呼ばれる単層立方体状の内胚葉細胞から多層の多列細胞へ推移し，立体形成のため周囲の横中隔へ増殖し侵入することで，肝芽（liver bud）と呼ばれる肝臓の前駆組織が形成される．これがまさしく肝臓における最も初期的な細胞社会が萌出する瞬間といえる．その際，内皮細胞は肝芽細胞の移動や増殖を促進する傍分泌（パラクライン）因子を提供することが示唆されている．このように腹側前腸内胚葉から肝芽が形成される際に

は，細胞社会を形作る意味において，きわめて大きなイベントが生じる．すなわち，肝芽の形成段階においては，肝芽細胞のみならず，隣接する心臓中胚葉や横中隔間葉を構成する間葉系前駆細胞，さらには内皮前駆細胞が共存することによって，原始的な細胞社会が形成されるものと考えられる．

〔4〕 **肝臓における細胞社会の発展** 肝芽が形成される胎生9.5日目以降のマウス胚においては，続いて機能的な血管網の形成，というその後の発展にきわめて重要なイベントが生じる．胎児の肝臓は，臍帯静脈と卵黄静脈の二つのおもな静脈系より支配を受けており，卵黄静脈は肝臓の遠心性動脈システムを形成している．一方で，臍帯静脈は胎児肝臓のおもな求心性静脈であるが，その存在は一時的なもので出生後には消失する．臍帯静脈による支配が消失したのち，おもな求心性静脈として門脈がそれと置き換わる．肝臓の動脈の発達は静脈の発達よりも後に生じるが，それは，肝内門脈に沿って形成を開始し，徐々に周囲に向かって拡張していく．現在のモデルでは，ヒトにおける肝内動脈の発達は，肝内門脈と同じ段階に生じ，血管内皮細胞増殖因子のVEGF (vascular endothelial growth factor) の供給源となる胆管板によって制御されていると考えられている．このように初期発生段階における肝臓の複雑構造は，血管新生 (angiongenesis) と血管発生 (vasculogenesis) の双方に依存しながら階層的な血管ネットワークを獲得することを通じて確保されているものと考えられる．

さらに，血管の内腔を還流する血液細胞の存在の重要性も際立つ．ほ乳類の胎児においては，肝臓はおもな造血器官として機能しマウスにおいては肝芽が形成される胎生10日目から肝芽細胞がニッチを形成し，造血幹細胞がホーミングする．肝芽細胞の増殖と分化においても，造血幹細胞の影響を受けていることが示唆されている．例えば，造血幹細胞はオンコスタチンMを分泌することで試験管内にて肝芽細胞の増殖を誘導でき，かつE-カドヘリンに基づく同種性細胞の接着を正に制御し，細胞機能の成熟化に寄与すると考えられている．

その後，胎生13.5日目のマウス胚において，肝芽細胞は肝細胞と胆管上皮細胞へ分化を開始する（図3.19）．初期の肝芽細胞は，HNF4alpha (hepatocyte nuclear factor 4, alpha) やαフェトプロテイン，アルブミンなどの肝細胞における初期分化マーカーを発現するとともに，胆管上皮細胞におけるマーカーであるサイトケラチン19を共発現している．このうち，門脈と接する肝芽細胞は，一層の細胞層を形成したあと，肝臓の遺伝子発現が抑制され，サイトケラチン19の発現が増加した二層の細胞層へ推移する．この細胞層は，胎生17.5日目に管を形成したあと，周囲を間葉系細胞で包まれることにより肝内胆管を形成し，残された二層の細胞層は退行する．この肝芽細胞の運命決定に重要なTGFbetaは，門脈周辺の間葉系細胞に由来する．このため，TGFbeta活性は門脈周辺で高く，肝細胞側で低い勾配を形成し，TGFbeta活性が適切な状態にある門脈周辺の肝芽細胞が，胆管上皮細胞へ

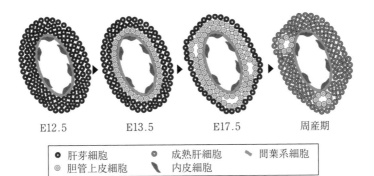

図3.19 胆管形成

分化誘導されると考えられる。仮に，肝細胞のTGFbeta活性が過剰になった際は，肝臓と胆管上皮の特徴を併せ持つ，いわばハイブリッド細胞が発生するようになることも近年報告された[6]。また，肝内胆管の減少を伴う多重奇形で，JAG1（jagged1）とNOTCH2遺伝子に突然変異を保持するAlagille症候群の患者や動物モデルの研究により，NOTCHシグナルが胆管発生へ寄与することも示唆されている。なぜなら，肝芽細胞はNOTCHシグナル受容体のNOTCH2を保持し，そのリガンドのJAG1は門脈周辺の間葉系細胞で発現が生じるため，門脈周辺に胆管が形成されると考えられるからである。さらに，胆管形成では，細胞外基質の基底膜を形成する細胞外マトリックスによる制御系についても示唆がある[7]。胎生14.5日目のマウス胚では，門脈周辺の線維芽細胞が発現するラミニンα1により胆管上皮細胞の分化が進行するが，その後，胆管上皮細胞自身が発現するラミニンα5により胆管の形態形成が進行すると考えられている。

一方で，門脈と接していない肝実質内の肝芽細胞はしだいに成熟肝細胞に分化する。胎生17日目のマウス胚において，肝細胞は特徴的な上皮細胞の形態を獲得し，細胞の表層面で毛細胆管を形成し肝細胞索内に配置される。

以上のように肝芽細胞が肝細胞や胆管上皮細胞へ運命決定する際には，血管内皮細胞，間葉系細胞と肝芽細胞，細胞外基質のおのおのが，特異的な時・空間条件のもと細胞社会を形成し制御されている。いまだに，各要素がいかなる順序で相互作用を実現するのかについては，未解明な点が多く，細胞社会学の視点で肝臓初期発生の現象を捉えることは急務といえる。

〔5〕 **肝細胞における異種性の成立と機能分担・成熟**　生後2週間ほど経過した頃にほぼ完成形へと近づいた状態の肝臓は，驚くほどに不均一で，異種性の肝細胞集団より構成されていることが明らかとなりつつある。この異種性（heterogeneity）は，空間的な勾配が存在していることに由来してゾネーション（metabolic zonation）とも呼ばれ，代謝機能の分担を果たしている（図3.20）[8]。門脈領域を囲む肝細胞はZone 1に区分され，肝動脈と門脈

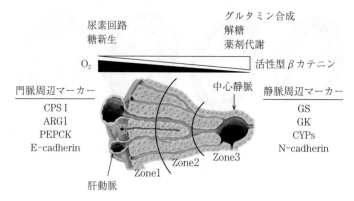

図3.20 肝臓のゾネーション

の両方の血液に由来する混合血液を受け取り，かつ胆管に接している．一方，対側に位置する肝細胞は Zone 3 と呼ばれ中心静脈を囲み，長期的な肝臓の恒常性に関係するとされている．そして，Zone 1 と Zone 3 の間の領域は Zone 2 と呼ばれている．この組織構造により各 Zone で異なる肝臓の機能が発生し，小葉内の酵素の局在へ反映される．例えば，門脈領域より初めに送達されたアンモニアは CPS1（carbamoylphosphate synthetase）や ARG1（arginase 1）などの酵素により尿素へ代謝される．残存したアンモニアは中心静脈周辺の肝細胞中の GS（glutamin synthetase）によりグルタミンに合成される．また，糖新生の多くは PEPCK（phosphoenolpyruvate carboxykinase）により門脈周辺で行われ，解糖の多くは GK（glucokinase）などにより中心静脈周辺で行われることも知られている．さらに，薬剤代謝の多くは門脈域周辺で CYP（cytochrome P450）system により行われることから，創薬応用に向けては門脈域の肝細胞の創出が重要な目標と考えられている．このような肝臓におけるゾネーションは酸素の濃度勾配や WNT/β-カテニンシグナル，JAG/NOTCH シグナルなどの強度により決定されると考えられているが，いまだにその成り立ちについては不明な点も多い．

〔6〕 お わ り に　本項では，肝臓が，いわば社会的成熟を遂げるプロセスについて，分子・細胞レベルにおける現時点での理解を整理した．いまだにこれらを俯瞰的に理解するには到底至っていないのが現状であるが，このような細胞社会の成り立ちを明らかにし，その仕組みを利用することができれば，iPS（induced pluripotent stem cell）細胞や ES（embryonic stem）細胞など幹細胞から人為的に細胞や組織，臓器を創出するための礎となる知見になるものと考えられる．あとの項では，このような考え方に基づき，肝臓における初期段階の細胞社会を構築する試みについて，その一端を紹介する．

3.5.2 腎臓の細胞社会学

哺乳類の腎臓は血液浄化装置として働く後腹膜臓器である。15種類を超える細胞から成る"管"を主構造とするこの臓器は，対向流交換系で老廃物を尿中に濃縮・排泄する機能を持つ（**図3.21**）。

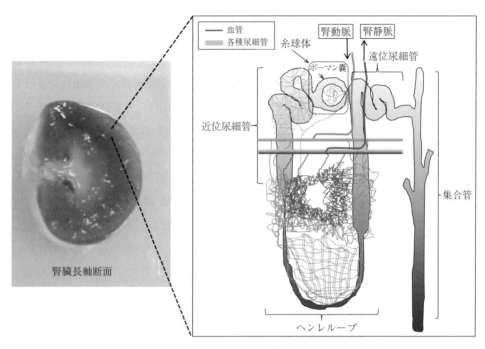

図3.21 腎臓の構造

腎臓内の血液進入口は腎門部の腎動脈からで，輸入細動脈を経て，血液ろ過装置である糸球体毛細血管に進入する。腎臓内におよそ100万個存在する糸球体では，血液が血圧による限界ろ過を受け，血中老廃物が分子量と電荷に応じて除去される。血管内皮細胞よる有窓構造を持つ糸球体毛細血管は，毛玉様の球構造をとり，内部はメサンギウム細胞に支えられ，外側はたこ足細胞（ポドサイト）が覆う。ポドサイトは手を伸ばして組み合い，細かい隙間と特殊な陰電荷を帯びた基底膜を形成している。臨床ではクレアチニンの糸球体ろ過率が腎機能評価指標となっている。糸球体を通った血液はそのあと輸出動脈を経て尿細管周囲毛細血管へと進み，腎静脈へ戻る。尿細管周囲毛細血管は尿細管から再吸収された物質を再び受け取り，逆に尿細管へ物質を分泌することで，老廃物除去を補い，体液の恒常性を維持する。一方で，糸球体で血液からろ過された原尿は上皮細胞の形成するボウマン嚢に注ぎこみ，近位尿細管→ヘンレループ→遠位尿細管→集合管と進み，濃縮され，腎盂から尿管へ尿として排泄される。近位尿細管はS1, S2分節を含む糸球体近傍の皮質の近位曲尿細管（proximal convoluted tubule, PCT）とS3分節を含む髄質外帯の外層に入る近位直尿細管

（proximal straight tubule, PST）とによって構成される。近位尿細管上皮細胞の特徴は豊富な微絨毛構造で，PCT細胞がより豊富で長く，PSTは短い。S3分節は虚血に非常に感受性が高く[9]，一方で腎臓における腎前駆細胞が存在するという報告があり[10]，腎臓において重要な部分である。近位尿細管上皮細胞の微絨毛は，表面積を大きくし，ろ過された原尿の70%の水，糖，電解質の再吸収を有利にしている。近位尿細管上皮細胞はそのほかに，活性型ビタミンD3を合成することで血中カルシウム濃度の調整を行っている。ヘンレループは細い下行脚（descending thin limb, DTL）のみで水分の透過性が高く，太い上行脚（thick ascending lim, TAL）においては水の透過性はほとんどなく，電解質の能動輸送が可能であり，尿濃縮能に寄与する。また，TAL細胞においては糸球体付近で特徴的な細胞核が密集して見える緻密斑（macula densa）を形成している。緻密斑細胞は，Na/K/2Cl共輸送体を介した塩分の流入で，水分量と電解質濃度をセンシングし，糸球体手前の輸入細動脈の特殊な平滑筋細胞からの血圧調整物質のレニン分泌を刺激する。緻密斑から集合管までの尿細管は遠位尿細管（distal convoluted tuble, DCT）で，電解質の能動輸送が可能であり，遠位尿細管から続く集合管は集合細管（connecting tuble, CNT）細胞と集合管主細胞（collecting duct-principal cell, CD-PC）と集合管介在細胞（collecting duct-intercalated cell, CD-C）によって形成されている。CNTとCD-PCは基底嵌入があり，特にCD-PCでは迷路状に入

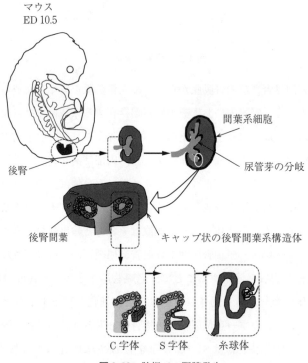

図3.22 胎児での腎臓発生

り組んだ構造をなしている。集合管にはバソプレッシン受容体があり，下垂体後葉から分泌される抗利尿ホルモンであるバソプレッシンに反応して水の透過性が向上する。腎臓の尿細管と血管の構造の間には，間質細胞が存在する。間質細胞には，体内の造血作用をつかさどるエリスロポエチン（erythropoietin，EPO）を分泌する細胞が含まれる。尿細管が障害を受け，壊死すると筋線維芽細胞が増殖し，コラーゲンの分泌高まり，腎線維化が進むが，EPO発現細胞は線維化に伴い，貧血に応答するEPO発現向上が不全となり，腎性貧血が生じる[11]。腎臓は，このように血液の浸透圧や酸素含有量さらに血圧の調整する巧妙な装置である。このほかにも腎臓内にはリンパ管，交換神経が張り巡らされ，最外層の中皮の線維膜がパッキングする，まさに統制された複合細胞社会となっているが，発生期において単純な二つの細胞種から始まる。胎児のnephron ductから出芽する尿管芽（ureteric bud，UB）は分岐し，その周りに間葉系細胞が集まり，たがいに相互作用することで尿細管と糸球体が形成される[12]（図3.22）。胎児期から幼若な腎組織は尿を生成するが，濃縮能は低く，新生児から幼児期にかけて，先に述べた複雑な成体レベルまで成熟する。他臓器と同様に，難病の病態解析や腎臓病患者での薬物動態などを再現するような試験管内での腎組織構築は，治療・診断・創薬への貢献が期待される。

3.5.3 胎児期の細胞社会を模倣した器官原基の人為的創出技術

　臓器移植は，末期の臓器不全症に対してきわめて有効な治療法として実施されているが，その需要に対してドナー臓器の供給は大きく不足している。例えば，米国における臓器移植の実施件数と待機患者数の差は1989年には数千名の範囲内に収まっていたにもかかわらず，2013年には十万人近くまで増大しており悪化の一途をたどっている[13]。このような患者を救済することを目指し，代替治療法の確立，すなわち，再生医療技術に基づく新たな移植療法の確立に注目が集まっている。一方，これまで再生医療の研究が目指していたものは，治療に有益な「細胞」を幹細胞から創り出すことであるが，細胞移植の効果は臓器移植の効果と比較すると不明確である。また，臓器そのものを再構築し，移植を実現することはいまだ非現実的なアプローチと言わざるを得ない現状にある。このような状況を解決するため，細胞社会学の嗜好を取り入れた形でいくつかの手法が提案されているが，本項では近年その有用性が明らかとなりつつある「器官原基法」というコンセプトを中心に紹介を行う。

　〔1〕**人為的臓器創出技術の現状**　　冒頭でも述べたとおり，再生医療研究において，幹細胞や前駆細胞を用いた多くの研究は，平面培養している細胞へ分化誘導因子を段階的に添加し目的の細胞のみの分化誘導を試みている。肝臓領域でも肝細胞様（hepatocyte-like）細胞の分化誘導に成功したという報告が多数存在している[14]。しかしながら，本来，細胞の分化は，細胞が複雑に相互作用しながら立体的臓器を形成する細胞社会の中で達成されるもの

であり,外的な誘導因子を導入するだけでは達成できないことが多く存在する。実際に分化誘導因子の添加のみでは,誘導中の細胞の状態が不安定であることや,誘導後の細胞の均一性が乏しいこと,生体内の肝細胞と比較して機能が未熟なこと,さらに臓器不全症の治療を想定した際,臓器移植と比較し技術的限界があること,など深刻な課題が山積している。このため,再生医療の臨床応用まで見すえた際には,3次元的な細胞社会の再構築を可能とする革新的な技術開発が必須となる。

近年では,肝生検により採取した成人ヒト胆管前駆細胞のオルガノイドが長期間培養可能であり,かつ誘導により胆管細胞や肝細胞に分化できることが報告されている[15]。この肝細胞へ分化した細胞の3次元的オルガノイドはアルブミン分泌やCYP3A4(cytochrome P450, family 3, subfamily A, polypeptide 4)活性,アンモニア除去能を持つことが示されており,肝障害モデルへの生着にも成功している。さらに使用する細胞を変化させることで肝臓や胆管領域の病態モデルとしても利用できる可能性が示されている。しかしながら,当該オルガノイドは間葉系や内皮細胞などの肝臓を構成する支持細胞が含まれず,複雑な細胞よりなる立体構造の再現までは至っていない。さらに,侵襲的な肝生検による細胞採取が必要であることなど今後さらなる改良が望まれる手法と考えられる。

また,ブタや霊長類の臓器から細胞を除去し作製した3次元的な足場材料の開発が行われている。このような足場材は吻合可能な血管が分布した組織の再構築を実現することが期待されている[16]。しかしながら,そもそも培養環境で維持することが難しい肝細胞を効率的に付着・生着させることに困難性が存在する。また,根本的な課題として播種可能なヒト細胞が確保されておらず,さらに足場材料が持つ3次元構造自体も細胞どうしや細胞と細胞外マトリックスの相互作用において,空間的な制約が存在するために,時空間変化を伴う細胞社会の実質的再現を達成することが困難と考えられている。

〔2〕 **胎児期の細胞社会を模倣したヒト肝臓原基の創出**　再生医療に利用できるヒト肝臓の創出を目指し,胎児期の細胞社会を模倣しヒトiPS細胞(induced pluri-potent stem cell, iPSC)から発生初期の肝臓である肝臓原器(肝芽)の人為的創出が試みられている。生体において,この肝芽は前腸内胚葉細胞と未分化血管内皮細胞と間葉系幹細胞の三系譜の細胞が相互作用する細胞社会の中で形成される。そこで,ヒトiPS細胞由来肝内胚葉細胞とヒト血管内皮細胞,ヒト間葉系細胞を至適な支持体上で共培養したところ立体組織が自律的に創出されることが見いだされた(図3.23)[17,18]。培養を継続すると,この3次元組織の内部では,間葉系細胞により裏打ちされた血管内皮細胞による網目状の管状の構造が形成され,iPS細胞由来肝内胚葉細胞がそれらに沿って均一に配置されることが判明した。組織学的解析やマイクロアレイによる包括的遺伝子発現解析などの結果より,この3次元組織が,発生初期に形成される肝芽組織ときわめて類似する特徴を有することが明らかとなった。こ

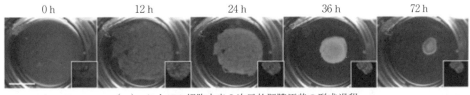

(a) ヒトiPS細胞由来3次元的肝臓原基の形成過程

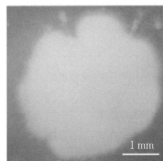
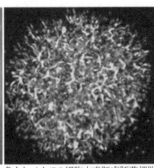
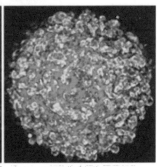

肉眼像

色なし：ヒトiPS細胞由来肝内胚葉細胞
緑色：ヒト血管内皮細胞
赤色：ヒト間葉系細胞

色なし：ヒト間葉系細胞
緑色：ヒトiPS細胞由来肝内胚葉細胞
赤色：ヒト血管内皮細胞

(b) ヒトiPS細胞由来3次元的肝臓原基

図3.23 （口絵6参照） ヒトiPS細胞由来3次元的肝臓原基の誘導[17]

のことから試験管内において，細胞社会が適切に再構成され，組織・臓器の元となる立体的な肝芽（human iPSC-derived liver bud；hiPSC-LB）の作製に成功したと考えられた。

このhiPSC-LBを機能的なヒト肝臓へ成熟化させるため，免疫不全マウスへ移植することにより生体内における血液灌流の誘導を試みられた（**図3.24**）。その結果，移植後のきわめて早い時期（3 d以内）に，hiPSC-LB全域において血液灌流が生じることが観察された。また，組織学的解析によって，iPS細胞由来肝細胞が肝細胞索状構造を形成し，ヒトアルブミン，CK-8（keratin 8, type II），CK-18（keratin 18, type I），ZO-1（tight junction protein 1），ASGR1（asialoglycoprotein receptor 1）を発現していることが明らかとなった。肝臓は代謝性臓器の代表として知られており，タンパク質の合成機能や，薬物を代謝する機能を担っている。移植を行ったマウスの血清からは，ヒトアルブミンやα1-アンチトリプシンなどのヒト特異的なタンパク質合成機能が発現することが明らかとなった。さらに，ヒトとマウスで異なる経路により代謝されることが知られているプローブ薬剤を移植マウスに投与したところ，ヒトに特異的な代謝産物の存在が認められた。3次元器官原基移植（organ bud transplantation）による治療効果を検証するため，薬剤により致死的肝不全を誘導した免疫不全マウスへ移植したところ，30 d後の生存率は非移植群で約30％であったのに対してhiPSC-LB移植群では90％以上であった。このことから，3次元肝臓原基の移植により，成体内においても細胞社会が適切に再構成され機能的なヒト肝臓を誘導することに成功したと

132　3. 細胞社会の人為的構成〜細胞社会を創造する〜

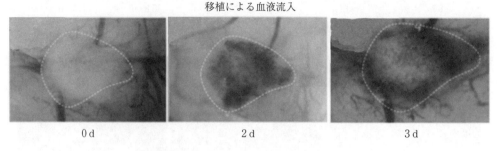

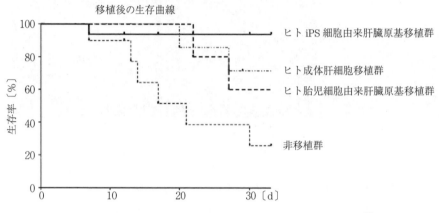

図 3.24　ヒト iPS 細胞由来3次元的肝臓原基の移植効果[17]

考えられる。

〔3〕**器官原基法を用いたさまざまな機能的な組織の創出**　肝臓原基の人為的創出を対象とした検討の結果から，本手法は，その発生に複雑な細胞社会の人為的構成を必要とする臓器を対象とした開発に応用可能であると期待される（詳しくは，2.3節の章の細胞凝集塊制御技術を参照）。そこで，さらなる汎用性を評価するため，マウスの胚および成体の複数の器官から細胞を単離し，器官原基法により共培養した。驚くべきことに，細胞集合体の形成による複合組織の形成が，肝臓のみならず，膵臓，腸，肺，心臓，腎臓，脳，さらには，がん細胞を含むすべての細胞種において保たれていた（**図 3.25**(a)）。すなわち，移植手術にたえうる力学的な強度を持つ細胞集合体が形成されることが判明した。実際，血管内皮細胞を含む組織を再構成して移植することにより，従来の組織工学的なアプローチと比べ，移植後はるかに短い時間で血液の再灌流が生じた（図(b)）。したがって，器官原基法は任意の種類および量の多細胞系から複合組織を形成するうえで汎用的な基盤技術になると考えられた。

代表的な複雑臓器の一つとされる腎臓創出への応用の可能性を検討した。胎齢13.5 d のマウス腎臓原基より胎児腎臓細胞をすべて単離し，血管内皮細胞，間葉系前駆細胞と共培養し細胞集合体を作製した[18]。興味深いことに，肝臓原基の再構成と同様に，細胞集合体が作

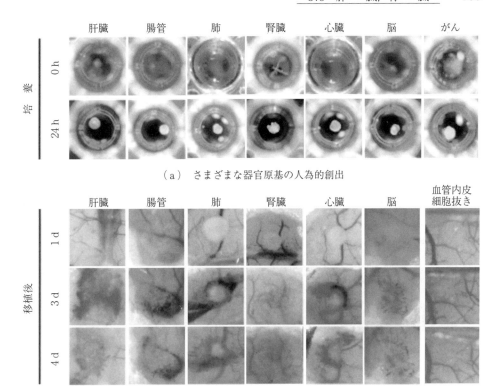

(a) さまざまな器官原基の人為的創出

(b) 移植による迅速な血管網の形成

図 3.25 さまざまな器官原基創出への応用[18]

製されたのちには自己組織を経た腎臓原基が得られることが判明した．本手法により得られた腎臓原基は，同様に移植により数日で血管内腔に血液が流入したのみならず，徐々に発生が進行し，移植後 21 d 目においては血液をろ過する機能を持つ糸球体様の組織が形成されることを見いだした（図 3.26(a)）．形成された腎組織の電子顕微鏡による解析の結果からも，糸球体組織内部で機能発現に必須となる足細胞，基底膜，内皮細胞からなる三つ組構造が形成されていることも確認された．興味深いことに，同時期の細胞から単離した細胞をペレット培養後に移植する「細胞移植」との比較実験を行ったところ，一部の腎細胞は，生着はしたものの多くは脂肪変性を遂げ，糸球体やボーマン囊などのネフロン様構造を再構成することはできなかった．

つぎに，これらの組織が実際に血液をろ過する機能を有しているのか否かを評価する目的で，ライブイメージングによる腎機能評価系を開発した．すなわち，移植後 21 d 目時点において低分子量の蛍光標識デキストランを静注ののち，マウス胎児後腎由来原基の移植により形成された腎組織内部の構造を可視化した（図(b)）．その結果，低分子量蛍光デキストランは，まず微小輸入血管内腔を灌流したあとに，ボーマン囊直下へとろ過されることで，

134   3. 細胞社会の人為的構成〜細胞社会を創造する〜

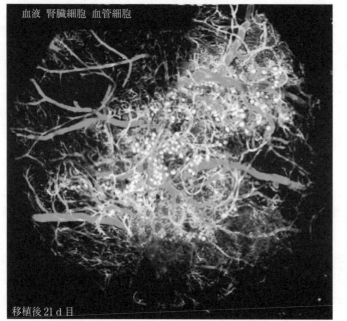
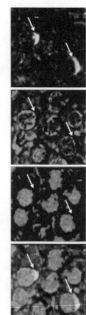

(a) 多数の腎組織（糸球体）の形成　　　　　（b）ろ過機能
　　　　　　　　　　　　　　　　　　　　　　　　（矢印）

図3.26 腎臓原基移植による機能的な腎組織の創出[18]

原尿様の液体を貯留することが判明した。さらに、近位尿細管様構造が連結している一部の糸球体組織においては、産生された原尿が尿細管内部へと回収されていく様子が観察された。一方、成体（生後2週齢）の腎臓に由来する細胞集合体を用いた実験においては糸球体など機能的な腎組織を形成しなかった。このことから、成体の組織に由来する終末分化した細胞から組織を創出する手法と比較して、胎児期に相当する器官原基に由来する細胞集合体を用いたほうが、機能的な腎組織を効率的に創出できる可能性が示唆された。したがって、多能性幹細胞を用いて創出された組織の臨床への応用を想定した場合、終末分化した成熟細胞あるいは成熟組織を利用するよりも、器官原基に相当する未熟な組織を移植したほうが、機能性および治療の有効性にすぐれる可能性があると考えられる。

〔4〕**お　わ　り　に**　筆者らの研究グループにて開発した器官原基の人為的創出技術（organ bud generation法）を用いることで、任意の細胞種からなる組織構造体を自在に創出できることが明らかとなった。本法を用いることで、従来必須であるとされていた足場材料などの物理的補助なしに器官発生過程で生じる生理的な3次元的組織化を誘導し、組織・臓器を生み出すことができる。したがって、肝臓や腎臓はもちろん、その発生過程に複雑な細胞社会を形成することが知られる膵臓・肺などほかの臓器の細胞社会の再現を目指すうえでも、きわめて重要な細胞操作技術であると考えられる。これらの細胞社会を再現する突破口

をひらくうえで，筆者らが開発した器官原基形成法は，きわめて有用な基盤技術となると考えられ，今後，各領域においてさらなる研究開発が進むことが期待される。なお，筆者らの研究グループにおいても，同様の技術でマウス胎児細胞などを用いることにより膵島の細胞社会の再現に成功しており，糖尿病など患者数が多く社会的に大きな問題となっている疾患に対する革新的な再生医療技術へ発展する可能性が高いと考えられる。

3.5.4 成体環境を模倣した高機能組織の創出技術

〔1〕はじめに　成体を模倣した高機能組織の創出については，目的によってさまざまなアプローチが存在する。近年では，細胞シート技術を活用したものやインクジェット技術によるバイオプリンティングなどが注目されており，これらの技術については本シリーズの別項で詳しい解説が行われている。一方で，培養細胞の各種分化機能を高める方法として，古くからスフェロイド／オルガノイド培養が利用されてきた。スフェロイドは数千個程度の細胞からなる球状の3次元組織であり，非接着処理が施されたディッシュを用いた旋回培養，ハンギングドロップ法，ラウンドボトム形状の96穴プレート，あるいはマイクロ加工された培養器材などを用いて簡便に作製することができる。しかしながら，従来のスフェロイド作製法にはいくつかの問題点が存在する。

① 接着力に乏しい細胞を利用する場合はスフェロイドが生じにくい。
② 2種類以上の細胞を用いる場合，同一の細胞だけが優先的に凝集する傾向が高い。
③ 細胞どうしが密に接着することでスフェロイド中心部が酸素・栄養不足に陥りネクローシスが生じる。
④ 上皮細胞の中にはスフェロイドにするとアポトーシスを起こし，内部の細胞が死んでシスト（中空）構造を生じる。シスト構造も目的によって有用ではあるが，機能向上が認められない場合もある。
⑤ スフェロイドは細胞が密集しただけであり，実際の臓器が持つような固有の高次構造が形成されない。

従来のスフェロイドでは，細胞間接着の強化や細胞の高密度化によって機能が高まっていると考えられるが，その結果として副作用にあたる種々の問題（特に上記の③〜⑤）が生じるというジレンマが存在する。これらの問題点を解決するには，単なる細胞凝集体としてのスフェロイドを脱却し，構造化されたスフェロイドへと進化する必要がある。もし，この課題を達成することができれば，スフェロイドの可能性は飛躍的に高まる。ここでは，高機能を備えたスフェロイドの作製を目指して，スフェロイド内部の構造制御を可能とする「スフェロイドエンジニアリング技術」について述べる。

〔2〕細胞の凝集状態をつくり出し，浮遊培養を可能とする培養技術　スフェロイドを

作製するためには数千個程度の細胞を凝集させる必要がある．スフェロイド作製の古典的な方法の一つでは，非接着プレートの上で培地中の懸濁細胞を旋回させて雪だるまを作るように順次凝集させていく．しかし，この方法では接着力の低い細胞の凝集には時間がかかる．また，2種類の細胞を用いた場合には，同一の細胞だけが凝集する傾向が生じる．これは細胞ごとに表面のタンパク質が異なり，同じ種類の細胞どうしのほうが高い親和性（結合力）を持つことが多いためである．また，細胞によって大きさが異なることも2種類以上の細胞を凝集させる際には問題となりうる．ハンギングドロップやラウンドボトム形状の96穴プレートでは球面状の構造を用いるので旋回培養よりは細胞が集まりやすいが曲率が低く，底部に細胞がほぼ一層の状態となり，そこから細胞の接着力依存的に凝集体へと移行するため，問題を完全に解決するには至っていない．マイクロ加工されたプレートでは細胞をより狭い空間に集めることはできるが，凝集体をつくるために細胞接着力に大きく依存するという点では同じである．

　さまざまな接着特性やサイズを持つ細胞から効率よくスフェロイドをつくるためには，初めから凝集状態を与えた状態で培養する必要がある．この課題を解決するために，高分子を分散させた培養液を用いる培養技術が開発された[19]．高分子の一種であるメチルセルロースを分散させた培地中に，細胞を懸濁した通常の培地を微量吐出すると，細胞を懸濁していた通常培地はまわりの高分子培地に吸収されるため，通常培地に懸濁されていた細胞は凝集していく（図3.27）．例えば，3%のメチルセルロース培地に1 μlの通常培地を吐出した場合は，10 min程度で細胞が球状の凝集状態をとることができる．その後，細胞自身の接着力でさらに密な凝集状態へと移行する．3%のメチルセルロース培地を使用した場合，凝集した細胞集団は容器の底へ沈むことなく浮遊状態で培養を続けることができ，細胞-細胞間の接着がしっかりと形成されたスフェロイドへと変化する．高分子を用いた凝集状態の誘導法を用いると，接着力の異なる複数種の細胞を任意の比率で混ぜ込んだ凝集体を作ることができる．さらに，接着タンパク質などを持たないポリスチレンビーズやハイドロゲルビーズなどを細胞とともに凝集させることも可能である．凝集できる粒子のサイズはおよそ100 nm

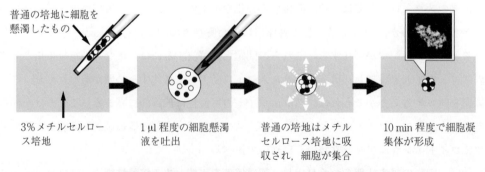

図3.27　メチルセルロースを用いた迅速な細胞凝集法

から100μm程度であり，多種多様な粒子を細胞の凝集状態に混ぜ込むことができる．さらに粒状の不溶性物質だけでなく，可溶性高分子を凝集させることも可能である[20]．これらの特徴を利用すると初めに挙げたさまざまな問題点を解決することができる．

〔3〕 **自己組織化現象の利用によるスフェロイドの構造化**　高分子培養液を用いた細胞凝集技術を用いると，任意の比率の2種類以上の細胞をランダムに混合させた状態で凝集させることが可能となる．このとき「ランダムに混合」できることがポイントである．体内にはランダムに細胞が混合された状態は見受けられない．ランダムに混合された状態は細胞にとって非常に不安定な状態であり，細胞はそれぞれがより安定な構造を取るために運動・移動を開始する．その結果，細胞の組合せに特有のパターンが形成される（**図3.28**）．

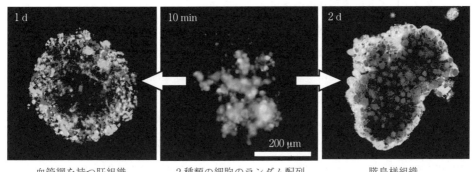

血管網を持つ肝組織　　　2種類の細胞のランダム配列　　　膵島様組織

（中）メチルセルロース培地を用いて2種類の異なる細胞を凝集させた様子．ここでは肝細胞（Hep G2）と血管内皮細胞（TMNK1）を用い，吐出から10 min後に観察を行った．
（左）肝細胞と血管内皮細胞の組合せの場合，培養1 dにおいて自己組織化によるパターン化が観察された．赤色で示す細胞が血管内皮細胞であり，ネットワーク上の形状を示している．
（右）2種類の細胞として膵α細胞（αTC1.6）および膵β細胞（MIN6）を用いた場合には，培養2 d目に自己組織化パターンが観察され，α細胞が外側にβ細胞が内側に局在するというマントル-コア構造を示した[21]．

図3.28（口絵7参照）　スフェロイドの自己組織化

このような細胞の活動は，人間社会によく似ている．例えば，A高校とB高校から仲の良いメンバーを50人ずつ集め，それぞれに赤と白のゼッケンをつけてもらう．机などがない教室で，赤と白とが交互の市松模様のように整列してもらったあとに，これから自由に歓談してよいとの指示を出すとしよう．学生たちはまわりの顔を確認しながら，仲のよい友達どうし，つまり同じ色のゼッケンどうしで集まって賑やかに話を始めるだろう．その結果，大小いくつかの集団ができ，赤と白の「パターン」ができるはずである．赤白交互の整列状態は学生たちには不安定な状態であるが，集団の形成とともに安定化し，以後は大きなパターンの変動はみられなくなる．同じ色のゼッケンをつけていてもそれほど仲がよくない場合や，異なる高校に幼なじみの友達がいる場合など，集めてくるメンバーの個性によって得られるパターンは変化する．すなわち図3.28の左図と右図のパターン形成の違いは細胞の

個性によって生じるものであり，細胞社会の特性を利用したものであるといえる．

　複雑な構造を備えた臓器の作製において，細胞の3次元座標を定めた設計図に基づいたトップダウン的なアプローチが現在注目を浴びているが，高度な機械技術を必要とするためにコストが問題となる．細胞社会の特性を利用したボトムアップ的なアプローチを積極的に利用すれば，その難易度やコストを下げることができるだろう．臓器内部の細胞の配列は臓器機能の発現にもつながるため，細胞間相互作用に基づく自己組織化の研究は高機能スフェロイドの作出に欠かすことができない．試験管内の環境において，同種あるいは異種の細胞達とのコミュニケーションによって細胞はどのような振舞いを示すのか？　その因果関係を解き明かす研究を積み重ねる必要がある．

〔4〕 **スフェロイドに流路状構造を付与する方法**　スフェロイドにおいて大きな問題点はガスや栄養素の交換がその内部に行くほど難しくなるということである．この結果，中心部ではネクローシスが生じることもある．薬剤を用いたスクリーニングにおいても，スフェロイド表面の細胞のみが薬剤に暴露されて内部の細胞には薬剤が到達しないという問題が生じる．スフェロイドの内部に血管に相当する流路構造を作ることができればこの問題を解決できるが，どのようにすればスフェロイド内部を加工できるだろうか？　高分子を用いた細胞凝集技術を利用すれば，細胞と同じ大きさを持つハイドロゲルビーズを細胞と1対1の比率で混ぜて凝集させることで，細胞とビーズがランダムに混合された凝集体を作ることが可能である[22]．これを培養すると細胞どうしが接着して連結され，ビーズの部分がネットワーク状となった配列が自然とできあがる（図3.29）．ハイドロゲルは分画分子量が大きいため，ガスや栄養素，薬剤はスフェロイド内部へと拡散する．また，例えば埋め込むビーズの素材をアルギン酸ハイドロゲルにすれば，アルギン酸リアーゼによってゲルを消化して実際の「空間」を得ることも可能である．

　スフェロイドにおいて流路状の空間を作り込む重要性は，単に物質交換能を高めることや局所的な細胞密度を低くすることに留まらない．流路状の空間を構築することにより，細胞が密に詰まった単なる凝集体としてのスフェロイドから，細胞の索あるいはシート状構造が集積されたスフェロイドへの変革をもたらしている．このようなスフェロイドは特に上皮細胞の培養に適している．例えば，マウス初代胎仔肝細胞を凝集体にして分化誘導しながら培養すると，内部の細胞は上皮の形質を失ってしまう．しかし，細胞と同じサイズのハイドロゲルビーズを50％の比率で混入することで上皮細胞の性質の変性を抑制でき，内部まで細胞の状態は良好となる[23]．これは上皮細胞である肝細胞が重層化を嫌って変質してしまうことを，索・あるいはシート状構造の付与による構造化によって防ぐことができることを示している．ビーズによって構築された空間は血管とは異なる．生体環境に近い血管構造を得るために，例えば肝組織の再構築であれば類洞内皮細胞などの非実質細胞をどのように組み込

3.5 肝臓, 腎臓　139

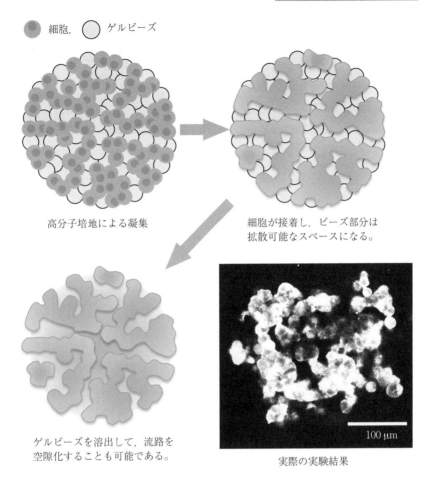

図 3.29　スフェロイド内部に流路状の微細構造をつくる方法

むかは今後の課題である。しかしながら，スフェロイドの内部に微細構造，すなわち血管様の空隙をつくり込むスフェロイドエンジニアリングをベースとした取組みにより，実現が可能であると考えられる。

〔5〕**ECM の利用**　スフェロイド形成は基本的に細胞のみを使用するが，実際の臓器には細胞外マトリックス（ECM）が存在している。ECM はスフェロイドの機能制御の手段となりうるため，積極的に利用する手法を考えるべきである。高分子による細胞凝集技術は，細胞やビーズといった不溶性の粒状物質だけでなく，培養液に可溶化した別の高分子，例えば ECM の一種であるコラーゲンやマトリゲルを凝集させることもできる[20]。FITC でラベルしたコラーゲンを可溶化状態のままでメチルセルロース培地に吐出すると細胞などと同様に凝集する（図 3.30）。この技術により，例えば細胞を ECM ゲルのカプセルに封入することができる。細胞のカプセル化について，従来は水溶液からなる ECM を液滴化するために油を用いてエマルジョンにする必要があった。この方法では，多くのカプセルを一度に作

140   3. 細胞社会の人為的構成〜細胞社会を創造する〜

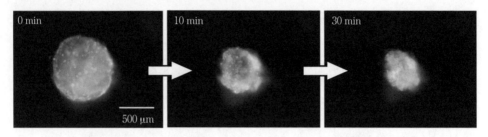

コラーゲン溶液に細胞（Hep G2）を懸濁し，3％メチルセルロース培地に吐出した．緑色の蛍光で標識されたコラーゲンはメチルセルロースの中を拡散せずに，赤色の蛍光で標識された細胞とともに凝集した．ここでは比較的高濃度のコラーゲン溶液を用いているため，途中でコラーゲンがゲル化し，その時点で凝集が停止している．

図3.30 （口絵8参照） メチルセルロースによるECMの凝集

ることができるが，油によって細胞障害が生じることが大きな問題点であった．これに対して，高分子培養液を利用するカプセル化法では油による毒性の心配はまったくない．実際にECMによるカプセル化で細胞機能を高めることはできるのだろうか？　肝細胞を用いて，肝機能を高めることが予想されるマトリゲルによるカプセル化を行ったところ，コントロールの肝細胞スフェロイドよりもアルブミン分泌活性が低くなるという結果が得られた．これは，マトリゲルのカプセル内部で細胞が分散した状態となっており，細胞どうしの接着が存在しないことが原因であると考えられた．もちろん神経細胞など細胞どうしが極端に接近しなくてもよい場合もあるが，肝細胞の場合には細胞間接着がECMによって阻害されていると機能が低下する．つまり，肝臓内の細胞社会では，細胞どうしによる密接なコンタクトが必須である．

　肝細胞スフェロイドにおいてECMは機能低下を引き起こすものでしかないのだろうか？　もしECMが分厚い壁となって細胞間のコミュニケーションを阻害しているとすれば，その壁を障子のようなものに，さらには網戸のようなものにすればどうだろうか？　ECMの濃度を下げてメチルセルロース培地に吐出するとカプセルの直径は徐々に小さくなり，最終的にはコントロールのスフェロイドと同じ直径となる．このとき，スフェロイド内部にはその直径に影響を与えないほどに薄まったECMが，細胞と細胞の間に薄膜状に充填されていると考えられる．この「ECM充填スフェロイド」はコントロールのスフェロイドと比べて高いアルブミン分泌活性を示すことが明らかとなっている．つまり，細胞−細胞間と細胞−ECM間の二つの相互作用はスフェロイドにおいてトレードオフの関係にあると思われていたが，ECM充填スフェロイドではこれら二つの相互作用が両立し得ることがわかったのである．このような結果は，細胞の微小環境をある特定のしきい値に導くことによって想定以上の機能を誘導できることを示しており，スフェロイドの構造化を目指したエンジニアリング技術の重要性を裏付けている．試験管の中で再構築した肝組織の機能は実際の肝臓よりも

低いが，この原因は肝細胞を培養するのに適した微小環境が整っていないためであると考えられる．成体の高機能を試験管内で再現するために，スフェロイドエンジニアリング技術に基づいた培養微小環境の検討は有効な方策である．

〔6〕 **創薬開発への応用と今後の展望** スフェロイドエンジニアリング技術を用いて構造を付与された高機能化スフェロイドは，おもに創薬開発における利用が想定される．これまでに紹介したような種々のスフェロイドエンジニアリング技術を使って高機能化したスフェロイドを用いれば，肝臓や腎臓，さらにはほかの臓器を形成する細胞を用いて従来よりも感度よく各種の試験が行える．創薬開発における重要な知見の一つとして，トランスポーター機能の評価がある．トランスポーターは「細胞極性」に依存して細胞膜上に局在することで機能を示すが，従来のスフェロイドでは細胞が密に充填されるために細胞極性を獲得しづらく，トランスポーター機能の評価は難しかった．ハイドロゲルビーズを用いたスフェロイド内部の空間作製技術では，細胞が索あるいはシート状となる．このような細胞配列は上皮細胞が極性を獲得しやすい状態であるため，肝細胞や腎上皮細胞さらには腸管上皮細胞などを用いたトランスポーター活性評価のためのアッセイシステムを構築できる可能性がある．以上のようにスフェロイドの構造制御の取組みによって，これまで不可能であったアッセイを可能にするといった質的な変革がもたらされている．

スフェロイドは腹腔内や腎皮膜下，門脈内への移植が可能であり，再生医療における有用性も十分兼ね備えている．スフェロイドサイズや構成細胞の比率，自己組織化，流路状空間の有無，ECM の組成やその濃度など，さまざまなパラメーターの制御を可能とするスフェロイドエンジニアリングの概念と技術は，成体環境を模倣した高機能な組織の創出を実現し，細胞を用いたバイオ産業の発達に大きく寄与するものと考えられる．

3.5.5 細胞社会の人為的創出技術と再生医療への応用

〔1〕 **肝再生治療の現状** ドナー数が限られている肝移植の代替として，近年，肝細胞移植による治療法の臨床応用への期待が高まっている[24]．おもに，カテーテルを用いて門脈から肝臓に肝細胞懸濁液を注入する移植方法がとられているが（図 3.31），塞栓による門脈圧亢進を引き起こさないよう少量の肝細胞しか注入できないし，肝硬変など門脈圧亢進症の症状に対しての細胞注入は危険を伴うという根本的な問題をはらんでいる．

いまのところ，大型の臓器である肝臓を丸ごと再生，あるいは工学的に肝臓を再構成する技術は開発されていない．よって，肝臓の全機能を再現するというよりも，移植肝組織に一部機能を補完させる戦略が現実的である．例えば，血友病，$\alpha1$ アンチトリプシン欠損症など，先天的に凝固因子や酵素が欠損している疾患に対して，正常な肝組織を移植，生着すれば，持続的に凝固因子や酵素を補充することが可能となり，少なくとも肝疾患の病態を改善

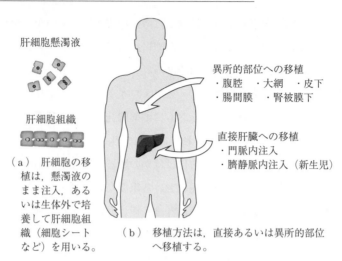

図 3.31　肝細胞を用いた再生治療

するであろう．そこで，組織工学的手法により生体外で肝細胞の 3 次元集合体を形成させて肝組織を作製し，外科的手法で移植することが有効な治療法になりうると期待されている．肝細胞の 3 次元集合体を形成する手法としての典型例は，生分解性高分子から成る足場材料やハイドロゲルに肝細胞を播種，接着させる組織工学的手法である．一般に，生体内の肝臓はきわめて再生能力の高い臓器であり，肝臓を部分切除しても成熟した肝細胞の肥大化，前駆細胞の増殖などにより，元の大きさまで再生する．しかし，生体内から取り出していったんばらばらにした成熟肝細胞を生体外で培養しても増殖させることができないため，最終的に細胞密度が低い組織片となる．細胞社会学的観点から，細胞外マトリックス成分がきわめて少なく，細胞密度に富んだ肝組織を作製することが望まれる．

また，いったんばらばらにした成熟肝細胞は，通常のプラスチック製シャーレ上で培養すると，アルブミン産生能など肝特異的な機能が低下する．本来の肝臓では，複数種の細胞がマイクロメートルスケールで精密に配列し，かつ細胞外マトリックスが存在する．よって，線維芽細胞や血管内皮細胞など非実質細胞との共培養[25]，あるいはコラーゲン[26]やマトリゲル[27]などの細胞外マトリックスのハイドロゲルを用いた 3 次元培養など，肝臓における本来の細胞社会を模倣することで，肝特異的機能が維持されることがわかっている．

〔2〕**肝細胞組織の移植**　作製した 3 次元肝細胞組織をどの部位に，どのように移植するかもきわめて重要な課題である．肝臓に直接移植するためには，肝臓に接着あるいは吻合するなどの外科的手技が必要である．一方，血液循環系に接続していればよいので，腹腔，大網，腸間膜，腎被膜下，皮下など，肝臓以外の異所的部位に移植することも考えられる（図 3.31 (b)）．例えば，Lee ら[28]は直径 18 mm，厚さ 1 mm の円形ポリ-L-乳酸製スポンジ（細孔サイズ 250～500 μm）にラット肝細胞を播種し，ラットの肝臓以外の異所的部位（皮

下，腸間膜，大網）に移植したのち，4週間後の生着を比較した。三つの異所的部位のうち，大網のほうが腸間膜よりも生着率がよく，皮下移植が最も生着率が悪かった。また，皮下部位に肝細胞懸濁液をマウスEHS肉腫由来から単離した基底膜成分（商品名：マトリゲル™）とともに注入，ゲル化して移植しても，十分な生着は達成されなかった[29]。皮下移植は非常に簡単であるが，皮下の毛細血管が未発達なため，移植細胞組織とホスト動物との接続が難しいと考えられる。

〔3〕 **細胞密度に富んだ肝細胞組織**　細胞密度に富んだ肝細胞組織の作製手法を**図3.32**に示す。肝臓原基とスフェロイド（図(a)）については3.5.3項と3.5.4項ですでに述べられている。ここでは，細胞シート工学に基づいた肝細胞組織について詳説する。

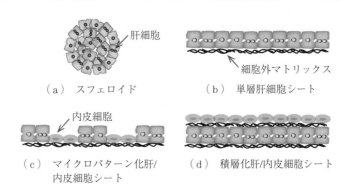

図3.32　細胞密度に富んだ3次元肝細胞組織の例

細胞密度に富んだ肝細胞組織をホスト動物に生着させるという観点で，細胞シート工学は有効な手法と考えられる。2次元シート状にした肝細胞組織（図(b)）は，底面に保持するフィブロネクチンなどの細胞外マトリックスが接着タンパク質として働く[30),31)]のと同時に，組織/臓器表面と面どうしで作用するため，肝細胞シートの積層による3次元化，効率的な細胞移植が期待される。肝細胞シート組織の作製は，温度応答性培養皿を用いることによって可能となる。Ohashiら[32)]は，先天的疾患である$\alpha 1$アンチトリプシン欠損症の治療を想定し，ヒト$\alpha 1$アンチトリプシンを発現する遺伝子組み換えマウスを肝細胞ドナーとした肝細胞シート組織を作製して，マウス皮下に移植した（**図3.33**(a)）。通常，皮下部位は毛細血管が豊富でないため，移植細胞組織のホストとの接続が難しい。そこで，肝細胞シート組織移植に先立ち，塩基性線維芽細胞増殖因子（bFGF/FGF2）徐放デバイスをあらかじめ皮下に移植し，十分に毛細血管の形成を誘導させる。そのあと，肝細胞シート組織を皮下移植すると，同数の肝細胞懸濁液移植の場合と比較して，約2倍程度の効率で生着させることができた（図(b)）。さらに，マウス血中に分泌されたヒト$\alpha 1$アンチトリプシンが検出され，240日間にわたり持続した（図(c)）。移植部位の組織切片の免疫染色によって，アルブミン

144   3. 細胞社会の人為的構成〜細胞社会を創造する〜

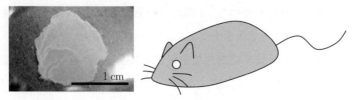

（a） 温度応答性培養皿を用いて作製した肝細胞シート（左）をあらかじめ
bFGF 徐放デバイスで毛細血管導入を行ったマウス（右）の皮下に移植した．

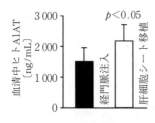
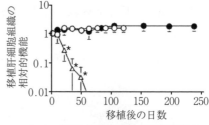

（b） 移植28日後の肝細胞組織　　（c） 移植肝細胞組織の相対的機能量
$(8×10^5)$ から血中に分泌され　　の推移．通常の皮下移植群（△）と
たヒト A1AT．肝細胞懸濁液　　比較して，毛細血管導入群（●，○）
の経門脈注入群と比較して，　　では240日間にわたり機能が持続し
肝細胞シート移植群で有意に　　た．
向上した[32]．

図 3.33　肝細胞シートの異所的部位への移植

産生能，CYP2B や CYP1A などシトクロム P450 の発現が確認された．

〔4〕 **細胞シート工学による 3 次元肝細胞組織**　　前項で述べたように，高い細胞密度の組織を再構築するうえで，細胞シート工学はたいへん有効な手法である．しかし，実際の肝臓では，異なる機能を持つ細胞が，パターン状に配列し，階層的構造を形成している．よって，高度な肝臓機能の再構成のためには，生体組織構造を模倣した多種類の細胞から成るマイクロメートル規模でのバイオアセンブラ技術が必要不可欠である．

生体外で生体組織構造模倣を達成する手法として，微細加工技術を利用したマイクロパターン化培養基材での細胞培養が挙げられる．単に肝細胞と非実質細胞を混合，播種しただけだと，それぞれの細胞の接着性や増殖性が異なるので，たがいが共存しながら共培養することはできない．そこで Bhatia ら[33),34)]は，フォトリソグラフィー技術を利用したマイクロパターン化共培養システムを報告している．細胞外マトリックスであるコラーゲンをマイクロパターン状に固定化したガラス基板上に，逐次肝細胞と線維芽細胞を播種することで，任意の 2 次元パターン形状を維持したまま長期にわたって共培養が可能となる．さらに，共培養した肝細胞は，非実質細胞が分泌するプロテオグリカンの一種であるデコリン[35]，肝細胞増殖因子（HGF）[36]などの増殖因子，非実質細胞との接着[37]などの効果によって，アルブミン産生能などの肝特異的機能が維持されると考えられている．

さらに，Okano らは，細胞シート工学と組み合わせることで，マイクロパターン化3次元肝細胞組織を提案している．相転移温度の異なる2種類の温度応答性高分子を同一表面上にマイクロパターニングした培養皿[38]で，相転移温度以上で細胞は接着，培養でき，それ以下では細胞が接着しないことを利用し，温度を変えながら細胞を播種すると肝実質細胞と血管内皮細胞をパターン化して共培養することができる[39]．また，Whitesides らが開発したソフトリソグラフィー[40]を利用してフィブロネクチンを温度応答性表面に転写し，同様のマイクロパターン化共培養も可能となる[41]．ここで重要なのは，温度を相転移温度以下（20℃）に低下させることで，マイクロパターン化共培養をシート状に回収できることにある．特に，回収の際，ゼラチンをコートしたプランジャーを用いると，共培養細胞シートを収縮せずに平行移動させ，別の表面に転写することができる．また，肝細胞シートの上に，ゼラチン修飾プランジャーを用いて血管内皮細胞シートを積層，共培養を行うと，肝実質細胞の分化機能を1か月にわたって維持できた[42]．さらに興味深いことに，肝細胞シート単独ではほとんど見られない毛細胆管が，積層化肝細胞/血管内皮細胞シート内部に形成されていた．これは，上述の非実質細胞からもたらされる効果のみならず，血管内皮細胞シートと肝細胞シートの間に細胞外マトリックスが存在する構造が生体内のディッセ腔[43]と類似しており，より正常に近い生体内と類似の3次元構造体が形成されているためと考えられる．

今後の展開としては，精密に配列された3次元構造を有し，かつ移植可能な厚い肝細胞組

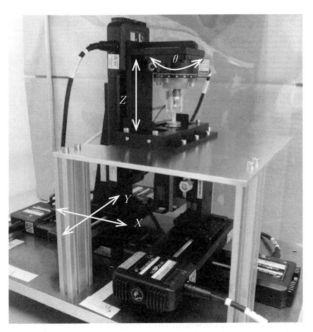

図 3.34　ゼラチンコートプランジャーを用いた精密細胞シートマニピュレーター．ゼラチンコートプランジャーを Z 軸方向移動と回転させ，X-Y 軸自動ステージを用いて細胞培養基材を移動させる[44]．

織を作製するためのバイオアセンブラ技術の開発が期待される。細胞シートの操作および積層化は，従来手作業で行っていたため，正確なアライメントができないという課題があった。そこでロボティクス技術を駆使し，正確かつ効率的に細胞シートを積層化する技術を開発中である（**図3.34**）[44]。さらに，厚い3次元組織を長期培養するためには，3次元組織内部への血管網の構築が必須となる。生体においては，血管網を張り巡らすことで末梢の細胞にまで酸素と栄養を送達できるが，単に細胞シートを重ねただけた場合，厚さ100 μm程度と限界がある。現在，灌流可能な血管網を有する組織構築に関する手法が種々開発されており[45),46)]，今後，大きく厚い肝細胞組織構築の実現が期待される。

引用・参考文献

1) K. Si-Tayeb, F. P. Lemaigre, and S. A. Duncan, "Organogenesis and development of the liver," *Dev. Cell*, vol. 18, no. 2, pp. 175-189, 2010.
2) (2015, Sep.). [Online]. A. M. Zorn, "Liver development," StemBook
3) M. Gordillo, T. Evans, and V. Gouon-Evans, "Orchestrating liver development," *Development*, vol. 142, no. 12, pp. 2094-2108, 2015.
4) J. Brennan, C. C. Lu, D. P. Norris, T. A. Rodriguez, R. S. P. Beddington, and E. J. Robertson, "Nodal signalling in the epiblast patterns the early mouse embryo," *Nature*, vol. 411, no. 6840, pp. 965-969, 2001.
5) A. M. Zorn and J. M. Wells, "Vertebrate endoderm development and organ formation," *Annu. Rev. Cell Dev. Biol.*, vol. 25, pp. 221-251, 2009.
6) J. Font-Burgada, S. Shalapour, S. Ramaswamy, B. Hsueh, D. Rossell, A. Umemura, K. Taniguchi, H. Nakagawa, MA. Valasek, L. Ye, J. L. Kopp, M. Sander, H. Carter, K. Deisseroth, I. M.Verma, and M. Karin, "Hybrid periportal hepatocytes regenerate the injured liver without giving rise to cancer," *Cell*, vol 162, no 4, pp. 766-779, 2015.
7) N. Tanimizu, Y. Kikkawa, T. Mitaka, and A. Miyajima, "α1- and α5-containing laminins regulate the development of bile ducts via β1 integrin signals," *J. Biol. Chem.*, vol. 287, no. 34, pp. 28586-28597, 2012.
8) S. Colnot and C. Perret, "Liver zonation," *Molecular Pathology of Liver Diseases. Penssylvania, USA*, pp. 7-16, Springer, 2010.
9) J. V. Bonventre and L. Yang, "Cellular pathophysiology of ischemic acute kidney injury," *J. Clin. Invest.*, vol. 121, pp. 4210-4221, 2011.
10) S. Kitamura, Y. Yamasaki, M. Kinomura, T. Sugaya, H. Sugiyama, Y. Maeshima, et al., "Establishment and characterization of renal progenitor like cells from S3 segment of nephron in rat adult kidney," *FASEB J.*, vol. 19, pp. 1789-1797, 2005.
11) Y. Sato and M. Yanagita, "Renal anemia: from incurable to curable," *Am. J. Physiol. Renal Physiol.*, vol. 305, pp. F1239-1248, 2013.
12) S. K. Nigam, "Concise review: can the intrinsic power of branching morphogenesis be used for

13) (2015, Sep.). [Online]. Available: https://www.unos.org/
14) K. Si-Tayeb, F. K. Noto, M. Nagaoka, J. Li, M. A. Battle, C. Duris, P. E. North, S. Dalton, and S. A. Duncan, "Highly efficient generation of human hepatocyte-like cells from induced pluripotent stem cells," *Hepatology*, vol. 51, no. 1, pp. 297-305, 2010.
15) M. Huch, H. Gehart, R. Boxtel, K. Hamer, F. Blokzijl, M. M. Verstegen, E. Ellis, M. Wenum, S. A. Fuchs, J. Ligt, M. Wetering, N. Sasaki, S. J. Boers, H. Kemperman, J. Jonge, J. N. Ijzermans, E. E. Nieuwenhuis, R. Hoekstra, S. Strom, R. R. Vries, L. J. Laan, E. Cuppen, and H. Clevers, "Long-term culture of genome-stable bipotent stem cells from adult human liver," *Cell*, vol. 160, no. 1-2, pp. 299-312, 2015.
16) T. J. Keane, I. T. Swinehart, and S. F. Badylak, "Methods of tissue dcellularization used preparation of biogic scaffolds and in vivo releance," *Methods*, no. 84, pp. 25-34, 2015.
17) T. Takebe, K. Sekine, M. Enomura, H. Koike, M. Kimura, T. Ogaeri, R.R. Zhang, Y. Ueno, Y.W. Zheng, N. Koike, S. Aoyama, Y. Adachi, and H. Taniguchi, "Vascularized and functional human liver from an iPSC-derived organ bud transplant," *Nature*, vol. 499, no. 7459, pp. 481-484, 2013.
18) T. Takebe, M. Enomura, E. Yoshizawa, M. Kimura, H. Koike, Y. Ueno, T. Matsuzak, T. Yamazaki, T. Toyohara, K. Osafune, H. Nakauchi, H. Y. Yoshikawa, and H. Taniguchi, "Vascularized and complex organ buds from diverse tissues via mesenchymal cell-driven condensation," *Cell Stem Cell*, vol. 7, no. 16, pp. 556-565, 2015.
19) N. Kojima, S. Takeuchi, and Y. Sakai, "Rapid aggregation of heterogeneous cells and multiple-sized microspheres in methylcellulose medium," *Biomaterials*, vol. 33, pp. 4508-4514, 2012.
20) 小島伸彦ほか著,投稿準備中.
21) N. Kojima, S. Takeuchi, and Y. Sakai, "Engineering of pseudoislets: Effect on insulin secretion activity by cell number, cell population, and microchannel networks," *Transplant. Proc.*, vol. 46, pp. 1161-1165, 2014.
22) N. Kojima, S. Takeuchi, and Y. Sakai, "Fabrication of microchannel networks in multicellular spheroids," *Sensor. Actuat. B-Chem.*, vol. 198, pp. 249-254, 2014.
23) W. Motoyama, K. Sayo, H. Mihara, S. Aoki, and N. Kojima, "Induction of hepatic tissues in multi-cellular spheroids composed of murine fetal hepatic cells and embedded hydrogel beads," *Regen. Ther.*, vol. 3, pp. 7-10, 2016.
24) R. D. Hughes, R. R. Mitry, and A. Dhawan, "Current status of hepatocyte transplantation," *Transplantation*, vol. 93, pp. 342-347, 2012.
25) R. N. Bhandari, L. A. Riccalton, A. L. Lewis, J. R. Fry, A. H. Hammond, S. J. Tendler, et al., "Liver tissue engineering: a role for co-culture systems in modifying hepatocyte function and viability," *Tissue Eng.*, vol. 7, pp. 345-357, 2001.
26) J. C. Dunn, M. L. Yarmush, H. G. Koebe, and R. G. Tompkins, "Hepatocyte function and extracellular matrix geometry: long-term culture in a sandwich configuration," *FASEB J.*, vol. 3, pp. 174-177, 1989.
27) P. V. Moghe, F. Berthiaume, R. M. Ezzell, M. Toner, R. G. Tompkins, and M. L. Yarmush, "Culture matrix configuration and composition in the maintenance of hepatocyte polarity and function," *Biomaterials*, vol. 17, pp. 373-385, 1996.

28) H. Lee, R. A. Cusick, H. Utsunomiya, P. X. Ma, R. Langer, and J. P. Vacanti, "Effect of implantation site on hepatocytes heterotopically transplanted on biodegradable polymer scaffolds," *Tissue Eng.*, vol. 9, pp. 1227-1232, 2003.

29) T. Yokoyama, K. Ohashi, H. Kuge, H. Kanehiro, H. Iwata, M. Yamato, et al., "In vivo engineering of metabolically active hepatic tissues in a neovascularized subcutaneous cavity," *Am. J. Transplant*, vol. 6, pp. 50-59, 2006.

30) A. Kushida, M. Yamato, C. Konno, A. Kikuchi, Y. Sakurai, and T. Okano, "Decrease in culture temperature releases monolayer endothelial cell sheets together with deposited fibronectin matrix from temperature-responsive culture surfaces," *J. Biomedical Materials Research*, vol. 45, pp. 355-362, 1999.

31) A. Kikuchi, M. Okuhara, F. Karikusa, Y. Sakurai, and T. Okano, "Two-dimensional manipulation of confluently cultured vascular endothelial cells using temperature-responsive poly (*N*-isopropylacrylamide) -grafted surfaces," *J. Biomaterials Science, Polymer Edition*, vol. 9, pp. 1331-1348, 1998.

32) K. Ohashi, T. Yokoyama, M. Yamato, H. Kuge, H. Kanehiro, M. Tsutsumi, et al., "Engineering functional two- and three-dimensional liver systems in vivo using hepatic tissue sheets," *Nature Medicine*, vol. 13, pp. 880-885, 2007.

33) S. N. Bhatia, M. L. Yarmush, and M. Toner, "Controlling cell interactions by micropatterning in co-cultures: Hepatocytes and 3T3 fibroblasts," *J. Biomedical Materials Research*, vol. 34, pp. 189-199, 1997.

34) S. R. Khetani and S. N. Bhatia, "Microscale culture of human liver cells for drug development," *Nat. Biotechnol.*, vol. 26, pp. 120-126, 2008.

35) S. R. Khetani, G. Szulgit, J. A. Del Rio, C. Barlow, and S. N. Bhatia, "Exploring interactions between rat hepatocytes and nonparenchymal cells using gene expression profiling," *Hepatology*, vol. 40, pp. 545-554, 2004.

36) Y. Nahmias, R. E. Schwartz, W. S. Hu, C. M. Verfaillie, and D. J. Odde, "Endothelium-mediated hepatocyte recruitment in the establishment of liver-like tissue in vitro," *Tissue Eng.*, vol. 12, pp. 1627-1638, 2006.

37) S. S. Bale, I. Golberg, R. Jindal, W. J. McCarty, M. Luitje, M. Hegde, et al., "Long-term coculture strategies for primary hepatocytes and liver sinusoidal endothelial cells," *Tissue Eng. Part C Methods*, vol. 21, pp. 413-422, 2015.

38) Y. Tsuda, A. Kikuchi, M. Yamato, A. Nakao, Y. Sakurai, M. Umezu, et al., "The use of patterned dual thermoresponsive surfaces for the collective recovery as co-cultured cell sheets," *Biomaterials*, vol. 26, pp. 1885-1893, 2005.

39) Y. Tsuda, A. Kikuchi, M. Yamato, G. Chen, and T. Okano, "Heterotypic cell interactions on a dually patterned surface," *Biochemical and Biophysical Research Communications*, vol. 348, pp. 937-944, 2006.

40) Y. Xia and G. M. Whitesides, "Soft Lithography," *Angewandte Chemie International Edition*, vol. 37, pp. 550-575, 1998.

41) I. E. Hannachi, K. Itoga, Y. Kumashiro, J. Kobayashi, M. Yamato, and T. Okano, "Fabrication of transferable micropatterned-co-cultured cell sheets with microcontact printing," *Biomaterials*,

42) K. Kim, K. Ohashi, R. Utoh, K. Kano, and T. Okano, "Preserved liver-specific functions of hepatocytes in 3D co-culture with endothelial cell sheets," *Biomaterials*, vol. 33, pp. 1406–1413, 2012.

43) P. S. Amenta and D. Harrison, "Expression and potential role of the extracellular matrix in hepatic ontogenesis: a review," *Microsc. Res. Tech.*, vol. 39, pp. 372–386, 1997.

44) N. Tanaka, H. Ota, K. Fukumori, M. Yamato, T. Okano, and J. Miyake, "Noncontact fine alignment for multiple microcontact printing," *2014 IEEE/RSJ International Conference on Intelligent Robots and Systems (IROS 2014)*, pp. 828–833, 2014.

45) H. Sekine, T. Shimizu, K. Sakaguchi, I. Dobashi, M. Wada, M. Yamato, et al., "In vitro fabrication of functional three-dimensional tissues with perfusable blood vessels," *Nature Communications*, vol. 4, p. 1399, 2013.

46) K. Sakaguchi, T. Shimizu, S. Horaguchi, H. Sekine, M. Yamato, M. Umezu, et al., "In vitro engineering of vascularized tissue surrogates," *Scientific Reports*, vol. 3, p. 1316, 2013.

▶ 3.6 血　　　管 ◀

3.6.1 は じ め に

　血管は，生体内で血液を介して酸素・栄養素および老廃物を全身に運搬し，免疫系の細胞の活動の場ともなっている。肺で酸素化された血液は，心臓を経て大動脈から種々の臓器や末梢組織の毛細血管へと流れ，各臓器・組織において必要な物質交換を行ったあとに，静脈から心臓および肺へと循環している。したがって，血管は代謝，発生，治癒や病態の進行といった生物学的に重要なイベントに大きく関わっており，出血や閉塞といった血管の異常は全身のあらゆる臓器に影響を及ぼす。また，血管はがんの転移といった全身性の疾患にも大きく関わっている。

　血管組織を生体外で人為的に再構成できれば，血管の異常に関わるけがや疾病を治療するための再生医療への適用が当然期待される。また，生理学的に妥当な応答を示す血管組織を生体外で構築できれば，薬剤応答のシミュレーターとして創薬に利用することができる。例えば，血管を場とした病態を生体外で発現させ，新薬開発へ応用することが期待されている。

　本節では，生体内の物質移動において主要な役割を果たしている血管を人為的に設計・構築する手法について概説する。全身の循環回路を構成する血管の構造と機能は大口径血管（動脈と静脈）と毛細血管によって大きく異なるため，まず，大口径血管と毛細血管のそれぞれの構造と機能について概説し，つぎにこれらを人工的に再構成する手法について最先端

の研究を交えて概説する。

3.6.2 動脈・静脈の構造と機能

動脈や静脈といった大口径血管は，全身に血液を行き渡らされる配管としての役割を担っている。動脈・静脈の太さは心臓近傍から末梢に向かって徐々に細くなるが，ヒトの動脈・静脈の内径は，30 mm から 100 μm 程度で，壁の厚さは 2 mm から 20 μm 程度である[2]。その構造は体内の部位によって異なるが，代表的な構造として内側から内膜，中膜，外膜の三層構造をなしている（**図 3.35**）[3]。内膜はおもに内皮細胞によって形成されており，中膜は平滑筋細胞や弾性繊維によって構成されており，外膜は結合組織や血管自体に栄養を供給する栄養血管および血管の動きを制御する交感神経によって構成されている。内皮細胞は血管のシェアストレスを最小化するため血流の方向と並行に配向しており，平滑筋細胞は筋収縮により血管径を変化させるべく血流と垂直な方向に同心円状に配向している。内皮細胞と平滑筋細胞は直接接触しており，内皮細胞からのシグナルによっても平滑筋細胞の収縮が調節されている[3]。

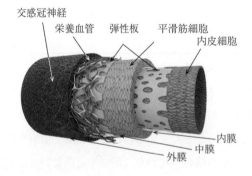

図 3.35 代表的な動脈の構造

動脈と静脈の構造は，心臓に近い動脈は弾性成分に富み，末梢側の動脈は平滑筋細胞に富み，静脈には弁があるなど，大口径血管の構造は生体内の部位によって異なる。

3.6.3 毛細血管の構造と機能

毛細血管は動脈系回路と静脈系回路の間に存在し，末梢組織の物質交換を担っている。その太さは 5～10 μm 程度であり，一層の内皮細胞によって構成されている（**図 3.36**）。毛細血管の構造と機能も生体内の部位によって大きく異なる。内分泌器官や腎臓のように物質交換を頻繁に行う器官では，内皮細胞に細孔を有する有窓性毛細血管が発達し，物質透過性の高い構造となっている。肝臓の洞様毛細血管では内皮細胞間に大きな間隙のある構造となっている。

一方，筋肉などの毛細血管では内皮細胞が隙間なく一層の管腔を形成し，周囲を基底膜で

覆われた連続性毛細血管が発達している。多くの毛細血管では，その周囲には周皮細胞が存在し，周皮細胞が毛細血管の太さや血流を調整している[4),5)]。また，脳や目のようにデリケートな組織では，必要な物質のみを組織内部へ取り入れることのできるバリア機構が存在する。このバリア機構は血液脳関門や血液網膜関門と呼ばれ，血液脳関門は血管内皮細胞，周皮細胞や星状膠細胞によって構成されており，これらの細胞どうしの相互作用の分子機構も明らかになってきている[6),7)]。

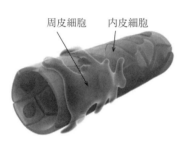

図 3.36 毛細血管の構造

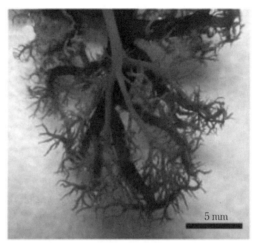

図 3.37 肝臓の血管ネットワーク（Adapted by permission from Macmillan Publishers Ltd: *Nature Medicine*[1)], copyright（2010））

また，末梢組織において毛細血管のネットワーク全体が精密に構築されている点は毛細血管の構造として着目すべき点であろう。例として図 3.37 に肝臓の脱細胞化組織を示す。数百 μm のオーダーで綿密なネットワークを形成していることがわかる。数 cm 以上の大きな組織を生体外で人為的に構成するためには，この毛細血管のネットワーク全体を構成する必要があると考えられる。

3.6.4 動脈・静脈の人為的構成

動脈・静脈を人為的に再構成する際に，生体の組織構造をどこまで詳細に模倣する必要があるかは，当然，用途に応じて異なるはずである。再生医療に応用する際には置換すべき元の血管と類似した太さや力学特性を備えた血管を構築するのが理想である。これらに加えて，耐久性，強度，血液適合性，抗血栓性，手術時のハンドリングの良さも重要である。また，どこまでを *in vitro* で再構成し，どこからを *in vivo* で再構成するかといった戦略も医療応用要においては重要であろう。一方，創薬応用においては観測したい生体内の現象のエッセンスを表現できていることが重要である。例えば，内皮細胞と平滑筋細胞の相互作用

を見たければ，これらの細胞が適切に配置され，機能を発現している培養系が重要であり，血流の影響を見たければ培養液を所定の流速で流しながら培養するフロー培養系が必要である。加えて，多数の医薬品候補化合物の影響を同時に評価きる点，つまりスループットと簡便性が求められる。

医療における人工血管の歴史は1950年代にさかのぼる[8),9)]。当時よりpolyester合成繊維製の人工血管が開発され，現在ではテフロン製の人工血管も利用されている。現在，大口径（内径10 mm以上）および中口径（内径6〜8 mm）人工血管はおおむね良好な性能を有しているが，小口径（内径6〜8 mm）人工血管においては，開存性を保つために抗血小板療法が必要であったり，石灰化による再手術が必要となる場合がある[9)]。このような問題を可否するために，自己の血管組織の再生による完全な治療が望まれる。内皮細胞を人工血管の内面に被覆して抗血栓性を向上させる試みは1970年代より行われており，内皮細胞，平滑筋細胞，線維芽細胞によって構成される血管組織の in vitro 再構成は1990年代より試みられている[10),11)]。このような組織工学技術を利用した自己組織再生血管は抗血栓性に優れており，生体吸収性材料を用いた自己組織再生血管の臨床研究も進められている[9)]。一方，組織工学を利用して in vitro で血管を再構成するためには，細胞採取，in vitro での細胞培養や組織形成が必要となり，これは，特別な環境と技術を有している医療現場でのみ実施可能な方法である。これに対して，自己の血管の組織の足場となる生体吸収性材料を埋設し，自己の血管を再生させる in situ Tissue-Engineering という方法も報告されている[12),13)]。この方法では in vitro での細胞培養は一切行わず，自己の再生機能を利用して血管組織を生体内で構築するため，適用条件があえば簡便な治療が可能となると考えられる。以上のように，医療においては，「生体の自己修復機能をどこまで利用できるか」，という点が医療に必要とされる人工血管のスペックを決定し，血管組織の人為的構成方法の選択基準となってくるのではないかと考えられる。

創薬において組織工学的に再構成された血管を利用するためには，観測したい現象を生体外でできるだけ単純な形で再現し，医薬品候補化合物の影響評価に供する必要がある。培養系は単純な場合では内皮細胞の単層静置培養で十分な場合もあれるが，複数の細胞が関係する高次な現象を観測しようとする際には，生体の動脈や静脈の構造を精緻に模倣した3次元組織構造や生体内の血流を模倣した灌流培養システムが必要となると考えられる。この際には，血管の構造，物性，細胞の配置や培養液の組成，灌流条件を一体的に設計していくことが必要になる。これまでに，おもに創薬への応用を目的として，平滑筋細胞と内皮細胞を in vitro で積層培養した培養系も報告されている[14)]。この方法を発展させ，さらに複数の層からなる管腔状の血管様組織体を用いて培養液をパルス圧で循環しながら培養するシステムも報告されている[15)]。また，平滑筋細胞と内皮細胞の二層構造によって形成される管腔状の

血管様組織体を灌流培養しながら，低密度および高密度リポタンパクとの相互作用を観測する in vitro 動脈硬化モデルとして利用する方法も提案されている[16]。現時点までに，これらの方法を用いることで複数の層より形成される血管様組織構造の形成が免疫組織染色により確認されており，数週間の培養が可能であることが報告されている。つまり，図 3.35 に示した動脈の構造のうち，内膜・中膜の二層構造は生体外で再構成され，培養が可能となっている。今後，さらなる高次機能を備えた血管として，栄養血管や交換神経を配備した血管も近い将来報告されるかもしれない。

一方，創薬応用においては，使い勝手の簡便性と多数の化合物評価に適用する並列性が重要な技術要素となる。このような視点で，血管内皮細胞のシェアストレス負荷培養を並列化するマイクロ流体デバイスや[17]，機械的伸縮の影響を評価するデバイス[18]，シェアストレスと機械的伸縮の影響を同時に多条件で評価するマイクロ流体デバイスも報告されている[19],[20]。現在までに，血管に限らず，さまざまな臓器モデルを in vitro で再現するマイクロ流体デバイスが提案されており[21],[22]，医薬品候補化合物の評価への応用が期待されている[23],[24]。

3.6.5 毛細血管の人為的構成

毛細血管を人為的に再構成する目的は再生医療と創薬が主であると考えられる。再生医療において，例えば肝臓のように大きな臓器を人為的に再生しようとする際には，最終的には毛細血管ネットワークを配備した臓器を再生する必要がある。この際には，動脈・静脈の場合と同様に，どこまでを in vitro で再構成し，どこからを in vivo で再構成するかといった戦略が重要となるであろう。また，創薬応用においては血管の物質透過を評価するモデルや，がん組織の血管新生に関わる現象の in vitro 評価モデルとしての利用が期待される。このような創薬応用においては，動脈・静脈の人為的再構成の場合と同様に，観測したい生体内の現象のエッセンスを表現しつつ，スループットと簡便性を兼ね備えた構成とする必要がある。以上の点を考えると毛細血管を含む組織を人為的に再構成する際にも目的に応じた設計とアプローチが必要となると考えられる。

毛細血管は，生体の末梢組織での栄養供給と老廃物の物質移動を一手に担っている。拡散のみによる栄養供給が可能な組織の大きさは数百 μm 程度あり，これ以上の大きさの 3 次元組織を人為的に再構築して再生医療や移植治療に供する際には，毛細血管ネットワークを配備した組織を形成する必要がある。この課題に応えるべく，in vitro で毛細血管様の構造を再構成する手法が提案されている。例えば，ハイドロゲルをテンプレートとした血管様組織の形成技術が報告されている[25]〜[28]。また，脱細胞処理をした臓器のマトリックスを血管構造のテンプレートとして用いる手法も報告されている[1]。一方，構築した 3 次元組織を臓器

再生に応用する際には，ハイドロゲルのような基材はできるだけ存在しないほうがよい。この課題を解決する方法として，内皮細胞と間葉系幹細胞の相互作用を利用して，毛細血管ネットワークを配備した臓器の芽を in vitro で構築し，移植治療に供する方法が提案されている[29),30)]。詳細は本巻の他章で説明されているが，この方法で作成した肝臓の芽を生体に移植することで，肝臓の芽の血管ネットワークと生体の血管とが吻合し，3次元組織体内に血流が流れ，ミニチュア肝臓として機能することが確認されている[30)]。類似の方法として，筋肉や心筋，繊維芽細胞などの細胞と血管内皮細胞を混合して積層することで，3次元組織内に毛細血管様のネットワークが形成できることが報告されている[31)〜34)]。このようにして in vitro で形成した毛細血管用の組織をコラーゲンゲルマイクロ流路の近傍に配置し，マイクロ流路内に培養液を灌流しながら培養することで，毛細血管組織とマイクロ流路が吻合し，毛細血管組織を配備した3次元組織内に培養液を灌流しながら培養する方法も提案されている[35)]。in vitro における血管吻合の効率は in vivo に臓器の芽を移植した系と比較して完全ではないが，現在の精密加工技術を駆使することで，in vitro でも毛細血管組織を配備した3次元組織を長期にわたって培養する手法が近い将来に確立されると考えられる。

一方，創薬における毛細血管モデルの一つの重要な応用例として，血管壁を介した物質の透過性の評価が挙げられる。特に，脳の毛細血管において形成されている血液脳関門はほかの臓器の毛細血管と比較して非常に高いバリア能を有しており，血液脳関門の物質透過性評価は脳への薬剤の送達を実現するうえで重要なポイントである。このため，血液脳関門の in vitro モデルの開発は盛んに行われている[36)〜39)]。例えば，マイクロ流路内に隔膜を形成し，膜の上下で内皮細胞と星状膠細胞を形成し，隔膜のバリア能が評価されている[40)]。さらに，内皮細胞と周皮細胞，星状膠細胞の3種類の細胞を用いた脳血管門モデルも報告されている[41)]。今後，より信頼性の高く，簡便でスループットの高い評価モデルの開発競争が進んでいくと考えられる。

また，創薬における毛細血管モデルのもう一つの重要な応用例として，がんに関わる血管新生モデルや転移評価モデルが提案されている[42),43)]。例えば，マイクロ流路内に基底膜モデルとしてハイドロゲル層を構築し，このハイドロゲル層への血管新生やがんの浸潤を評価する簡便なデバイスが提案されている[44),45)]。マイクロ流路の構造を工夫することで，共培養モデルに適用したり[46)]，生化学物質の濃度勾配を作製したりすることが可能となっている[47)]。スループットの高い集積化デバイスも報告されており，今後，創薬の現場に定着していくことが期待されている[48)]。

3.6.6 おわりに

高層ビルには，見えないところに上下水道や，空調システムの配管が設けられており，こ

れらの配管が上水，汚水，空気，熱，の運搬を担っている。高層ビルの建築では，設計段階においてビル全体で必要な水の量や空調の強さ，配管の強度などを計算し，配管の材質を適切に選びつつ，構造を設計する必要がある。現代の建築学ではこれらの配管を物質移動計算と構造計算に基づいて設計することが可能となっている。

　細胞社会学における血管の人為的再構成においては，本来，こういった建築学のような設計理論があってしかるべきかもしれない。もちろん，個別の臓器の再生を目的とする再生医療や特定の化合物の特定の性質の評価を目的とする創薬スクリーニングでは，生物の固体全体の血液回路を設計する必要はないが，再構成する血管をどのように利用するか考慮したうえで，構造設計をして，生物学的に妥当な再構成プロセスを経て機能発現を目指していく必要があろう。

　血管の物理構造や化学組成は解剖学や生理学の知見によって古くから知られているが，近年，血流や拍動，圧力勾配とった物理刺激も，血管の機能を発現するうえで重要な因子であることが明らかになってきている。また，細胞生物学の進歩により血管を構成する複数の細胞間の相互作用が明らかになってきており，これらの細胞を得るための手法も発達している。現在の材料化学や機械工学の英知を結集することで，化学環境や物理環境を精密に設計・加工し，適切なプロセスで細胞を配置して培養することで，大口径血管にしろ，毛細血管にしろ，生体と見間違うほど精緻にできた血管を人為的に自在に作製できる日はそれほど遠くないと考えられる。一方，再生医療用途にせよ創薬応用にせよ，血管組織の構築手法は研究者ごとの目的や対象とする血管によって異なるため，各論になりがちである。このような状況のなかで，所定の機能を発現するための設計指針や再構成プロセスについて包括的な学理を提供する細胞社会学への期待は大きい。

引用・参考文献

1) B. E. Uygun, A. Soto-Gutierrez, H. Yagi, M. L. Izamis, M. A. Guzzardi, C. Shulman, et al., "Organ reengineering through development of a transplantable recellularized liver graft using decellularized liver matrix," *Nat. Med.*, vol. 16, pp. 814-U120, 2010.
2) 大橋 俊夫, "血液循環," 標準生理学, 小澤 瀞司, 本間 研一, 大森 治紀, 福田 康一郎, 大橋 俊夫, Eds., ed: 医学書院, 2006.
3) B. Lilly, "We have contact: Endothelial cell-smooth muscle cell interactions," *Physiology*, vol. 29, pp. 234-241, 2014.
4) C. M. Peppiatt, C. Howarth, P. Mobbs, and D. Attwell, "Pericyte regulation of capillary diameter in rat retina," *FASEB J.*, vol. 19, p. A716, 2005.
5) N. B. Hamilton, D. Attwell, and C. N. Hall, "Pericyte-mediated regulation of capillary diameter: a component of neurovascular coupling in health and disease," *Frontiers in neuroenergetics*, vol.

2, 2010.
6) C. N. Hall, C. Reynell, B. Gesslein, N. B. Hamilton, A. Mishra, B. A. Sutherland, et al., "Capillary pericytes regulate cerebral blood flow in health and disease," *Nature*, vol. 508, pp. 55-60, 2014.
7) A. Armulik, G. Genove, M. Mäe, M. H. Nisancioglu, E. Wallgard, C. Niaudet, et al., "Pericytes regulate the blood-brain barrier," *Nature*, vol. 468, pp. 557-561, 2010.
8) 白川 幸俊, "人工血管," 人工臓器, vol. 43, pp. 167-170, 2014.
9) T. Shin'oka, "Tissue engineered vascular grafts seeded with autologous bone marrow cells," *J. Jpn. Coll. Angiol.*, vol. 46, pp. 165-170, 2006.
10) K. Ishibashi and T. Matsuda, "Reconstruction of a hybrid vascular graft hierarchically layered with three cell types," *ASAIO journal (American Society for Artificial Internal Organs : 1992)*, vol. 40, 1994.
11) T. Matsuda and H. Miwa, "A hybrid vascular model biomimicking the hierarchical structure of arterial-wall-Neointimal stability and neoarterial regeneration process under arterial circulation," *J. Thorac. Cardiovasc. Surg.*, vol. 110, pp. 988-997, 1995.
12) G. Matsumura, N. Nitta, S. Matsuda, Y. Sakamoto, N. Isayama, K. Yamazaki, et al., "Long-term results of cell-free biodegradable scaffolds for *in situ* tissue-engineering vasculature: In a canine inferior vena cava model," *PLoS One*, vol. 7, 2012.
13) G. Matsumura, N. Isayama, S. Matsuda, K. Taki, Y. Sakamoto, Y. Ikada, et al., "Long-term results of cell-free biodegradable scaffolds for in situ tissue engineering of pulmonary artery in a canine model," *Biomaterials*, vol. 34, pp. 6422-6428, 2013.
14) M. Matsusaki, K. Kadowaki, E. Adachi, T. Sakura, U. Yokoyama, Y. Ishikawa, et al., "Morphological and histological evaluations of 3D-layered blood vessel constructs prepared by hierarchical cell manipulation," *J. Biomater. Sci., Polym. Ed.*, vol. 23, pp. 63-79, 2012/01/01, 2012.
15) Y. Yamagishi, T. Masuda, M. Matsusaki, M. Akashi, U. Yokoyama, and F. Arai, "Microfluidic perfusion culture system for multilayer artery tissue models," *Biomicrofluidics*, vol. 8, 2014.
16) J. Robert, B. Weber, L. Frese, M. Y. Emmert, D. Schmidt, A. von Eckardstein, et al., "A three-dimensional engineered artery model for *in vitro* atherosclerosis research," *PLoS One*, vol. 8, p. e79821, 2013.
17) T. Satoh, G. Narazaki, R. Sugita, H. Kobyashi, S. Sugiura, and T. Kanamori, "A pneumatic pressure-driven multi-throughput microfluidic circulation culture system," *Lab on a Chip*, vol. 16, pp. 2339-2348, 2016.
18) J. Zhou and L. E. Niklason, "Microfluidic artificial "vessels" for dynamic mechanical stimulation of mesenchymal stem cells," *Integr. Biol.*, vol. 4, pp. 1487-1497, 2012.
19) W. F. Zheng, B. Jiang, D. Wang, W. Zhang, Z. Wang, and X. Y. Jiang, "A microfluidic flow-stretch chip for investigating blood vessel biomechanics," *Lab on a Chip*, vol. 12, pp. 3441-3450, 2012.
20) R. Sinha, S. Le Gac, N. Verdonschot, A. van den Berg, B. Koopman, and J. Rouwkema, "A medium throughput device to study the effects of combinations of surface strains and fluid-flow shear stresses on cells," *Lab on a Chip*, vol. 15, pp. 429-439, 2015.
21) D. Huh, B. D. Matthews, A. Mammoto, M. Montoya-Zavala, H. Y. Hsin, and D. E. Ingber, "Reconstituting organ-level lung functions on a chip," *Science*, vol. 328, pp. 1662-1668, 2010.
22) M. B. Esch, J. H. Sung, J. Yang, C. H. Yu, J. J. Yu, J. C. March, et al., "On chip porous polymer

membranes for integration of gastrointestinal tract epithelium with microfluidic 'body-on-a-chip' devices," *Biomedical Microdevices*, vol. 14, pp. 895–906, 2012.

23) J. H. Sung, M. B. Esch, J.-M. Prot, C. J. Long, A. Smith, J. J. Hickman, et al., "Microfabricated mammalian organ systems and their integration into models of whole animals and humans," *Lab on a Chip*, vol. 13, pp. 1201–1212, 2013.

24) S. N. Bhatia and D. E. Ingber, "Microfluidic organs-on-chips," *Nature Biotechnology*, vol. 32, pp. 760–772, 2014.

25) N. W. Choi, "Microfluidic scaffolds for tissue engineering," *Nature Mater.*, vol. 6, pp. 908–915, 2007.

26) J. P. Morgan, P. F. Delnero, Y. Zheng, S. S. Verbridge, J. Chen, M. Craven, et al., "Formation of microvascular networks in vitro," *Nature Protocols*, vol. 8, pp. 1820–1836, 2013.

27) Y. Zheng, J. Chen, M. Craven, N. W. Choi, S. Totorica, A. Diaz-Santana, et al., "*In vitro* microvessels for the study of angiogenesis and thrombosis," *Proc. the National Academy of Sciences*, vol. 109, pp. 9342–9347, 2012.

28) S. S. Verbridge, A. Chakrabarti, P. DelNero, B. Kwee, J. D. Varner, A. D. Stroock, et al., "Physicochemical regulation of endothelial sprouting in a 3D microfluidic angiogenesis model," *J. Biomedical Materials Research Part A*, vol. 101, pp. 2948–2956, 2013.

29) T. Takebe, M. Enomura, E. Yoshizawa, M. Kimura, H. Koike, Y. Ueno, et al., "Vascularized and complex organ buds from diverse tissues via mesenchymal cell-driven condensation," *Cell Stem Cell*, vol. 16, pp. 556–565, 2015.

30) T. Takebe, K. Sekine, M. Enomura, H. Koike, M. Kimura, T. Ogaeri, et al., "Vascularized and functional human liver from an iPSC-derived organ bud transplant," *Nature*, vol. advance online publication, 07/03/online 2013.

31) A. Nishiguchi, M. Matsusaki, Y. Asano, H. Shimoda, and M. Akashi, "Effects of angiogenic factors and 3D-microenvironments on vascularization within sandwich cultures," *Biomaterials*, vol. 35, pp. 4739–4748, 2014.

32) L. L. Ren, D. Y. Ma, B. Liu, J. D. Li, J. Chen, D. Yang, et al., "Preparation of three-dimensional vascularized MSC cell sheet constructs for tissue regeneration," *Biomed Research International*, 2014.

33) A. Nishiguchi, H. Yoshida, M. Matsusaki, and M. Akashi, "Rapid construction of three-dimensional multilayered tissues with endothelial tube networks by the cell-accumulation technique," *Advanced Materials*, vol. 23, pp. 3506–3510, 2011.

34) E. Nagamori, N. Trung Xuan, Y. Takezawa, A. Saito, Y. Sawa, T. Shimizu, et al., "Network formation through active migration of human vascular endothelial cells in a multilayered skeletal myoblast sheet," *Biomaterials*, vol. 34, pp. 662–668, 2013.

35) K. Sakaguchi, T. Shimizu, S. Horaguchi, H. Sekine, M. Yamato, M. Umezu, et al., "*In vitro* engineering of vascularized tissue surrogates," *Sci. Rep.*, vol. 3, 02/19/online 2013.

36) A. Wolff, M. Antfolk, B. Brodin, and M. Tenje, "*In vitro* blood-brain barrier models-an overview of established models and new microfluidic approaches," *J. Pharmaceutical Sciences*, vol. 104, pp. 2727–2746, 2015.

37) D. J. Alcendor, F. E. Block, D. E. Cliffel, J. S. Daniels, K. L. J. Ellacott, C. R. Goodwin, et al.,

"Neurovascular unit on a chip: implications for translational applications," *Stem Cell Research & Therapy*, vol. 4, 2013.

38) L. M. Griep, F. Wolbers, B. de Wagenaar, P. M. ter Braak, B. B. Weksler, I. A. Romero, et al., "BBB ON CHIP: microfluidic platform to mechanically and biochemically modulate blood-brain barrier function," *Biomedical Microdevices*, vol. 15, pp. 145-150, 2013.

39) B. Prabhakarpandian, M.-C. Shen, J. B. Nichols, I. R. Mills, M. Sidoryk-Wegrzynowicz, M. Aschner, et al., "SyM-BBB: a microfluidic blood brain barrier model," *Lab on a Chip*, vol. 13, pp. 1093-1101, 2013.

40) R. Booth and H. Kim, "Characterization of a microfluidic in vitro model of the blood-brain barrier ([small mu] BBB)," *Lab on a Chip*, vol. 12, pp. 1784-1792, 2012.

41) L. B. Thomsen, A. Burkhart, and T. Moos, "A triple culture model of the blood-brain barrier using porcine brain endothelial cells, astrocytes and pericytes," *PLoS One*, vol. 10, 2015.

42) A. D. Stroock and C. Fischbach, "Microfluidic culture models of tumor angiogenesis," *Tissue Engineering Part A*, vol. 16, pp. 2143-2146, 2010.

43) C. Buchanan and M. N. Rylander, "Microfluidic culture models to study the hydrodynamics of tumor progression and therapeutic response," *Biotechnology and Bioengineering*, vol. 110, pp. 2063-2072, 2013.

44) Y. Shin, S. Han, J. S. Jeon, K. Yamamoto, I. K. Zervantonakis, R. Sudo, et al., "Microfluidic assay for simultaneous culture of multiple cell types on surfaces or within hydrogels," *Nature Protocols*, vol. 7, pp. 1247-1259, 2012.

45) S. Chung, R. Sudo, P. J. Mack, C.-R. Wan, V. Vickerman, and R. D. Kamm, "Cell migration into scaffolds under co-culture conditions in a microfluidic platform," *Lab on a Chip*, vol. 9, pp. 269-275, 2009.

46) I. K. Zervantonakis, C. R. Kothapalli, S. Chung, R. Sudo, and R. D. Kamm, "Microfluidic devices for studying heterotypic cell-cell interactions and tissue specimen cultures under controlled microenvironments," *Biomicrofluidics*, vol. 5, p. 13406, 2011.

47) Y. Shin, J. S. Jeon, S. Han, G.-S. Jung, S. Shin, S.-H. Lee, et al., "*In vitro* 3D collective sprouting angiogenesis under orchestrated ANG-1 and VEGF gradients," *Lab on a Chip*, vol. 11, pp. 2175-2181, 2011.

48) E. W. K. Young, "Advances in microfluidic cell culture systems for studying angiogenesis," *Jala*, vol. 18, pp. 427-436, 2013.

▶ 3.7 中 枢 神 経 ◀

3.7.1 はじめに

本書では，細胞の一挙種一投足を工学技術の助けを借りて明示的に記述しつくすことを目指しており，「細胞社会学」は，そのような記述を構成的な実験により検証されるべき新し

い生物学と述べられている．本項では，中枢神経組織でも特に網膜と大脳皮質に着目して中枢神経組織の「細胞社会学」に関して概説する．網膜は中枢神経組織ではないというのが解剖学の教科書的記載であるが，間脳の神経上皮から発生し，大脳皮質や小脳皮質に見られるような層構造を示すため，中枢神経組織と考えて問題なかろう．網膜は大脳皮質や小脳皮質と異なり，網膜を構成するニューロンとグリア（ミューラーグリア）細胞が網膜上皮由来の網膜前駆細胞からのみ産み出され，比較的単純な発生過程を経て形成される．したがって，多くの研究者が，網膜を実験モデルにし，中枢神経組織全般に適用される支配原理を明らかにしてきた．一方で，大脳皮質には「ヒトが人たる所以」が潜んでいることから，多くの研究者を魅了してきた．本項の最後では，これら二つの中枢神経組織を例に，中枢神経組織の「細胞社会学」の応用展開についても考察する．

3.7.2 中枢神経組織の細胞社会学の歴史と概要

中枢神経組織の「細胞社会学」のパイオニアは，カミッロ・ゴルジ（Camillo Golgi；1843～1926）とサンティアゴ・ラモニ・カハール（Santiago Ramóny Cajal；1852～1934）であろう．ゴルジは，硝酸銀と二クロム酸カリウムを反応させることで，神経突起や細胞体にクロム酸銀結晶を沈着させる染色技術（ゴルジ染色法）を開発した[1]．一方，カハールは，ゴルジ染色法などにより染色した中枢神経組織を詳細に記載することで，いまでは常識となっている動的極性説を提唱した[2]．動的極性説とは，神経の興奮はニューロンの樹状突起で受容され，細胞体を通って軸索へと伝わり，さらに隣接するニューロンの樹状突起に伝わるという説である．当時は，神経線維が融合してネットワークを作るという「網状説」が支持されていたが，カハールの主張は，神経線維には終末があるという当時劣勢だった「ニューロン説」の具体的根拠を示すもので，中枢神経組織の「細胞社会学」の基盤となる概念を創出した．彼らは，神経組織の構造解明の功績が讃えられ，ともに1906年のノーベル医学生理学賞を受賞した．しかしながら，ゴルジは当時「網状説」を主張し，「ニューロン説」とどちらが正しいか未決着のままのノーベル賞受賞となった．なお，カハールやゴルジの貢献に関する詳細は，総説や日本語による単行本を参考にされたい[3,4]．いまでこそ常識となっている「ニューロン説」の実証は，工学技術の発展を待つ必要があった．その工学技術とは1931年にマックス・クノール（Max Knoll；1897～1969）とエルンスト・ルスカ（Ernst Ruska；1906～1988）が開発した電子顕微鏡である[5]．電子顕微鏡によるニューロンの微細構造の解析から，シナプス間隙とシナプス小胞の存在が明らかとなり，「ニューロン説」が実証された[6,7]．したがって，19世紀後半から爆発的に発展した神経組織形態学こそ，工学技術の力を借りて明示的に記述し，神経システムの基本作動原理を明らかにしたという意味で，中枢神経組織の「細胞社会学」の基盤といえる．

中枢神経系を構成する細胞群もカハールなどの神経形態学者により，19世紀後半から20世紀前半にかけて明らかにされた。中枢神経組織にはニューロンのほかにグリア細胞があり，グリア細胞は，アストロサイト，オリゴデンドロサイト，ミクログリアなどに分類される。大まかにいうと，ニューロンは化学信号を電気信号に変換（または逆変換）することで興奮の伝導を担う細胞で，グリア細胞はニューロンの機能補助を担う細胞である。発生期にニューロンやグリアがどのように産み出され，どのように配置されるかという原理の解明にも，工学技術の発展が重要な役割を担った。まず一つ目は，トリチウムチミジンによる細胞の「誕生日」の同定方法である。トリチウムは水素の放射性同位体であり，トリチウムチミジンを動物に投与するとそのときDNA合成している細胞に放射性同位体が取り込まれる[8]。発生期の中枢神経組織では，増殖している前駆細胞が放射性同位体を取り込むが，分裂を繰り返すことで希釈されるので，最も強く標識された細胞が投与直後に前駆細胞から産み出されたニューロンと結論づけられる。すなわち，成体となってから観察したときに，最も強く標識されている細胞が，トリチウムチミジンを投与した直後に生まれたニューロンである。この方法を用いることで，大脳皮質のニューロンは早生まれの細胞が脳の深い層に，遅生まれの細胞が脳の浅い層に配置されるといった「インサイド-アウト様式」に従うことが明らかとなった（図3.38）[9]。深層のニューロンの多くは大脳皮質外へ軸索を投射し，表層のニューロンは大脳皮質内へ軸索を投射するが，そのニューロンのアイデンティティーは誕生時期と相関があることがわかる。一方，網膜ニューロンの配置は「インサイド-アウト様式」に従わないが，異なるタイプのニューロン産生は誕生日順に決められている[10]。さらには，この技術を利用して大脳皮質ニューロンの配置までの軌跡が詳細に調べられ，どのような軌跡を経てニューロンが配置されるのかも明らかにされた[11]。したがって，1950年代に開発されたトリチウムチミジンによる標識技術は，中枢神経組織を構成するニューロンやグリアがどのような順番で，かつ，どのような軌跡をたどって中枢神経組織を構築するかの解明に貢献した。

ニューロンとグリアを産み出す細胞は，同じ細胞なのだろうか，それとも異なる細胞なの

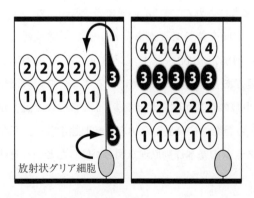

放射状グリア細胞から産み出されたニューロン（図中の3）は早生まれのニューロン（図中の1と2）を追い越して脳表面側に移動する。さらに，あとから生まれたニューロン（図中の4）に追い越され，最終的には早生まれのニューロンが深い層に，遅生まれのニューロンが浅い層に配置される。

図3.38 「インサイド-アウト様式」による大脳皮質層形成

だろうか。1989年にウィルヘルム・ヒス（Wilhelm His, Sr.；1831～1904）は，胎児の脳室には球形の胚芽細胞（germinal cell）と円柱状の海綿芽細胞（spongioblast）の2種類が存在し，ニューロンは胚芽細胞から産み出され，グリアは海面芽細胞から産み出されると主張した[12]。一方で，トリチウムチミジンを用いた解析から，藤田哲也は脳室に存在する分裂性細胞集団は，初めにニューロンを産生し，その後グリアを産生すると提唱した[13]。この問題に決着をつけたのは，レトルウイルスベクターの開発，すなわち，外来遺伝子を宿主染色体に人為挿入する工学技術の発展に追うところが大きい。この開発者の一人であるコンスタンス・セプコ（Constance Cepko）は，網膜の分裂性細胞（前駆細胞）にレポータータンパク質をコードする遺伝子を組み込み，細胞系譜解析をすることでニューロンとグリアが同じ細胞に由来することを証明した[14),15)]。大脳皮質のニューロンやグリアも同様に同じ細胞から産み出されるが，レトロウイルスを用いたライブイメージング解析の結果から，放射状グリア細胞（radial glia cell）と呼ばれる細胞からニューロンが産み出されることが明らかとなった[16]。歴史的には，19世紀にヒスが提唱した円柱状の海面芽細胞からグリア細胞が産み出されるという概念が20世紀にも引き継がれ，海面芽細胞はグリア細胞のマーカーを発現することから放射状グリア細胞と名付けられていた[17),18)]。しかしながら，レトロウイルスベクターやライブイメージング技術の発展によって，放射状グリア細胞はニューロンやグリアを産み出す神経幹細胞であるということが21世紀に判明したのである。現在でもこの神経幹細胞は放射状グリア細胞と呼ばれており，一見不可解に思うかもしれないが，中枢神経組織の「細胞社会学」の歴史を知ることで理解できるだろう。また，このような技術が開発される前に，中枢神経組織の「細胞社会学」の真実を見抜いていた藤田の功績も讃えられるものであり，その詳細は単行本を参照されたい[19]。

以上をまとめると，19世紀以降の神経形態学者によって提唱されてきた中枢神経組織の「細胞社会学」の基本法則は，20世紀に開発された工学技術による証明実験を経て，正しい仮説のみが，現代の「中枢神経組織の『細胞社会学』」の基盤となっている。次項では，今後の「細胞社会学」の発展を担うことが確実視されている工学技術として，オプトジェネティクスとバイオマテリアルを紹介し，中枢神経組織の「細胞社会学」の展望を考察する。

3.7.3　中枢神経組織の細胞社会学の展望

本書では，「細胞社会学」は構成的な実験により検証されるべき新しい生物学と述べられており，そのような立場で考えるのであれば，詳細な記載を基に神経形態学者が提唱してきた支配原理を，21世紀の研究者が構成的な実験によって検証することが，近い将来の「中枢神経組織の『細胞社会学』」となるのだろう。その中枢神経組織の「細胞社会学」の発展を担う工学技術の筆頭がオプトジェネティクスだということは間違いなかろう。オプトジェ

ネティクスとは，特定の細胞に光感受性分子を発現させ，その特定の細胞だけを光操作する方法である[20]。従来の電気刺激法では，特定の細胞だけを操作することができなかったが，オプトジェネティクスは，① 単一細胞をミリ秒スケールで操作でき，ニューロンの興奮と抑制を制御できる，② 可逆的な機能制御ができる，③ 生体内での機能制御ができる，などの革新的な技術である。紙面の都合上，詳細な説明は省くが，20世紀に提唱されてきた中枢神経組織の支配原理を，隣接する細胞間相互作用や，異なる領域の細胞群との相互作用を人為的かつ構成的に制御することで，つぎつぎと明らかにされていくであろう。

オプトジェネティクスという革新的な技術により生体内で細胞間相互作用を人為的かつ構成的に可能になってきたが，細胞と場の相互作用解明につながるブレークスルー技術の開発は今後の重要課題であろう。そのような状況の中，バイオマテリアル工学技術は細胞と場の相互作用解明のブレークスルー技術となる可能性があり注目を浴びている。バイオマテリアルは元々，生物体を含有しない生体適用性医療材料として定義されてきたが[21]，最近では生きた細胞を含む場合や，医療材料以外への応用も包括して，生体適用性材料と定義されている[22]。バイオマテリアルの中でも中枢神経組織の「細胞社会学」と相性がいいのは，生体内で人工的な場を作り出せるインジェクタブル・ファイバーであろう。例えば，RADAペプチドはアミノ酸RADAを4回繰り返した16アミノ酸からなるペプチドで，水には溶解するが，生体内に注入するとナノファイバー化する[23]。具体的には，塩の存在下で，アルギニンとアスパラギン酸の側鎖によるイオン間相互作用，そして，アラニン側鎖どうしの疎水性相互作用が増強し，βシート構造を形成することでファイバー化すると考えられている。RADAペプチドは細胞接着性が高いため，ニューロンを含むさまざまな培養基質としても利用されている。ほかには，ペプチドのC末にパルミトイル基を付加した両親媒性ペプチドもインジェクタブル・ファイバーとしてよく知られている[24]。この両親媒性ペプチドはパルミトイル基どうしの疎水性相互作用により，ペプチドのN末を外側に露出したミセルが形成され，そのミセルどうしの疎水性相互作用によりファイバー化すると考えられている。つまり，ペプチドのN末がファイバー表面に露出されるので，N末に生物活性のあるアミノ酸を導入することで，機能付加型インジェクタブル・ファイバーとなることから注目を浴びている[25]。実際，ペプチドのN末にラミニンの活性配列IKVAVを導入することで，培養神経前駆細胞のニューロン分化や，脊髄損傷モデルマウスの軸索伸長を促進することが知られている[26),27]。

バイオマテリアルにも，光を用いた革新的技術が生まれつつある。例えば，光分解性のニトロベンジル基を用いた光分解性ゲルや[28]，さらに可視光で制御するチオール・エン反応を組み合わせることで，時空間的なゲル化と分解の双方を可能にするバイオマテリアルも開発された[29),30]。さらには，細胞の機能をも光で制御できるゲルも開発され[31),32]，光を用いた

オプト・バイオマテリアルが注目を浴びている。

以上をまとめると，中枢神経組織の「細胞社会学」の今後の発展には，生体内で構成的な実験を可能にする技術開発が重要である。その革新的技術の一つであるオプトジェネティクスは細胞間の相互作用を人為的に操作でき，中枢神経組織の「細胞社会学」の中でも情動や記憶といった高次機能の支配原理解明に大きな貢献をしている。また，バイオマテリアル工学技術は，生体内で起こる細胞と場の相互作用を構成的に解析できる技術である。最近注目を浴びている，オプト・バイオマテリアルは，神経形態学者が提唱した支配原理を構成的な実験で証明できる技術であり，今後の発展が期待される。次項では，生体外で中枢神経組織を人為的に構築する技術について紹介する。

3.7.4 細胞社会の人為的構成に関する培養技術

中枢神経組織は，生命活動の司令塔のような役割を担っており，「細胞社会学」の発展には生体内での解析が最も重要である。実際，オプトジェネティクスやバイオマテリアルが「細胞社会学」の今後の発展を担う根拠として，どちらも，生体内での構成的な実験が可能であるという特長を持つ。しかしながら，神経科学ではなく，発生学の立場から中枢神経組織の「細胞社会学」を考えると，骨や肝臓などの組織と同様に，生体外での解析がその形成原理解明に有効であるのは疑いの余地はなく，歴史によって証明されてきた。例えば，正確な神経回路網形成の機構解明には，視覚情報を担う組織の培養技術の貢献が大きかった。視覚情報は網膜上に投射され，網膜神経節細胞の軸索を介して中脳視蓋に伝達されるが，網膜上の投射像がその位置情報を保ちつつ視蓋へと伝達される。この網膜視蓋投射では，鼻側の網膜からの軸索が視蓋後側に，耳側の網膜からの軸索が視蓋前側に投射される。また，背側の軸索は視蓋腹側に，腹側の軸索は視蓋背側に投射する（**図3.39**）。この網膜視蓋投射研究から，中枢神経組織の「細胞社会学」の基盤となる化学親和性仮説が産み出された。そのアイデアが産み出されたのは，ロジャー・スペリー（Roger Sperry；1913～1994）が1940年代に行った実験である。両生類の視神経は切断されても再生されるが，スペリーはカエルの視神経を切断し，眼球を眼窩内で180°回転させ，上下反対になるような実験を行った。手術されたカエルでは，網膜神経節細胞の軸索は本来と異なる場所から投射されるにも関わらず，視蓋内では本来の標的場所へと投射された[33]。また，カエルの網膜視蓋投射は獲物の場所を瞬時に認識し，舌でつかむという機能に重要であるが，眼球を180°回転させられたカエルは頭の上を通ったハエを認識したあとに下側に舌を出すことになり，180°回転させられたことにより外界の鏡面像を脳に伝達していたことが明らかとなった[34]。スペリーはこれらを含む一連の実験結果を通して，ニューロンどうしの特異的な投射様式を説明する化学親和性仮説を提唱した[35]。具体的には，伸長するニューロンの軸索が正しい標的ニューロンを認

164   3. 細胞社会の人為的構成～細胞社会を創造する～

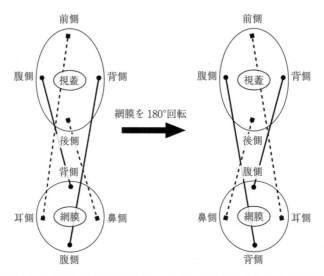

網膜視蓋投射では網膜鼻側から視蓋後側へ，網膜耳側から視蓋前側へ，網膜背側から視蓋腹側へ，網膜腹側から視蓋背側へ軸索が投射される．スペリーが行った実験では網膜を180°回転させたが，左図と右図が鏡面の関係になっていることがこの図でわかる．

図3.39　網膜視蓋投射の様式

識するには，たがいの細胞性認識を担う化学物質が寄与しているというものである．

　この化学親和性仮説の証明に重要だったのは，生体外での培養実験であった．Eph-Ephrinは，受容体とリガンドの関係にあり，その結合によりさまざまなシグナルが細胞内に伝達される．古典的な分子生物学の手法により，耳側の網膜神経節細胞の軸索にEph受容体が高く発現し，視蓋前側でそのリガンドEphrinが高く発現していることが明らかとなり，網膜視蓋投射の特異的な投射様式と相関を持った発現様式を示すことが明らかとなった[36),37)]．実際，異所的にEphやEphrinを発現させ，生体外での培養実験を行うと，Eph-Ephrinの発現様式に従って軸索の投射様式が決定されることが明らかとなり[38)]，スペリーが提唱した化学親和性仮説はEph-Ephrinという回答を得て実証された．

　以上をまとめると，生体外での細胞社会の人為構成技術の発展は，形作りの支配原理を明らかにするのに重要であり，今後も形作りという観点から，生体外での培養技術の発展と中枢神経組織の「細胞社会学」の発展は並行して歩みつつけるだろう．次項では，応用という側面から細胞社会の人為的構成技術について紹介する．

3.7.5　細胞社会の人為的構成技術を活用した応用の考察

　最近，多能性幹細胞から中枢神経組織を生体外で作製する立体組織形成技術が注目を浴びている．この立体組織形成技術の発展は，形作りという観点から，中枢神経系の「細胞社会学」の原理解明に貢献してきた．

網膜の形成には，まず，間脳の側方が袋状の上皮構造として突出し，眼胞が形成される。つぎに，その上皮組織の先端部が袋の中へ陥入し眼杯となる。そのため，眼杯は二重の上皮組織構造を持ち，外側が将来の色素上皮で内側が将来の網膜となる。ハンス・シュペーマン（Hans Spemann；1869～1941）は自身が1900年前後に行った実験により，誘導の連鎖という概念を通じて，眼杯形成には水晶体や角膜組織は不要だろうと主張していたが[39]，その後の多くの実験は，これらの組織が眼杯形成に重要だという概念をサポートし，100年以上にわたって二つの説が対立していた[40]。多能性幹細胞から生体外で網膜立体組織を形成する際には，水晶体や角膜組織がない状況であるにも関わらず，眼杯が形成されるということから，眼杯は自律的に形成されうることが明らかとなり，シュペーマンの主張が実証された[41]。立体組織形成は大脳組織でも報告され[42],[43]，また，アルツハイマー病の原因遺伝子を発現する大脳皮質の立体組織がアルツハイマー病の病理を反映することが明らかとなり[44]，立体組織培養技術が創薬スクリーニングへと応用されることが期待されている。

一方で，再生医療への応用に関しては，中枢神経組織が生命活動の司令塔のような役割を担っていることから，生体内での細胞社会の人為的構成が重要である。現在でも脳卒中や神経変性疾患で失われた脳機能はほとんど回復しないと考えられているが，最近の研究から，脳にも潜在的な再生能を持っていることが明らかとなってきた。一つの重要な知見は，成体の脳でもニューロンが産生し続けているという事実である。カハールが中枢神経組織は再生しないと記載した以降[45]，成体でのニューロン産生は起こらないと長く考えら得ていたが，実際には，側脳室の脳室下帯や海馬の歯状回でニューロンを産み出していることが最近20年間の研究でわかってきた[46]。また，脳卒中や外的損傷などで脳が損傷を受けると，本来の場所へと向かって遊走している新生ニューロンが損傷領域に向かって遊走することが明らかとなってきた[47]。したがって，損傷脳に対する内在性ニューロンを用いた脳再生治療が最近注目を浴びている。しかしながら，損傷領域へと向かって遊走するニューロンは損傷部までたどり着かないという問題点があったが，最近，ニューロン遊走の足場をバイオマテリアル技術で人工的に作製し移植すると，遊走ニューロンが損傷領域まで到達することが報告された[48],[49]。また，カハールの記載以降，ニューロンは増殖しないと長く考えられてきたが[45]，ニューロンも潜在的な増殖能を持っていることが明らかとなってきた[50],[51]。今後は，潜在的再生能を発揮させる工学的アプローチの発展とともに，損傷した脳の再生医療実現化へと向かっていくだろう。

3.7.6 おわりに

中枢神経組織の「細胞社会学」は，19世紀の偉大な神経形態学者がその支配原理の概念を提唱したところに始まり，20世紀に発展した工学技術の力を借りて洗練されてきた。現

在，中枢神経組織の「細胞社会学」は，生体内で構成的な実験検証ができるオプトジェネティクスやバイオマテリアルの技術発展に伴い，さらなる爆発的発展のステージへと突入した。また，中枢神経組織の「細胞社会学」の発展を担う革新的技術は応用展開に直結することが特長で，立体組織培養技術は創薬分野への発展，バイオマテリアル技術は再生医療への発展が期待される。

引用・参考文献

1) C. Golgi, "Sulla struttura della sostanza grigia del cervelo," *Gazz. Med. Ital.*, vol. 33, pp. 244-246, 1873.

2) S. R. y Cajal, "Significación fisiológica de las expansiones protoplásmicas y nerviosas de las células de la sustancia gris," *Rev. Cienc. Méd. Barc.*, vol. 27, pp. 1-15, 1891.

3) J. A. De Carlos and J. Borrell, "A historical reflection of the contributions of Cajal and Golgi to the foundations of neuroscience," *Brain Res. Rev.*, vol. 5, pp. 8-16, 2007.

4) 萬年 甫，"脳の探求者ラモニ・カハール，" 中公新書，1991.

5) G. Binnig and H. Rohrer, "Scanning tunneling microscopy-from birth to adolescence," *Nobel lecture*, 1986.

6) G. Palade and S. Palay, "Electron microscope observations of interneuronal and neuromuscular synapsesitle," *Anat. Rec.*, vol. 118, pp. 335-336, 1954.

7) E. De Robertis and H. Bennett, "Submicroscopic vesicular component in the synapse," *Fed. Proc.*, vol. 13, p. 35, 1954.

8) R. L. Sidman, I. L. Miale, and N. Feder, "Cell proliferation and migration in the primitive ependymal zone: an autoradiographic study of histogenesis in the nervous system," *Exp. Neurol.*, vol. 1, pp. 322-333, 1959.

9) J. Angevine and R. Sidman, "Autoradiographic study of cell migration during histogenesis of cerebral cortex in the mouse," *Nature*, vol. 192, no. 11, pp. 766-768, 1961.

10) R. Young, "Cell differentiation in the retina of the mouse," *Anat. Rec.*, vol. 212, pp. 199-205, 1985.

11) S. A. Bayer and J. Altman, *Neocortical Development.* NY: Raven Press, 1991.

12) W. His, *Die Neuroblasten und deren Entstehung im embryonalen Mark.* Leipzig: S. Hirzel, 1889.

13) S. Fujita, "Analysis of neuron differentiation in the central nervous system by tritiated thymidine autoradiography," *J. Comp. Neurol.*, vol. 122, pp. 311-327, 1964.

14) D. L. Turner and C. L. Cepko, "A common progenitor for neurons and glia persists in rat retina late in development," *Nature*, vol. 328, no. 6126, pp. 131-136, 1987.

15) C. L. Cepko, B. E. Roberts, and R. C. Mulligan, "Construction and applications of a highly transmissible murine retrovirus shuttle vector," *Cell*, vol. 37, no. 3, pp. 1053-1062, 1984.

16) S. C. Noctor, C. Flint, T. Weissman, R. S. Dammerman, and R. Kriegstein, "Neurons derived from radial glial cells establish radial units in neocortex," *Nature*, vol. 409, no. 6821, pp. 714-720, 2001.

17) P. Levitt and P. Rakic, "Immunoperoxidase localization of glial fibrillary acidic protein in radial glial cells and astrocytes of the developing rhesus monkey brain," *J. Comp. Neurol.*, vol. 193, no. 3, pp. 815–840, 1980.

18) P. Levitt, M. L. Cooper, and P. Rakic, "Coexistence of neuronal and glial precursor cells in the cerebral ventricular zone of the fetal monkey: an ultrastructural immunoperoxidase analysis," *J. Neurosci.*, vol. 1, no. 1, pp. 27–39, 1981.

19) 藤田 哲也, "脳の履歴書 幹細胞と私," 岩波書店, 2002.

20) E. S. Boyden, F. Zhang, E. Bamberg, G. Nagel, and K. Deisseroth, "Millisecond-timescale, genetically targeted optical control of neural activity," *Nat. Neurosci.*, vol. 8, no. 9, pp. 1263–1268, 2005.

21) D. Williams, "Definitions in biomaterials," *Proceedings of a Consensus Conference of the European Society for Biomaterials*, vol. 4, no. 9, pp. 414–414, 1986.

22) B. D. Ratner, A. S. Hoffman, F. J. Schoen, and J. E. Lemons, *Biomaterials Science: An Introduction to Materials in Medicine*, Third Edit. Academic Press, 2012.

23) T. C. Holmes, S. de Lacalle, X. Su, G. Liu, Rich, and S. Zhang, "Extensive neurite outgrowth and active synapse formation on self-assembling peptide scaffolds," *Proc. Natl. Acad. Sci. USA*, vol. 97, no. 12, pp. 6728–6733, 2000.

24) J. D. Hartgerink, E. Beniash, and S. I. Stupp, "Self-assembly and mineralization of peptide-amphiphile nanofibers," *Science*, vol. 294, no. 5547, pp. 1684–1688, 2001.

25) K. L. Niece, J. D. Hartgerink, J. J. J. M. Donners, and S. I. Stupp, "Self-assembly combining two bioactive peptide-amphiphile molecules into nanofibers by electrostatic attraction," *J. Am. Chem. Soc.*, vol. 125, no. 24, pp. 7146–7147, 2003.

26) G. Silva, C. Czeisler, K. L. Niece, E. Beniash, D. Harrington, J. Kessler, and S. I. Stupp, "Selective differentiation of neural progenitor cells by high-epitope density nanofibers," *Science*, vol. 303, no. 5662, pp. 1352–1355, 2004.

27) V. M. Tysseling-Mattiace, V. Sahni, K. L. Niece, D. Birch, C. Czeisler, M. G. Fehlings, S. I. Stupp, and J. a Kessler, "Self-assembling nanofibers inhibit glial scar formation and promote axon elongation after spinal cord injury," *J. Neurosci.*, vol. 28, no. 14, pp. 3814–3823, 2008.

28) A. M. Kloxin, A. M. Kasko, C. N. Salinas, and K. S. Anseth, "Photodegradable hydrogels for dynamic tuning of physical and chemical properties," *Science*, vol. 324, no. 5923, pp. 59–63, 2009.

29) C. DeForest and K. S. Anseth, "Cytocompatible click-based hydrogels with dynamically tunable properties through orthogonal photoconjugation and photocleavage reactions," *Nat. Chem.*, vol. 3, no. 12, pp. 925–931, 2011.

30) C. DeForest and K. S. Anseth, "Photoreversible patterning of biomolecules within click-based hydrogels," *Angew. Chemie - Int. Ed.*, vol. 51, no. 8, pp. 1816–1819, 2012.

31) C. DeForest and D. Tirrell, "A photoreversible protein-patterning approach for guiding stem cell fate in three-dimensional gels," *Nat. Mater.*, vol. 14, 2015.

32) T. T. Lee, J. R. García, J. I. Paez, A. Singh, E. Phelps, S. Weis, Z. Shafiq, A. Shekaran, A. del Campo, and A. J. García, "Light-triggered in vivo activation of adhesive peptides regulates cell adhesion, inflammation and vascularization of biomaterials," *Nat. Mater.*, vol. 14, 2014.

33) R. W. Sperry, "Optic nerve regeneration with return of vision in anurans," *J. Neurophysiol.*, vol. 7,

pp. 57-69, 1944.
34) R. W. Sperry, "Restoratio of vision after crossing optic nerves and after transplantation of eye," *J. Neurophysiol.*, vol. 8, pp. 15-28, 1945.
35) R. W. Sperry, "Chemoafinity in the orderly growth of nerve fiber patterns and connections*," *Proc. Natl. Acad. Sci. USA*, vol. 50, no. 4, pp. 703-710, 1963.
36) H. J. Cheng, M. Nakamoto, D. Bergemann, and J. G. Flanagan, "Complementary gradients in expression and binding of ELF-1 and Mek4 in development of the topographic retinotectal projection map," *Cell*, vol. 82, no. 3, pp. 371-381, 1995.
37) U. Drescher, C. Kremoser, C. Handwerker, J. Löschinger, M. Noda, and F. Bonhoeffer, "*In vitro* guidance of retinal ganglion cell axons by RAGS, a 25 kDa tectal protein related to ligands for Eph receptor tyrosine kinases," *Cell*, vol. 82, no. 3, pp. 359-370, 1995.
38) M. Nakamoto, H. J. Cheng, G. C. Friedman, T. McLaughlin, M. J. Hansen, C. H. Yoon, D. D. M. O'Leary, and J. G. Flanagan, "Topographically specific effects of ELF-1 on retinal axon guidance in vitro and retinal axon mapping in vivo," *Cell*, vol. 86, no. 5, pp. 755-766, 1996.
39) H. Spemann, "Über Korrelationen in der Entwicklung des Auges," *Ver Anat Gesellsch*, vol. 15, pp. 61-79, 1901.
40) M. Eiraku, T. Adachi, and Y. Sasai, "Relaxation-expansion model for self-driven retinal morphogenesis: A hypothesis from the perspective of biosystems dynamics at the multi-cellular level," *BioEssays*, vol. 34, no. 1, pp. 17-25, 2012.
41) M. Eiraku, N. Takata, H. Ishibashi, M. Kawada, E. Sakakura, S. Okuda, K. Sekiguchi, T. Adachi, and Y. Sasai, "Self-organizing optic-cup morphogenesis in three-dimensional culture," *Nature*, vol. 472, no. 7341, pp. 51-56, 2011.
42) M. Eiraku, K. Watanabe, M. Matsuo-Takasaki, M. Kawada, S. Yonemura, M. Matsumura, T. Wataya, A. Nishiyama, K. Muguruma, and Y. Sasai, "Self-organized formation of polarized cortical tissues from ESCs and its active manipulation by extrinsic signals," *Cell Stem Cell*, vol. 3, no. 5, pp. 519-532, 2008.
43) M. A. Lancaster, M. Renner, C.-A. Martin, D. Wenzel, L. S. Bicknell, M. E. Hurles, T. Homfray, J. M. Penninger, A. P. Jackson, and J. A. Knoblich, "Cerebral organoids model human brain development and microcephaly," *Nature*, vol. 501, no. 7467, pp. 373-379, 2013.
44) S. H. Choi, Y. H. Kim, M. Hebisch, C. Sliwinski, S. Lee, C. D. Avanzo, H. Chen, B. Hooli, C. Asselin, J. Muffat, J. B. Klee, C. Zhang, B. J. Wainger, M. Peitz, D. M. Kovacs, C. J. Woolf, S. L. Wagner, R. E. Tanzi, D. Y. Kim, "A three-dimensional human neural cell culture model of Alzheimer's disease," *Nature*, vol. 515, no. 7526, pp. 274-278, 2014.
45) S. R. Cajal, *Estudios sobre la degeneración y regeneración del sistema nervioso*. Madrid: Moya, 1913.
46) F. H. Gage, "Mammalian neural stem cells," *Science*, vol. 287, no. 5457, pp. 1433-1438, 2000.
47) A. Arvidsson, T. Collin, D. Kirik, Z. Kokaia, and O. Lindvall, "Neuronal replacement from endogenous precursors in the adult brain after stroke," *Nat. Med.*, vol. 8, no. 9, pp. 963-970, 2002.
48) I. Ajioka, S. Ichinose, K. Nakajima, and H. Mizusawa, "Basement membrane-like matrix sponge for the three-dimensional proliferation culture of differentiated retinal horizontal interneurons,"

49) I. Ajioka, H. Jinnou, K. Okada, M. Sawada, S. Saitoh, and K. Sawamoto, "Enhancement of neuroblast migration into the injured cerebral cortex using laminin-containing porous sponge," *Tissue Eng. Part A*, vol. 21, no. 1-2, pp. 193-201, 2015.

50) I. Ajioka, R. A. P. Martins, I. T. Bayazitov, S. Donovan, D. A. Johnson, S. Frase, S. A. Cicero, K. Boyd, S. S. Zakharenko, and M. A. Dyer, "Differentiated horizontal interneurons clonally expand to form metastatic retinoblastoma in mice," *Cell*, vol. 131, no. 2, pp. 378-390, 2007.

51) M. Oshikawa, K. Okada, K. Nakajima, and I. Ajioka, "Cortical excitatory neurons become protected from cell division during neurogenesis in an Rb family-dependent manner," *Development*, vol. 140, no. 11, pp. 2310-2320, 2013.

▶ 3.8 腺 組 織 ◀

3.8.1 腺組織とは

　腺組織は上皮に由来する腺細胞が集団をなして分泌機能を営んでいる組織である。例をあげると，皮膚全体に分布する汗腺や皮脂腺，体内では，下垂体，涙腺，甲状腺，副甲状腺，唾液腺，胃腺や噴門腺，乳腺，膵臓，副腎，卵巣など多くの腺組織が存在する。腺組織は内分泌腺組織と外分泌腺組織とに分類されるが，これは生産された分泌物がどのように放出されるのかによって決まる。つまり，被蓋上皮との間にまったく連絡がなく，腺細胞から出された分泌物が導管を介さず，直接血管，リンパ管へ移動する仕組みになっているものを内分泌腺といい，この場合，分泌されるものをホルモンという。

　一方，体表面，消化管，気管のような管腔（上皮被蓋部）に導管を通じて分泌物を放出するものが外分泌腺であり，分泌されるものは酵素，サイトカインなどのタンパク質を含む液成分である。

　腺組織は分泌物の性状によって，漿液腺，粘液腺，脂腺の三つに分類される。漿液腺とは，例えば膵臓の外分泌腺，耳下腺，涙腺などの腺であり，高い割合の水分に無機イオン，タンパク質を含む比較的粘性の低い分泌物を生産，放出する。粘液腺とは舌下腺，消化管粘膜，気道粘膜などの腺であり，糖質に富んだ糖タンパク質を多く含む粘性の高い分泌物を生産，放出する。皮脂腺あるいはステロイドホルモンなど脂溶性物質を生産，分泌する副腎皮質や卵巣などは広義には脂腺に分類される[1),2)]。

3.8.2 外分泌腺組織の基本構造

　外分泌腺は，腺細胞の集合体である腺房，腺体と，腺体から産生された分泌物が通過する

管状部分とからなっている。腺細胞の集合体が複数集まった構造が腺体であり，管状部分を導管と呼ぶ。また，腺体の形態からさらに細かい分類があり，その集合体が管状を示すものを管状腺，袋状を呈するものを胞状腺，その組み合わさった形状のものを管状胞状腺という。管状腺としては胃の幽門腺や汗腺など，胞状腺としては小脂腺，乳腺，前立腺など，管状胞状腺としては顎下腺，膵臓などが例として挙げられる[1]。こういった特徴的な形態を示す結果，腺組織は小さく限られたスペースにも関わらず，大量の分泌物を短期間で合成，さらに適切に供給できるようになっている。特に，唾液腺，乳腺，膵臓などいくつかの腺組織では分枝形態形成（branching morphogenesis）と呼ばれる粟粒が積み重なったような特殊な形態変化を示し，この生産効率の高い腺組織を構成する[3]。

また，汗腺，涙腺，乳腺，唾液腺の漿液細胞部などでは腺体部の腺房周囲に筋上皮細胞が存在しており，その細胞が有する突起によって腺房周囲をかごのように取り囲んでいる。この細胞は自律神経の興奮やホルモンの作用で収縮を示し，腺房全体を圧迫する結果，腺細胞で生産された分泌物の放出を促進する。筋上皮細胞は平滑筋細胞と同質のものでありながら，上皮由来の細胞という点でも特殊な細胞である[4]。

3.8.3 顎下腺組織の概要，基本構成

ある組織の細胞社会を人為的構成するにあたり，そのマクロからミクロレベルでの構造の詳細な理解が重要となる。そこで，ここからは特に顎下腺組織の人為的構成を中心に話を進める。

顎下腺は耳下腺，舌下腺とともにヒトの3大唾液腺の一つであり，1日に分泌する全唾液の約30%を生産する組織である[5]。解剖学的には両側の顎下三角で顎舌骨筋の後方下部に位置する。ワルトン管と呼ばれる主導管が舌下小丘近傍に開口し，そこから口腔内へと唾液を放出する[6]。顎下腺は漿液性および粘液性の両方の分泌物が生産される混合腺である。つまり，同一腺内に漿液細胞と粘液細胞の両方を持つ。上皮性の腺組織構造を取り巻く形で間葉系の結合組織は存在しており，この結合組織に見られる細胞は線維芽細胞，マクロファージ，肥満細胞など，一般的な結合組織と大きな違いはない。これら細胞はほかの結合組織と同様，コラーゲン線維ならびにプロテオグリカン，糖タンパク質で構成された基質の中に包含されている。血管は導管に沿って走行し，腺体と同様に，分岐しながら個々の腺房へと続く。この血管走行と同様の神経走行が認められ，シュワン細胞の突起に囲まれて，無髄神経線維からなる神経線維束が腺細胞ならびに筋上皮細胞に分布する[7]。

顎下腺組織の疾患としては，細菌やウイルス感染による唾液腺炎や，唾液腺内，導管内に石灰化物が沈着する唾石が挙げられる[8]。唾石は特に顎下腺に頻発する疾患である。また，シェーグレン症候群は更年期障害の一つとして知られており，リウマチ性関節炎，全身性エ

3.8 腺 組 織　171

リテマトーデス，進行性全身性硬化症などと合併して生じることも多い疾患である。慢性的な炎症の持続により唾液腺組織そのものが萎縮し，結果として唾液分泌が低下し，口腔乾燥症を引き起こす。いわゆる自己免疫疾患の一つと考えられている[9]。また，唾液腺腫瘍の発症として顎下腺は耳下腺のつぎに多い。その多くは良性腫瘍であるがまれに悪性腫瘍も存在する[10]。

一方，歯肉がんや舌がんにおける放射線治療の結果生じる，近隣組織へのダメージでは，唾液腺組織の萎縮，壊死といった障害が生じることも多い[11]。このような深刻な症状に対する治療に関して，残念ながら現段階において完全治癒につながる治療法はなく，人工唾液，うがい薬の使用，唾液腺マッサージ，セビメリン塩酸塩やピロカルピン塩酸塩（ムスカリン受容体刺激薬）の投与といった対症療法が一般的であるため，臨床現場での唾液腺組織再生の要望は高い。

3.8.4　顎下腺組織の発生

ある組織の細胞社会を人為的に構成するにあたり，さらに重要なこととしてその組織がどういった過程を経て構築されていくのか，すなわち発生，成長の理解があげられる。

ヒト顎下腺の原基は胎生6週齢頃，口腔上皮が下層にある間葉組織中に嵌入し，組織発生が進む。この陥入した上皮組織では組織を構成する細胞が増殖するとともに，微小な領域での間葉組織の陥入が複数生じ，クレフトと呼ばれる上皮組織の分裂（分岐）が形成される[7]（図3.40）。

この分裂部がさらに深まることで腺房構造ができるとともに，この分岐を繰り返し，数千

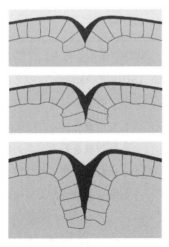

図3.40　上皮細胞層の分裂と間葉組織の陥入により分岐（クレフト）が形成される。

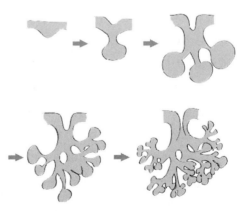

図3.41　分岐（クレフト）形成が繰り返される結果，顎下腺は組織特異的な形態を示すようになる。

以上にもなる特徴的な多数の腺房からなる構造体が完成する（**図 3.41**）。腺房は形成されたあとも細胞増殖や腺房どうしの融合により腺房サイズの成長が認められる。個々の腺房組織は，形成初期はそれ自体が細胞によって占められている充実性の組織であるが，しだいに腺腔が形成され，それが連続する結果，管腔となり，導管との連続性が確立される。

　この唾液腺発生，成長，分岐形態形成を制御するメカニズムについては，これまでから多くの研究が進められている。具体的には管腔および腺房の形成，あるいは管腔の伸長，腺房の増加，さらにはそれらが生じる各時期とおのおのの部位における細胞動態など，各項目について，詳細な分子の関与が報告されている。例えば，細胞外基質としては，フィブロネクチン，ラミニン，ヘパラン硫酸プロテオグリカン，コラーゲン I 型，III 型，IV 型などの関与が知られている[12),13)]。また，基質関連酵素としては，ヘパラナーゼ，コンドロイチナーゼ，膜結合型マトリックスメタロプロテアーゼ（membrane-type matrix metalloproteinase（MT-MMP））の関与が[14),15)]，増殖因子としては fibroblast growth factor 7（FGF7），fibroblast growth factor 10（FGF10）を初め，epidermal growth factor（EGF），platelet derived growth factor（PDGF），transforming growth factor β（TGFβ），ならびにそれら増殖因子に対する各種レセプターが[16),17)]，細胞内では phosphoinositide 3-kinase（PI3K）を初め，extracellular signal-regulated kinase（ERK），アクトミオシン系，Rho-associated protein kinase（ROCK1），p120 さらには各種転写調節因子として paired-like homeodomain 1（Pitx1），p63，Paired box protein6（Pax6）などの関与が報告されている[18),19)]。これら分子メカニズムの多くは，顎下腺のみならず，肺や腎臓など分岐形態形成を示すほかの多くの臓器にも共通に認められる[20)]。

3.8.5　顎下腺組織の人為的構成

　このような顎下腺組織を *in vitro* で作製する試みは，2000 年代よりおもにマウスを使った研究で始まっている。米国 National Institute of Health（NIH）の Yamada らのグループは胎児から取り出した顎下腺組織をディスパーゼ，トリプシンなどの酵素により細胞レベルにまで分離した。その後，分離した細胞群をマトリゲル内に入れて培養を行ったところ，それぞればらばらになっていた細胞が徐々に自律的に凝集しはじめ細胞塊を形成，さらにその細胞塊表層から分岐が生じた。つまり，分岐形態形成を再現する実験系の構築ならびに条件を見いだした[21)]。この実験系で用いられるマトリゲルは，マウス肉腫の細胞が産生するタンパク質複合体が主成分のゲル状で供給される物質である。ラミニン，エンタクチン，III 型や IV 型など種々のコラーゲンやヘパラン硫酸プロテオグリカンなどの有機質を多く含む細胞外基質様物質である。このゲルは特に基底膜が有する物質を多く含んでおり，これまで培養が難しかった多くの上皮系細胞の培養を可能にしている[22),23)]。マトリゲルが持つこの特性

の結果，単離された顎下腺細胞，特に上皮細胞はこの環境の中で適切な基質接着性（それほど強く接着しない状態）と走化性を示し，上皮細胞どうし，ならびに間葉細胞どうしの凝集化が進み，分岐形態形成の再現を可能にしている。

また，Tsujiらのグループは2007年に報告した歯牙組織の人為的構成と同様の方法（Organ germ method）[24]を用い，唾液腺組織の人為的構成を報告している。この研究では，胎児顎下腺組織を摘出後，上皮組織と間葉組織を分離，さらにそれぞれの組織を酵素処理によって単細胞へと分離した。十分な量の細胞を準備したうえで，それぞれの由来組織別に細胞塊を作製，I型コラーゲンゲル内へ挿入する。この際，上皮，間葉それぞれの細胞塊が十分に接するように挿入された。

その結果，顎下腺組織の発生と同様に上皮細胞塊が間葉細胞塊に侵入する形で自己組織化，さらに分岐形成が誘導された。作製された組織は，天然の組織形態とは少し異なり，縦方向に短い短冊形状の腺房組織形態を示す。しかし，その後，唾液腺機能が低下したマウスに移植することで，酵素分泌，唾液分泌および嚥下障害の改善が認められ，機能的な顎下腺として働くことが示された[25]。

3.8.6 顎下腺組織の人為的構成における問題点と解決に向けた取組み

さて，このような人為的組織構成において，「細胞を原料にして細胞塊を作製，この細胞塊をゲルに包埋したら生体組織ができます」というと，聞こえはいい。しかし，実際，ここまでできるようになったことで，人為的組織構成における新たな問題が明確になってきている。ここからはその問題点とそれら解決に向けた取組みについて述べていく。

一つの問題は，細胞ソースである。ここまで紹介した研究で使用されている細胞は，いずれも，幼若な胎児顎下腺組織から取り出したものであり，すでに顎下腺になることを決定づけられた（コミットされた）細胞である。逆にいうと，コミットされた形質（フェノタイプ）が保存されている限り，顎下腺を作る方向に細胞どうしは勝手に進み始めることになる。実際の移植治療を考えた場合，他人や異種由来の細胞を使わずに組織構成することが望ましい。自身の顎下腺組織は細胞ソースとして使えないことから，顎下腺になることをコミットされた細胞を使うのではなく，別の細胞種を使用する必要がある。細胞ソースとしての有力候補の一つは幹細胞である。例えば，実際の顎下腺組織が上皮系，間葉系からなる複合的な組織であることから，上皮系，間葉系それぞれの体性幹細胞の利用が考えられる[26],[27]。また，一方でES細胞，iPS細胞といった細胞に誘導をかけることで顎下腺を構成する細胞へとコミットできれば，問題解決の糸口になる可能性もある[28]。最近，筆者らの共同研究グループはヒトの歯肉線維芽細胞からiPS細胞を作製する技術を確立している。この細胞は口腔内という顎下腺と比較的近い組織を由来とした細胞であり，また，ほかの細胞と比較して

格段に増殖が早いことから顎下腺人為的構成に用いる細胞のソースとして有望である[29]。

二つ目の問題は，人為的構成時における組織の成長制御に関してである．実際の生体組織のサイズ，形態はそれぞれなんらかの意義がある．例えば，ヒト唾液腺の場合，各唾液腺が生産，分泌する唾液量は1日あたりどのくらいかが決まっており（顎下腺の場合は0.2～0.3 L），サイズはこの生産量を反映したものである．また，限られたスペースで効率良く唾液腺生産するという観点から枝葉のように別れた唾液腺の分岐形態は重要である．そのため，これら組織のサイズ，形態をきちんと再現することは重要である．また，細胞からの組織構成を達成するためにどの程度の時間を要するかということも理解しておくべき要素である．そのうえで，組織構成時間の制御も達成すべき重要事項である．例えば，移植を前提とした人為的組織構成であれば，その期間が短いほど患者への負担や材料調整にかかる経費は少なくて済む．

さて，こういった組織成長制御に関して，すでにいくつかの取組みがある．具体的には化学的な刺激，物理的な刺激およびその複合刺激の三つの刺激を応用したアプローチである[30]。

化学的刺激として，先に挙げた顎下腺の発生，成長に関与する複数の増殖因子は *in vitro* での人為的組織構成に有効である．特に，いくつかの増殖因子においてその作用するタイミングや，作用の結果生じる変化が明らかとなっている．例えば，FGF7は顎下腺組織における腺房数の増加に寄与しており，FGF10は導管の伸長および腺房の融合に関与していることが知られている[31]．また，FGF7とEGFの複合添加は顎下腺組織の *in vitro* での正常な組織成長に有効であることが示されている[32]．IGF-1の投与は顎下腺構成細胞のAkt活性を高め，増殖を促進し，放射線治療前にIGF-1を前投与することでγ線照射時のアポトーシス細胞数を減少させることが報告されている[33]．

物理的刺激として，組織周囲力学環境の整備が有効であることが示されている．異なる硬さを有する（ヤング率：4～184 kPa）ハイドロゲルを用いた組織培養環境を構築し，顎下腺組織を培養したところ，軟らかい環境では顎下腺組織の成長が促進し，硬い環境では組織成長が抑制されることが明らかとなった[34]．実際の生体組織の硬さは胎生期で約1 kPa以下，その後，少しずつ硬くなり筋肉で10～20 kPa前後，緻密骨では数GPaとそれぞれの組織が組織固有の硬さを有している．細胞を使った研究から硬さは細胞の分化，増殖などさまざまな機能に関与することが報告されており[35),36]，この周囲硬さによる組織成長変化はそういったことの複合的な結果，生じたものである．具体的なメカニズムとして，顎下腺組織の場合，硬さ環境が異なることで，FGF7やFGF10といった増殖因子の発現変化，あるいは顎下腺組織をとりまく神経伸長の変化が確認されている（図3.42）．

また，化学的刺激と物理的刺激の複合刺激として，基質タンパク質であるフィブロネクチンが着目されている．このタンパク質はこれまでの報告から腺房形成における腺分岐部に特

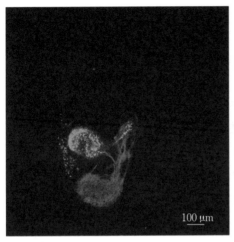 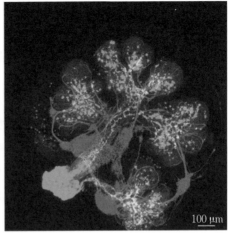

図 3.42 周囲の物理環境および化学環境を適切に整備することで顎下腺組織の成長制御が可能となる。

異的に沈着することが報告されている[20]。フィブロネクチンにはRGD（アルギニン，グリシン，アスパラギン酸）という三つのアミノ酸からなる配列があり，この配列は，細胞接着に関与する機能性ドメインとして細胞生物学，医用工学研究に広く検討，利用されている。そこで，天然の糖由来材料であるアルジネートハイドロゲルにカルボジイミド化学によりRGDペプチドを導入した機能性ゲル材料が作製された。このゲル材料を基板とし顎下腺組織の培養を行った結果，ゲルへのRGD導入率に依存して顎下腺組織の成長が促進された。このRGDペプチドによる影響は，上皮，間葉両方の細胞種に対して細胞増殖を促進させており，また，組織周囲神経の伸長を有意に促進することも明らかとなった。最終的に，「RGDペプチドを導入した」，「軟らかいゲル」を用いた培養環境が顎下腺組織の成長促進に，最も有効であることが示された[37]。

これら物理的刺激，化学的刺激を適切に使用できるよう組織周囲環境を整備することでin vitroでの組織成長制御をさらに厳密に行える可能性が高まる。

3.8.7 構成顎下腺組織の応用展開

現在，世界中の研究者がさまざまなアプローチで人為的顎下腺組織構成およびその制御に取り組んでいるが，この構成組織の応用について最後に述べる。ティッシュエンジニアリングの研究が進展した結果，in vivoでの組織再生からin vitroでの組織新生へと研究の中心が移行しているという現実から，これら構成組織は究極的には生体組織への置換が大きな目的といえる。一方で，問題の項目に挙げているように，そのサイズ，形態，構成時間などの厳密な制御はまだ未解決の課題である。では，現段階でこれら構成組織の応用として期待されていることはなにか？　現時点での応用候補は大きく三つある。

一つ目は，唾液採取用工場としての利用である。いわゆる口腔乾燥症の患者に対し，自分自身の細胞が生産した唾液を人工唾液として供給するという試みである。

二つ目は，薬剤あるいは薬剤候補と考えられる分子を探索するための，いわゆるスクリーニング用生体擬似組織としての利用である[38]。これら検討においては単純な細胞評価方法はすでにスタンダードとして種々確立されているが，それだけでは不十分である。構成組織の形成異常や機能変化，形態変化などさまざまな現象を基に薬剤候補の選択が可能となる。この実験系は *in vitro* の系であるため，大量の検討項目，条件設定にも対応できる。また，この実験系は動物実験代替の系としても期待でき，これによる動物実験数の削減は動物愛護ならびに研究経費削減の両方の観点から重要である。

三つ目は，組織発生過程を理解するためのツールとしての利用である。個々の細胞からなる細胞集合体が自己組織化する過程，あるいはそれらが形態変化，さらには機能化する過程，これらが再現されることで，それぞれの過程において鍵となる分子，制御因子などを明確に検討することができる。また，種々の条件下における組織生成変化を検討，確認することで，なにが必要で，なにが必要でないかが明確になる。これら検討事項をさらにフィードバックすることで，これまでに理解できなかった新しい生命科学的知見の獲得にもつながる。さらには組織形成の本質的な理解へとつながることが期待できる。

引用・参考文献

1) 藤田 尚男，藤田 恒夫，"標準組織学 総論，"医学書院，2002.
2) 牛木 辰男，"入門組織学，"南江堂，2013.
3) V.D. Varner and C.M. Nelson, "Cellular and physical mechanisms of branching morphogenesis," *Development*, vol. 141, pp. 2750-2759, 2014.
4) M. Moumen, A. Chiche, S. Cagnet, V. Petit, K. Raymond, M.M. Faraldo, M.A. Deugnier, and M.A. Glukhova, "The mammary myoepithelial cell," *Int. J. Dev. Biol.*, vol. 55, pp. 763-771, 2011.
5) 山下 靖雄，前田 健親，明坂 年隆，"口腔組織発生学，"医歯薬出版，2006.
6) 小川 鼎三，森 於菟，森 富，"分担解剖学，"金原出版，1950.
7) V.N. Patel and M.P. Hoffman, "Salivary gland development: a template for regeneration," *Semin. Cell Dev. Biol.*, vol. 25, pp. 52-60, 2014.
8) K.F. Wilson, J.D. Meier, and P.D. Ward, " Salivary gland disorders," *Am. Fam. Physician.*, vol. 89, pp. 882-888, 2014.
9) E.K. Wall and E.J. Walmsley, "Tackling a dry mouth: an oral health intervention for Sjögren's sufferers," *Community Dent. Health*, vol. 32, pp. 5-7, 2015.
10) J. Arrondeau, S. Le Nagat, M. Lefèvre, M. Tassart, E. Touboul, J. Lacau St Guily, and F. Huguet, "Carcinoma of the salivary glands: guidelines and case report of sustained remission with docetaxel," *J. Clin. Pharm. Ther.*, vol. 40, pp. 116-118, 2015.

11) A. Ray-Chaudhuri, K. Shah, and R.J. Porter, "The oral management of patients who have received radiotherapy to the head and neck region," *Br. Dent. J.*, vol. 214, pp. 387-393, 2013.

12) J. Harunaga, J.C. Hsu, and K.M. Yamada, "Dynamics of salivary gland morphogenesis," *J. Dent. Res.*, vol. 90, pp. 1070-1077, 2011.

13) I.T. Rebustini, V.N. Patel, J.S. Stewart, A. Layvey, E. Georges-Labouesse, J.H. Miner, and M.P. Hoffman, "Laminin alpha5 is necessary for submandibular gland epithelial morphogenesis and influences FGFR expression through beta1 integrin signaling," *Dev. Biol.*, vol. 308, pp. 15-29, 2007.

14) I.T. Rebustini, C. Myers, K.S. Lassiter, A. Surmak, L. Szabova, K. Holmbeck, V. Pedchenko, B.G. Hudson, and M.P. Hoffman, "MT2-MMP-dependent release of collagen IV NC1 domains regulates submandibular gland branching morphogenesis," *Dev. Cell*, vol. 17, pp. 482-493, 2009.

15) V.N. Patel, S.M. Knox, K.M. Likar, C.A. Lathrop, R. Hossain, S. Eftekhari, J.M. Whitelock, M. Elkin, I. Vlodavsky, and M.P. Hoffman, "Heparanase cleavage of perlecan heparan sulfate modulates FGF10 activity during ex vivo submandibular gland branching morphogenesis," *Development*, vol. 134, pp. 4177-4186, 2007.

16) H. Kera, S. Yuki, and H. Nogawa, "FGF7 signals are relayed to autocrine EGF family growth factors to induce branching morphogenesis of mouse salivary epithelium," *Dev. Dyn.*, vol. 243, pp. 552-559, 2014.

17) H.P. Makarenkova, M.P. Hoffman, A. Beenken, A.V. Eliseenkova, R. Meech, C. Tsau, V.N. Patel, and R.A. Lang, "Differential interactions of FGFs with heparan sulfate control gradient formation and branching morphogenesis," *Sci. Signal*, vol. 2, p. ra55, 2009.

18) W.P. Daley, E.M. Gervais, S.W. Centanni, K.M. Gulfo, D.A. Nelson, and M. Larsen, "ROCK1-directed basement membrane positioning coordinates epithelial tissue polarity," *Development*, vol. 139, pp. 411-422, 2012.

19) W.P. Daley, J.M. Kohn, and M. Larsen, "A focal adhesion protein-based mechanochemical checkpoint regulates cleft progression during branching morphogenesis," *Dev. Dyn.*, vol. 240, pp. 2069-2083, 2011.

20) T. Sakai, M. Larsen, and K.M Yamada, "Fibronectin requirement in branching morphogenesis," *Nature*, vol. 423, pp. 876-881, 2003.

21) C. Wei, M. Larsen, M.P. Hoffman, and K.M. Yamada, "Self-organization and branching morphogenesis of primary salivary epithelial cells," *Tissue Eng.*, vol. 13, pp. 721-735, 2007.

22) H.K. Kleinman and G.R. Martin, "Matrigel: basement membrane matrix with biological activity," *Semin. Cancer Biol.*, vol. 15, pp. 378-386, 2005.

23) A. Albini and D.M. Noonan, "The 'chemoinvasion' assay, 25 years and still going strong: the use of reconstituted basement membranes to study cell invasion and angiogenesis," *Curr. Opin. Cell Biol.*, vol. 22, pp. 677-689, 2010.

24) K. Nakao, R. Morita, Y. Saji, K. Ishida, Y. Tomita, M. Ogawa, M. Saitoh, Y. Tomooka, and T. Tsuji, "The development of a bioengineered organ germ method," *Nat. Methods*, vol. 4, pp. 227-230, 2007.

25) M. Ogawa, M. Oshima, A. Imamura, Y. Sekine, K. Ishida, K. Yamashita, K. Nakajima, M. Hirayama, T. Tachikawa, and T. Tsuji, "Functional salivary gland regeneration by transplantation of a

bioengineered organ germ," *Nat. Commun.*, vol. 4, p. 2498, 2013.

26) P. Aparicio-Domingo, M. Romera-Hernandez, J.J. Karrich, F. Cornelissen, N. Papazian, D.J. Lindenbergh-Kortleve, J.A. Butler, L. Boon, M.C. Coles, J.N. Samsom, and T. Cupedo, "Type 3 innate lymphoid cells maintain intestinal epithelial stem cells after tissue damage," *J. Exp. Med.*, pii: jem. 20150318, 2015.

27) A. Dudakovic, E.T. Camilleri, E.A. Lewallen, M.E. McGee-Lawrence, S.M. Riester, S. Kakar, M. Montecino, G.S. Stein, H.M. Ryoo, A.B. Dietz, J.J. Westendorf, and A.J. van Wijnen, "Histone deacetylase inhibition destabilizes the multi-potent state of uncommitted adipose-derived mesenchymal stromal cells," *J. Cell Physiol.*, vol. 230, pp. 52-62, 2015.

28) K. Takahashi and S. Yamanaka, "Induction of pluripotent stem cells from mouse embryonic and adult fibroblast cultures by defined factors," *Cell*, vol. 126, pp. 663-676, 2006.

29) H. Egusa, K. Okita, H. Kayashima, G. Yu, S. Fukuyasu, M. Saeki, T. Matsumoto, S. Yamanaka, and H. Yatani, "Gingival fibroblasts as a promising source of induced pluripotent stem cells," *PLoS. One*, vol. 5, p. e12743, 2010.

30) T. Matsumoto, "Hydrogel-based biomimetic environment for in vitro cell and tissue manipulation," *Interface Oral Health Science*, pp. 161-168, 2014.

31) Z. Steinberg, C. Myers, V.M. Heim, C.A. Lathrop, I.T. Rebustini, J.S. Stewart, M. Larsen, and M.P. Hoffman, "FGFR2b signaling regulates ex vivo submandibular gland epithelial cell proliferation and branching morphogenesis," *Development*, vol. 132, pp. 1223-1234, 2005.

32) K. Morita and H. Nogawa, "EGF-dependent lobule formation and FGF7-dependent stalk elongation in branching morphogenesis of mouse salivary epithelium in vitro," *Dev. Dyn.*, vol. 215, pp. 148-154, 1999.

33) H.L. Kirsten, S. Sherif, and S.M. Anderson, "Suppression of radiation-induced salivary gland dysfunction by IGF-1," *PLoS One*, p. e4663, 2009.

34) H. Miyajima, T. Matsumoto, T. Sakai, S. Yamaguchi, S.H. An, M. Abe, S. Wakisaka, K.Y. Lee, H. Egusa, and S. Imazato, "Hydrogel-based biomimetic environment for in vitro modulation of branching morphogenesis," *Biomaterials*, vol. 32, pp. 6754-6763, 2011.

35) A.J. Engler, S. Sen, H.L. Sweeney, and D.E. Discher, "Matrix elasticity directs stem cell lineage specification," *Cell*, vol. 126, pp. 677-689, 2006.

36) H.J. Kong, J. Liu, K. Riddle, T. Matsumoto, K. Leach, and D.J. Mooney, "Non-viral gene delivery regulated by stiffness of cell adhesion substrates," *Nat. Mater.*, vol. 4, pp. 460-464, 2005.

37) H. Taketa, G.A. Sathi, M. Farahat, K.A. Rahman, T. Sakai, Y. Hirano, T. Kuboki, Y. Torii, and T. Matsumoto, "Peptide-modified substrate for modulating gland tissue growth and morphology *in vitro*," *Sci. Rep.*, vol. 5, doi: 10.1038/srep11468. 11468, 2015.

38) L Wang, C Xu, Y. Zhu, Y. Yu, N. Sun, X. Zhang, K. Feng, and J. Qin, "Human induced pluripotent stem cell-derived beating cardiac tissues on paper," *Lab. Chip.*, doi: 10.1039/C5LC00919G, 2015.

索　引

【あ】
アクチン線維 …………… 51
アクチン分子 …………… 51
アグリカン ……………… 111
アシドーシス …………… 69
アスコルビン酸 ………… 11
アテロコラーゲン ……… 83
アポトーシス …………… 64
アルカローシス ………… 69
アンモニア ……………… 126

【い】
イオンチャネル ………… 68
インクジェット技術 …… 135
インサイド-アウト様式 ‥ 160
インスリン様成長因子 … 113

【え】
エーラスダンロス症候群 …… 6
エリスロポエチン ……… 129
遠位尿細管 ……………… 127

【お】
オプトジェネティクス …… 162
オルガノイド …………… 130
温度応答性高分子 ……… 26
温度応答性培養表面 …… 25

【か】
外分泌腺 ………………… 170
化学的刺激 ………… 63, 69
可逆的付加-開裂連鎖
　　移動重合 …………… 30
顎下腺 …………………… 170
顎関節 …………………… 110
角膜上皮細胞シート …… 35
下限臨界溶液温度 ……… 26
活性酸素種 ……………… 71
カドヘリン ……………… 68
肝芽 ………………… 44, 123
肝芽細胞 ………………… 124
肝細胞 …………………… 80
肝細胞移植 ……………… 141
肝細胞索 ………………… 121
肝細胞シート …………… 143

肝細胞増殖因子 ………… 144
肝小葉 …………………… 121
関節 ……………………… 109
関節液 …………………… 109
関節軟骨 ………………… 109
肝臓原器 ………………… 130
肝動脈 …………………… 121
肝内胚葉細胞 …………… 123
間葉系幹細胞 ……… 41, 44

【き】
機械的刺激 ……………… 66
器官原基作製法 ………… 44
器官再生 ………………… 78
器官の原基 ……………… 44
擬似体液 ………………… 83
基底膜 …………………… 13
基底膜コラーゲン ……… 4
逆方向解析 ……………… 53
筋委縮症 ………………… 101
筋萎縮性側索硬化症 …… 101
近位尿細管 ……………… 127
筋芽細胞 ………………… 103
筋衛星細胞 ……………… 100
筋細胞 …………………… 92
筋ジストロフィー ……… 101
筋疾患 …………………… 101
金属イオン ……………… 70

【く】
クッパー細胞 …………… 121
グリア細胞 ……………… 159
グリコサミノグリカン …… 88

【け】
血液脳関門 ……………… 151
血管新生 ………………… 124
血管内皮細胞 ……… 44, 93
血管発生 ………………… 124
血管網 …………………… 44
血管床 …………………… 98
結合組織 ………………… 13
血友病 …………………… 141
ケラタン硫酸 …………… 112
原子移動ラジカル重合法 …… 29
原子間力顕微鏡 ………… 29

【こ】
口腔粘膜上皮細胞シート …… 36
交互吸着法 ……………… 34
骨格筋 ……………… 22, 92
骨格筋筋芽細胞シート …… 35
骨芽細胞 ………………… 82
骨組織 …………………… 22
骨誘導能 ………………… 82
コネキシン43 …………… 98
コラーゲンゲル ……… 3, 17
コラーゲン線維 ………… 10
コンドロイチン硫酸 …… 112

【さ】
細胞外マトリックス …… 1
細胞間接着 ……………… 1
細胞凝集塊 ……………… 41
細胞骨格 ………………… 51
細胞シート ……………… 25
細胞社会 ………………… 1
細胞社会学 ……………… 1
酸素分圧 ………………… 70

【し】
糸球体 …………………… 127
自己組織再生血管 ……… 152
歯根膜由来細胞シート …… 36
歯周病 …………………… 36
ジスルフィド結合 ……… 12
自由エネルギー ………… 42
集合管 …………………… 127
順方向解析 ……………… 53
小口径人工血管 ………… 152
上皮-間葉相互作用 …… 2
上皮組織 ………………… 13
シリコーンゴム ………… 56
心筋 ……………………… 92
心筋細胞 ………………… 94
心筋細胞シート ………… 36
神経細胞 ………………… 93
人工血管 ………………… 152
腎静脈 …………………… 127
新生骨 …………………… 84
腎臓原基 ………………… 133
腎動脈 …………………… 127

【す】

水酸化反応 ………………… 13
水素イオン濃度 …………… 69
ストレスファイバー ……… 51
スフェロイド ……………… 41
スフェロイドエンジニア
　リング技術 …………… 135

【せ】

星状細胞 ………………… 121
成長板軟骨 ……………… 110
静電相互作用 …………… 42
生物的刺激 ……………… 63
石灰化 …………………… 82
接合タンパク …………… 98
接着斑 …………………… 51
ゼラチン ………………… 8
線維芽細胞 ……………… 104
線維芽細胞増殖因子 …… 113
線維形成コラーゲン …… 4
腺細胞 …………………… 169
腺組織 …………………… 169
腺房 ……………………… 172

【そ】

臓器移植 ………………… 79
臓器の芽 ………………… 44
組織幹細胞 ……………… 79
ゾネーション …………… 125

【た】

大口径血管 ……………… 150
脱細胞化組織 …………… 97
多能性幹細胞 …………… 79
タリン …………………… 68
胆管 ……………………… 121
胆管上皮細胞 …………… 121

【ち】

中心静脈 ………………… 121
中枢神経組織 …………… 159

【て】

低酸素分圧 ……………… 71
デコリン ………………… 144
テロペプチド …………… 14
電子線照射重合 ………… 29
転写制御因子 …………… 16

【と】

動的極性説 ……………… 159

トランスポーター ……… 141

【な】

内胚葉細胞 ……………… 44
軟骨細胞シート ………… 36

【に】

ニッチ …………………… 124
ニューロン ……………… 159
ニューロン説 …………… 159

【は】

バイオプリンティング … 135
配向制御 ………………… 103
胚体内胚葉 ……………… 122
胚盤葉上層 ……………… 122
破骨細胞 ………………… 82
バーシカン ……………… 112
バソプレッシン ………… 129
パラクライン …………… 123
パールカン ……………… 13
ハンギングドロップ法 … 87

【ひ】

微小管 …………………… 51
非晶質リン酸カルシウム … 82
ヒートショック
　プロテイン …………… 64
表面エネルギー ………… 42
ビンキュリン ………… 57, 68

【ふ】

ファンデルワールス
　相互作用 ……………… 42
フィブロネクチン ……… 25
フォトリソグラフィー
　技術 …………………… 144
物理的刺激 ……………… 63
ブレビスタチン ………… 46
ブロック共重合体 ……… 32

【へ】

平滑筋 …………………… 92
ヘパラン硫酸 …………… 112
ヘパラン硫酸プロテオ
　グリカン ……………… 13
ペレット培養法 ………… 114

【ほ】

ポアソン比 ……………… 55
放射状グリア細胞 ……… 161
傍分泌 …………………… 123

ボウマン嚢 ……………… 127
ポリアクリルアミドゲル … 48
翻訳後修飾反応 ………… 9

【ま】

マイクロウェルアレイ法 … 87
マイクロパターン化
　共培養 ………………… 144
マイクロピラー ………… 55
マトリックス生物学 …… 3
マトリゲル ……………… 44
マルチプレキシン
　コラーゲン …………… 4

【み】

ミオシン調節軽鎖 ……… 51
ミオシン分子 …………… 51
ミオパチー ……………… 101

【め】

メカニカルストレス …… 85
メカノトランス
　ダクション …………… 56
メカノレセプター ……… 68
メチルセルロース ……… 136

【も】

毛細血管 …………… 150, 153
毛細胆管 ………………… 121
網膜視蓋投射 …………… 164
門脈 ……………………… 121
門脈三管 ………………… 121

【や】

ヤング率 ………………… 47

【ら】

ラミニン ………………… 13

【り】

立体組織形成技術 ……… 164
リビングラジカル重合 … 29
臨界径骨欠損 …………… 82
リン酸八カルシウム …… 82

【る】

類洞 ……………………… 121
類洞内皮細胞 …………… 121

【α】

α1 アンチトリプシン
　欠損症 141
α 鎖 4

【A】

AFM 29
ATRP 30

【B】

BMP family 116

【E】

EDS 6
Eph-Ephrin 164
ES 細胞 80

【F】

FRET 57

【H】

HGF 144
HSP 64

【I】

IHH 113
iPS 細胞 78

【K】

Kelvin-Voigt model 45

【L】

LCST 26

【M】

MEMS 67
micromass culture 114
MMPs 113
MMP 阻害剤 17

【N】

NODAL 122
NTH 11

【O】

osteocalcin 116

【P】

PBMA 33

pH センサー 69
PIPAAm 26
poly 26, 33
PTHrP 113

【R】

RADA ペプチド 162
RAFT 30
RhoA 58

【T】

TGFβ 113
TIMPs 113

【Y】

YAP/TAZ 16

【数　字】

Ⅰ型コラーゲン 4
Ⅱ型コラーゲン 111
Ⅱ型ミオシン 51
Ⅳ型コラーゲン 12
Ⅴ型コラーゲン 6
Ⅹ型コラーゲン 112
3 次元器官原基 131

―― 編著者略歴 ――
1989 年　東京大学教養学部基礎科学科卒業
1991 年　東京大学大学院理学系研究科博士前期課程修了（相関理化学専攻）
1994 年　東京大学大学院理学系研究科博士後期課程修了（相関理化学専攻）
　　　　博士（理学）
1994 年　日本大学助手
1997 年　日本学術振興会　博士研究員
1998 年　東京女子医科大学助手
2001 年　東京女子医科大学講師
2003 年　東京女子医科大学助教授
2007 年　東京女子医科大学准教授
2008 年　東京女子医科大学教授
　　　　現在に至る

細胞社会学
Cells into Organs　　　　　　　　　　　　　　Ⓒ Masayuki Yamato　2016

2016 年 9 月 16 日　初版第 1 刷発行　　　　　　　　　　　　　　★

検印省略	編著者	大和雅之 (やまとまさゆき)
	発行者	株式会社　コロナ社
		代表者　牛来真也
	印刷所	萩原印刷株式会社

112-0011　東京都文京区千石 4-46-10
発行所　株式会社　コロナ社
CORONA PUBLISHING CO., LTD.
Tokyo Japan
振替 00140-8-14844・電話(03)3941-3131(代)
ホームページ http://www.coronasha.co.jp

ISBN 978-4-339-07263-1　　（柏原）　（製本：愛千製本所）
Printed in Japan

本書のコピー，スキャン，デジタル化等の
無断複製・転載は著作権法上での例外を除
き禁じられております。購入者以外の第三
者による本書の電子データ化及び電子書籍
化は，いかなる場合も認めておりません。

落丁・乱丁本はお取替えいたします